LA SALUD EN LOS MEDIOS

Medicina para Periodistas...

... Periodismo para Médicos

Roxana Tabakman

iMedPub

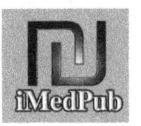

Título de la Obra: *La salud en los Medios.*
Medicina para Periodistas,
Periodismo para Médicos

ISBN-13: 978-1460980408
ISBN-10: 1460980409

Num registro 518.336 /983/259
Escritório de Direitos Autorais Ministério da Cultura Brasil.

Fotografía: Daniel Larrinaga

Diseño Portada e interiores: Elizabeth Log
elizbeth.log@hotmail.com

Versión editada por: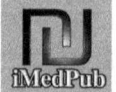

Primera Edición 2011

A mi familia

Agradecimientos

Un libro no tiene ni principio ni fin. Más ahora que sus partes pueden ser fácilmente desmembradas y ganar su independencia en el mundo digital. Por eso, aun dejando atrás quienes me preceden en la construcción del conocimiento, querer marcar una fecha de inicio para definir los agradecimientos es extremadamente difícil. Pero no fue, sin duda, el primer día que me senté a escribirlo.

Será que este texto empezó a gestarse cuando mi padre, neurocirujano, me enseñó que la mejor medicina es inútil si se limita al conocimiento que entra dentro de un quirófano? Será que nació con mis profesores de la Universidad Nacional de Mar del Plata, donde me identifiqué con la definición de científico como amante del saber? Sin duda mis compañeros y superiores del Laboratorio de Investigaciones Bioquímicas Fundación Campomar, con el premio Nobel Luis Federico Leloir a la cabeza, contribuyeron para moldear en mí una mente rigurosa, militante contra las pseudociencias, y convencida de que los logros se obtienen enfocando un tema sin pausa, pero también sin prisa. Todo eso es parte de lo que espero alguien aprenda de estas páginas.

Pero si la mitad de mi cerebro es de una científica, la otra es de una periodista, y la primera persona que confió en mí para ese rol fue el editor del suplemento de Ciencia del Diario La Vanguardia, de España, Vladimir de Semir. Aunque si necesito elegir una única persona influyente en mi carrera, es sin duda Héctor D'Amico, quien cuando dirigía la Revista Noticias, de Argentina decidió –sin consultarme, por cierto – que la especialidad para la cual yo había nacido era la del periodismo de salud.

Más recientemente, ya en Brasil, Nelson Hammerschlak me permitió reconocer en un rostro lo mejor que se puede esperar de un médico, el matrimonio mejor sucedido entre la calidad científica y la humana. Agradezco también Matías Loewy, por su apoyo constante, y a Monica Domiano, sin cuya insistencia y profesionalismo éste libro todavía sería el contenido de un pen drive. Y por supuesto, a mi familia, que me ayuda incondicionalmente para que alcance todos mis sueños.

v

Índice

Capítulo 3

Cómo explicar y atraer 43

Capítulo 4

Del interés público al interés del público (temas) 76

Capítulo 1

El espacio de la salud en los medios

El aumento mundial del interés periodístico por los temas de impacto personal. Qué es noticia en salud y cómo congeniar los intereses de la prensa, con los de sus fuentes y los de los ciudadanos

1.1 Introducción general

El jueves 4 de noviembre de 2010, los lectores del "'The New York Times'" se enteraron de que el control por medio de tomografías reduce las muertes por cáncer de pulmón. Los que desayunaron ese día leyendo el diario francés "'Le Monde'", supieron que habían nacido dos bebés por ovocitos congelados, y recibieron un alerta por una supuesta vacuna contra la cocaína. Los británicos, en cambio, ese día comentaban preocupados la nota de "'The Times'", sobre el riesgo de ser atendidos por un médico residente, mientras que los brasileños, se informaron por medio del "'Folha de São Paulo'" que había una nueva técnica no invasiva para el diagnóstico de cáncer labial, y nuevas reglas para reducir el riesgo cardíaco de la quimioterapia. Si además del diario, leían una revista de economía, llamada "'Exame'", tomaban conocimiento de la existencia de sensores que, ligados al Smartphone y a internet, estaban revolucionando el cuidado de la salud. A los argentinos, la revista Noticias les informaba esa semana del grave problema de los Trastornos Generalizados del Desarrollo (TGD) en niños. Y ese jueves fue un día normal para los medios. Porque para delicia no sólo de los hipocondríacos, la información de salud hoy es omnipresente.

La situación actual de la prensa de salud es el punto culminante de una evolución muy rápida y que todavía continúa en proceso de cambios. Fue en el año 1978, cuando el diario "The New York Times" creó una sección de ciencia, el primer suplemento donde se incluían específicamente noticias relacionadas con los avances médicos. Esta idea se globalizó y empezaron a surgir en los periódicos de todo el mundo páginas especializadas semanales donde, con un tiempo, espacio y dosis de reflexión mayor al habitual, médicos y periodistas abordaban temas de salud. El éxito fue el esperado en términos de lectores, pero no de publicidad, por lo que lentamente fueron desapareciendo. Atendiendo los deseos de los clientes, el cuidado de la salud, ya tenía su espacio ganado. En las tapas, y las secciones de sociedad o información general de diarios, revistas y programas de televisión. Es en ese terreno donde año tras año aumenta el número de nota relacionadas con la salud. O más específicamente, con su falta.

El interés de los lectores en la medicina no hace sino reflejar un cambio de actitud en la que los pacientes se hacen cargo de su propia salud y buscan información en todas las fuentes posibles (ver capítulo 5). El contacto entre los medios y las voces expertas es, por otra parte, cada vez más fluido (ver capítulo 2), facilitado por las oficinas de prensa crecientemente populares en el sector médico. En algunos casos, la búsqueda mediática responde a razones de estrategia de marketing **1** personal o de algún producto o servicio; en otras, nace del convencimiento de la necesidad o utilidad de informar a la sociedad; en la mayoría de las veces, ambas están presentes.

Sin embargo, tal vez por la propia juventud del periodismo de salud, muchos factores atentan contra la calidad: la línea editorial que muchas veces tiende hacia el espectáculo o la cura milagrosa, el corporativismo y la búsqueda desmedida de rédito personal por parte de médicos e instituciones, la ingenuidad o falta de capacitación de algunos periodistas, las presiones de distintos orígenes. Esto ocurre en un escenario de mudanzas, donde la imagen de los profesionales de la salud está desgastada, la medicina es vista como más mercantilizada que nunca, hay un crecimiento inesperado décadas atrás de las pseudociencias, con curanderos aggiornados que dominan las técnicas de comunicación de masas, y los ciudadanos dependen y utilizan cada vez más de los medios, incluido Internet, para cuidar de su propia salud.

En este capítulo se analizan estos puntos, bajo el siguiente marco conceptual. El periodismo médico tiene un fin, una función, una misión, un objetivo: obtener información veraz y facilitársela a las personas para que tomen decisiones y formen su opinión con libertad genuina. Tamaña responsabilidad debe ser compartida. Y por eso un solo libro, para que se encuentren médicos y periodistas.

1.2 El aumento mundial del interés

La gente quiere leer, oír y ver notas sobre salud. Es un fenómeno mundial. En Estados Unidos, el Estudio "Impact" del Readership Institute, de la Universidad Northwestern analizó cuál era el contenido que interesaba a los lectores de diarios norteamericanos. Salud estaba, junto con hogar, comida, moda y viajes, sólo en segundo lugar después de las noticias sobre la comunidad. Las respuestas dadas por 37.000 consumidores permitieron identificar además de los temas prioritarios, el contenido deseado: los lectores pedían mayor cantidad e información "para ir e hacer", lo que en la jerga periodística se denomina servicio. Resultados similares se han obtenido con frecuencia en encuestas realizadas en Europa y Latinoamérica.

El valor de estudios de este tipo es que permiten identificar no sólo lo que la gente quiere sino también, lo que la industria periodística la va a dar. Enfoques temáticos, con énfasis en personas, y notas de servicio, fueron invadiendo el terreno de la cobertura clásica de los diarios: los eventos del día anterior. El día 9 de abril de 2002, cuando el centenario diario económico norteamericano "The Wall Street Journal" salió con una sección nueva: "Personal Journal", respondía a preguntas del tipo: "Niños con exceso de peso ¿deben tomar pastillas?". En aquel momento cabía preguntarse por qué un diario tradicional como ése admitía textos que antes sólo ingresaban en la prensa popular. La respuesta era que simplemente seguía una tendencia de la prensa norteamericana que ya llevaba 20 años.

En los grandes medios estadounidenses, la categoría "Personal Health" (salud personal) quintuplicó su espacio en dos décadas, según mostró un estudio en el que se analizaron más de 6000 notas periodísticas de 16 medios distintos. La televisión, según se desprende del informe, tomó la vanguardia: el porcentaje de notas sobre salud aumentó en ese período 12 veces. Pero la prensa escrita no fue inmune a los médicos: el diario "Los Angeles Times" triplicó las notas de salud, y la revista TIME multiplicó por seis el número de tapas dedicadas a este tema.

Estados Unidos comenzó el siglo con la revista "Prevention" en la lista de las veinte más vendidas, por delante de "Cosmopolitan" o "US News and World Report". Hasta "Arthritis Today" llegó a registrar niveles de venta apenas un 10% menores que los de la mundialmente reconocida "Scientific American". No es extraño entonces que ya en 1995, cuando la Asociación Médica Norteamericana creó un sitio de Internet concebido y declarado como para uso por parte de los profesionales, el 70% de los que lo visitaban no eran profesionales sanitarios sino público en general. Una oportunidad que, por lo visto, no ha sido desaprovechada.

La cuestión no es una moda americana, o si lo es ha sido debidamente exportada. El semanario brasileño "Veja", era la cuarta revista más vendida del mundo cuando le dedicó nada menos que diez tapas a la salud. El año en el que el atentado del 11 de septiembre tuvo el triste mérito de revivir uno de los temas del periodismo clásico, los editores de esta revista de interés general consideraron a la depresión, el cáncer, las dietas y el sexo el tema principal en una de cada cinco semanas. Y en la edición que noticiaba el sangriento atentado de Madrid del 2004, hubo más páginas dedicados a salud que a la tragedia.

Los asuntos personales tienen su espacio ganado, por la sencilla razón de que venden más ejemplares que los otros. La revista "Saúde" llevaba dos décadas de historia en Brasil y tenía una marca de 150.000 ejemplares mensuales. Pero para la Editora Abril, no era esto lo importante sino el alto porcentaje de lectores (67%) que llevaba más de tres años subscribiéndose. La fidelidad no tiene precio.

La salud llega casi diariamente a las tapas de los diarios de todo el mundo y eso responde a una estrategia clara. Responder a la caída gradual en la lectura de diarios que se comenzó a justificar en años recientes, no solo por el avance de los medios digitales sino por lo que el consultor en Dirección Estratégica de Medios Antoni Piqué, denomina lisa y llanamente aburrimiento del lector. La prensa diaria aburriría a la gente entre otros motivos, por la falta de atención a los efectos que los hechos producen en las personas concretas y en la sociedad. Cada vez más, hay que preguntarse, dice Piqué, "¿porqué lo que realmente le interesa a la gente sale, en suplementos, una vez por semana y todos los días apabullamos a nuestros lectores con informaciones que dicen no querer leer?" El analista catalán, consultor de gran cantidad de medios de Latinoamérica, destaca la necesidad de un progresivo acercamiento a lo que interesa a los lectores.

Existe otro aspecto interesante para analizar. Cuando en España el número de textos relacionados con la salud y la medicina se duplicaron en apenas tres años (1997 al 2000) las cartas de lectores relacionadas con este tema se multiplicaron por seis. Pero aquí hay otro punto a atender: entre los que firmaban las "Cartas al Director", había cada vez más personal médico y sanitario. Una conclusión posible es que con frecuencia creciente, los médicos sienten el deseo o la necesidad, según los casos, de dirigirse a la comunidad. En resumen: los lectores quieren más información de salud, y los médicos quieren ser más oídos. ¿No es la situación óptima para un periodista de salud?

Internet merece un análisis aparte (ver capítulo 8). Pareciera que ya casi no queda gente que no busque información de salud en internet. En la primera encuesta Harris, realizada en 1998, 71% de los entrevistados afirmaba haber buscado información de salud on line. En el 2006 ya era el 80%; en el 2010, 88% eran "cibercondríacos" como ellos los llaman, con un mayor aumento en la frecuencia, y un mayor grado de conformidad con la información encontrada. El paciente electrónico, concepto que se desarrolla en el capítulo 8, está comenzando a escribir un nuevo capítulo de la medicina. De este nuevo receptor de la información médica – ya que el término incluye los que buscan información en la red para sí o sus allegados – se dice que es un terrorista pacífico que con el mouse comenzó a mudar la estructura de poder. El poder- a través de la información – está cada vez más del lado de los pacientes.

1.3. La búsqueda de la noticia o del atractivo

El periodismo de salud es muy joven y aún tiene mucho que aprender. Por parte de la prensa, carece de tradición como puede ser la cobertura de guerras, comicios electorales o desastres naturales. Por parte de sus fuentes principales, los médicos, la comunicación no es algo que se aprenda en la facultad. Y este problema debe resolverse.

La búsqueda de lo atractivo en la noticia, y de la noticia en lo atractivo son todavía una dificultad para muchos. Los asuntos más importantes no siempre son los que despiertan interés. Generalmente, sucede lo contrario. Un análisis de los temas biomédicos que más se habían publicado en la prensa española mostraba, por ejemplo, descubrimientos o desarrollos científicos anunciados en grandes términos, como clonación y el proyecto genoma humano, y temas más clásicos como negligencias médicas, brotes infecciosos próximos, u otros problemas de atención sanitaria. Y fueron también casi los mismos, - todo según el antes mencionado informe Quiral - los que generaron más opinión por parte de editorialistas y columnistas. ¿Era eso lo que querían leer sus lectores?

Parece que no. A juzgar por lo publicado en la sección "Cartas al Director" en el período que duró el estudio, éstos parecen más movilizados por temas que les tocaban personalmente, como las listas de espera en la atención hospitalaria, los precios de los medicamentos o las medicinas alternativas. En palabras de Gabriel García Márquez, "las salas de redacción son laboratorios asépticos para navegantes solitarios, donde parece más fácil comunicarse con los fenómenos siderales que con el corazón de los lectores."

La desconexión dista de restringirse a la península ibérica. En Brasil, la investigadora Mónica Macedo, de la Universidad Metodista de San Pablo señaló que, "a pesar de que el espacio dedicado a salud es extenso, los textos frecuentemente son muy formales o teóricos, raramente apelan al humor o al análisis de experiencias concretas". El coordinador del trabajo, Wilson da Costa Bueno, no ahorra críticas: "podemos definir la práctica brasileña de comunicación para la salud a partir de una serie de parámetros como descontextualización, centralización del foco en la enfermedad, visión preconceptuosa de las terapias y medicinas alternativas, ideología de la tecnificación, legitimación del discurso de competencia y espectacularizacion de la cobertura en el área médica entre otros".

Los medios cuyo análisis condujeron a tan lapidaria sentencia, no fueron sino los diarios más importantes del país: "Folha de São Paulo", "O Globo", "O Estado de São Paulo (en las dos versiones, papel y on line), y "Jornal do Brasil (en las versión papel - que ya no existe -y digital). Fueron escogidos por ser líderes, y porque el modelo de los principales es exportado a otros. Ser los mejores no les evitó que los investigadores agregaran "que se transparenta en las notas de salud la presencia de periodistas con un alto grado de amateurismo". Si eso ocurre, según Costa Bueno, en los medios serios, qué esperar de los populares que por lo general invierten menos recursos en su cobertura?

Los medios populares son con frecuencia verdaderos consultorios clandestinos. Saben lo que le interesa a su público, amplifican sus dudas y hacen preguntas directas (¿cómo puedo adelgazar?). El problema es que suelen errar en las respuestas.

He aquí otra paradoja. ¿Porqué "venden" tanto las notas de dietas, si todos los que bajan 15 kilos con una receta popular, indefectiblemente los recuperan antes del verano siguiente? ¿Porqué "venden" tanto las notas de sexo, si es sabido que las artes amatorias se practican desde hace milenios de la misma manera? Tienen un punto en común: llegan poco al cerebro, pero mucho al corazón.

Es lamentable que en la búsqueda de lo atractivo, muchas veces se olvide que lo esencial debería seguir siendo la calidad de la información, más aún cuando puede tener consecuencias gravísimas como es el caso de los artículos con contenido médico. Las notas sobre dietas deberían tratarse con el rigor que impone prescribir un tratamiento para la obesidad, pero la calidad informativa sobre este tema suele dejar mucho que desear. En general, las dietas publicadas aportan la mitad de vitaminas y minerales que se necesitan, les falta calcio y hierro, y tiene menos calorías que las adecuadas para el funcionamiento correcto del organismo.

El boom informativo sobre salud puede tener efectos contraproducentes si a la cantidad no se le incorporan dosis crecientes de calidad. Para algunos, mejorar la calidad es despojarse de pre conceptos y responder a las preguntas que se hace la gente. Para otros, será contestar con más rigor, esas preguntas.

1.3.1. ¿Qué es noticia en salud?

Hay varias definiciones sobre qué es noticia. En términos precisos, noticiabilidad es el conjunto de requisitos que se exigen de los acontecimientos, desde el punto de vista de la estructura de trabajo de los órganos de información y desde el punto de vista del profesionalismo de los periodistas, para adquirir existencia pública. Un acontecimiento periodístico también puede ser visto como toda variación comunicada del sistema por la cual los sujetos del mismo se pueden sentir implicados. (...) En una tribu de la selva puede ser un acontecimiento importante la aparición de un avión. En un aeropuerto, en cambio, la aparición de un avión es la norma, por lo que no constituye un acontecimiento.

En ese sentido, los científicos y los médicos son un poco indios. Se entusiasman por el descubrimiento del mecanismo de acción de una droga en las células, porque representa una variación o "ruptura del sistema" en su horizonte de conocimientos. Para ellos es una noticia. Pero pasan por alto hechos que para ellos no lo son, como por ejemplo que una persona puede morirse desangrada por culpa de una aspirina. Para la audiencia masiva, que por lo general no sabe ni siquiera que hay gente que todos los días se dedica a estudiar cómo actúan los remedios dentro de las células, ni siquiera la aspirina que toma todos los días, hacer comunicables ciertas novedades es muy difícil. Intentar explicar un nuevo mecanismo de una droga es como tratar de explicarle al indio de la reserva que Boeing presentó un nuevo modelo, cuando jamás se imaginó que los hombres pudieran volar como los pájaros.

A esto se suma que entre los médicos y la gente hay a veces una muralla, que es justamente la prensa. Porque en resumidas cuentas las noticias son aquello que los periodistas definen como tal. Excepto epidemias u otras calamidades, saber dónde nace una noticia de salud es difícil (ver capítulo 2). La actualidad es un criterio, que no necesita ser explicado. Pero también está lo que se la llamado actualidad interna, cuando la noticia es actual para los periodistas, y asumen que también lo será para su público. Muchas historias que son viejas para sus fuentes, no lo son para los editores. Veamos unos ejemplos. "La tartamudez no tiene un origen psicológico sino anatómico-funcional." ("Noticias" - Argentina), "La obesidad es un factor de riesgo de hipertensión." ("Clarín" - Argentina), "La exposición al sol es necesaria para sintetizar vitamina D en el **5** organismo y evitar una forma rara de cáncer" ("The New York Times"- EEUU). Estas tres notas fueron publicadas en el año 2002, sin que hubiera un cambio de paradigma que lo justificara.

El concepto de novedad es tan importante para la evolución del conocimiento científico como para a construcción de la noticia periodística. Pero asume connotaciones diversas en los dos contextos profesionales. La novedad científica suele basarse en una hipótesis previa, depende del aval de los pares y de la confirmación por repetidas experimentaciones. En ese caso, podría decirse que la novedad tiene carácter de acontecimiento ya esperado. En los medios, por el contrario, ese concepto remete a lo que el periodista considera inesperado.

A la prensa le atrae los eventos no rutinarios, especialmente los de impacto más inmediato. Es noticia una liposucción que termina en muerte, un nuevo tratamiento para un viejo problema, un nuevo problema para un viejo hábito. El periodista tiene la función de registrar aquello que indica excepción a las reglas.

Las disputas también les gustan. Juntar puntos a favor o en contra de un tratamiento, hacer reñir en público a seguidores y detractores de lo que sea, a veces obedece más a un interés lúdico de conseguir un vencedor y un perdedor que a reales objetivos divulgativos. Así van a la lucha psiquiatras contra psicólogos, psicólogos contra sexólogos, y sexólogos contra ginecólogos y andrólogos. Los biotecnólogos parecen descontrolados y los ecologistas enloquecidos, o exactamente al revés.

Para los médicos, entender cómo funciona la lógica periodística exige un gran esfuerzo, y los caminos de la fama no siempre son fáciles de prever. A veces, el destaque es fruto de un buen informe de prensa realizado por expertos en comunicación; otras, de un médico que logró convencer a un periodista que "su" tema era novedoso e importantísimo. No es infrecuente que la pauta nazca de la consulta médica que el director del medio, o su esposa, suegra y otros allegados, necesitan resolver. Cada editor tiene sus anécdotas al respecto. La mayoría de las veces, la gran nota nace de la intuición del periodista o sus superiores, de que ése tema le va a interesar a su público.

Siendo así las cosas, hay asuntos importantísimos que jamás se publican. Los caminos para que un tema sea excluido, o se pierda en la materia prima que el redactor no consigue transformar en materia periodística son muchos. El más transitado es el del desconocimiento: un tema no puede ser nota si el periodista no lo entiende y va derecho a la basura Pero no es el único.

Al periodista argentino Matías Loewy le preocupan mucho los temas que nunca cubre. Cuando trabajaba en la revista Noticias, dirigida a la clase media y alta, sólo trataba en sus páginas las enfermedades que afectan a sus propios lectores. Como si los problemas cardíacos derivados del sedentarismo fueran más elegantes que los causados por el Mal de Chagas, una enfermedad que sufren los pobres. "El prejuicio de clase opera también en los grandes medios norteamericanos o europeos. David Burnham, un periodista científico del "The New York Times", explicó porque él y sus colegas evitaban abordar el problema de las enfermedades ocupacionales: 'La clase media alta que lee el Times puede encogerse de hombros en relación con las briznas de algodón y verlo como un problema lejano y secundario que afecta a algunos pobres trabajadores textiles del sur, pero en cambio se identifican con un artículo que trate de los agentes cancerígenos medioambientales. El cáncer aterroriza a todos'".

La segunda causa más popular para dejar un tema afuera parece ser el desinterés popular. ¿No es lícito pensar, sin embargo, que en aquellos asuntos que se divulgan, el interés aumenta, y más personas se sienten motivadas para saber más? La gente se enteró todo lo que sabe del sida por la acumulación de notas. Pero sucedió cuando se le agregó un atractivo a la noticia, es decir cuando uno a uno, artistas famosos se fueron asumiendo públicamente como infectados (ver capítulo 4).

La historia clínica de las celebridades es oro en polvo para los periodistas. No es lógico esperar que la gente se levante a la mañana muerta de ganas de leer una nota sobre "la última terapéutica antirretroviral". Pero muchos se enteraron de la existencia de las mismas a fuerza de que Magic Johnson se mostrara en los cuatro puntos cardinales con una imagen que irradiaba salud. Yo misma intenté durante años colocar una nota sobre una cirugía para la obesidad extrema - siendo en sucesivas ocasiones rebotada por mis editores hasta que se operó, una famosa mentalista y consejera espiritual del entonces presidente del país Carlos Menem. Con su nueva imagen reducida en 75 kilos, ella me "regaló" - no sin poco esfuerzo de su parte, debo aceptarlo - tres páginas para lo que dejó de ser "un tema desagradable y que le interesa a pocos" como me decían inicialmente.

La difusión de que la candidata a presidente de Brasil Dilma Roussef padecía linfoma ganó más centímetros para la prensa médica que las "noticias" científicas más brillantes. Aún hay asesores de imagen que no recomiendan a alguien hacer público el estado de salud, pero el altruismo, la necesidad de catarsis o un estímulo económico interesante (ver capítulos 2 y 6) hacen salir del armario a muchas personas públicas. Otras, como el vicepresidente de Brasil José Alencar encontraron en el dolor y la enfermedad un plus. "Hice toda mi carrera política con cáncer'" resaltó a tres décadas de su primer diagnóstico. En el año 2003, la revista brasileña Época ocupó su tapa con el tema de la mortalidad materna, centrándose en un caso que había ocurrido 32 años antes: el fallecimiento de la primera mujer del recién electo presidente Lula. Mejor una "famosa" póstuma, que miles de víctimas más actuales, pero desconocidas.

El séptimo arte, también suele renovar interés donde no hay ninguna novedad. No abundaban las notas sobre una patología psiquiátrica denominada síndrome obsesivo compulsivo hasta que el personaje de Jack Nicholson en "Mejor, imposible" despertó el interés. Los guionistas de tele novelas están siempre evaluando estas acciones de marketing social, que en Brasil ya ha llevado al aumento de donaciones de órganos o uso de audífonos, para dar apenas dos ejemplos.

La motivación al público exige mucha creatividad. Nadie hubiera podido publicar nada sobre "enfermedades provocadas por priones" si alguien no la hubiera bautizado como "la enfermedad de la vaca loca". La divulgación de las formas de prevenir el Síndrome Urémico Hemolítico fue facilitada por el periodista que la llamó "la enfermedad de las hamburguesas".

El concepto de noticia difiere según el medio, y eso es tal vez lo primero que debe aprender quien pretende convertirse en fuente periodística. Para algunos, sigue siendo cierto de que cuanto más negativo en sus consecuencias es un acontecimiento, más probabilidades tiene de ser noticia ("Por menos de 100 muertos, ni me muevo", bromea un amigo periodista de Internacionales. En salud hacen falta muchos menos cadáveres). Para otros, es todo lo contrario. Parten de la base que los políticos, criminales y terroristas ya ocupan toda la capacidad humana de recibir malas noticias, y a los periodistas responsables por el resto de los temas se les piden notas que devuelvan a la gente las ganas de vivir. En estos casos el aumento en el número de casos de asma o colitis se publican en letra pequeña y perdido en una nota positiva. El título es del estilo "Nuevos y mejores tratamientos".

7

A lo largo del tiempo surgen variaciones de lo que merece espacio en los medios. ¿Quién no recuerda cuando todo era culpa del colesterol? ¿Y que para vivir bien - si es que se puede usar ese término - había que matarse de hambre? Hace rato que no se leen este tipo de notas, aunque las grasas y las calorías siguen siendo tan malas como antes. Un estudio financiado por el Consejo Internacional de Información Alimenticia (IFIC) examinó la información que estaban recibiendo los norteamericanos y comprobó que el reparto masivo de culpas había pasado de moda. Mientras que al inicio del estudio el "consumo de grasas" lideraba los temas nutricionales ocupando el 18% de las notas, y si se le agregaban las notas sobre "consumo de colesterol" y "consumo de calorías", se terminaba reprendiendo a los lectores en una de cada cuatro notas, cuatro años más tarde el interés en castigar la gula se había casi esfumado, las notas de colesterol casi habían desaparecido y las dos categorías restantes (grasas y calorías) sumaban apenas un 8% del contenido informativo. En lugar de eso, se hablaba más de los beneficios de comer bien (57%) que de los riesgos de comer mal (43%). Ahí fue cuando surgió el tema de los alimentos para la prevención de enfermedades (13%). Simultáneamente, nacía una nueva categoría comercial, la de los nutracéuticos o alimentos funcionales: como la margarina que bajaba el colesterol. El cambio de discurso reflejó en realidad una tendencia de la medicina moderna: dejar de enfatizar lo que no hay que hacer, para fortalecer los hábitos positivos.

La prensa tradicional obtiene sus noticias de fuentes oficiales. Hay otro periodismo, que pone a los ciudadanos -es decir a los enfermos o usuarios del sistema de salud- en el centro, y que involucra y entusiasma más a su público. En este debate que divide a los comunicadores me inclino por un equilibrio: un periodismo sensible a los intereses y necesidades de la gente, y que al mismo tiempo muestre aquello que de otro modo las audiencias no sabrían. Contribuir al bien público, atrayendo y manteniendo lectores.

1.4. Porqué abrirse a la prensa (para profesionales de la salud e instituciones)

La primera vez que estuve internada en un hospital fue para el nacimiento de mi primera hija. Recuerdo bien cuando entraron a la habitación para darme un comprimido sin que nadie me hubiera avisado previamente que tenía que ingerir un medicamento.

"¿Qué es?" - pregunté.
"Una pastillita", contestó la enfermera. Y salió de la habitación.

En la práctica médica, además de dar la consigna "trata como quisiera ser tratado" debería agregarse "informa como desearías ser informado".

El médico ha sido, históricamente, el responsable de dar todas las informaciones consideradas necesarias para la preservación o recuperación de la salud y el bienestar, y en forma individualizada para cada uno de sus pacientes. Pero es un hecho que tanto en el hospital como en el consultorio no se da toda la información que el paciente quisiera. No hay tiempo, no hay voluntad, o ambas. El profesional muchas veces habla o escucha sin siquiera mirar a su interlocutor porque aprovecha el tiempo para escribir la receta o llenar un formulario. Y aunque no lo note, su discurso suele estar repleto de tecnicismos.

El problema se magnifica, por supuesto, en las clases socio-culturales menos favorecidas. Se agrava también en el caso de las enfermedades crónicas, en las que más que información el paciente y su familia necesitan educación, para convivir con esa enfermedad. ¿Por qué es así, si se sabe que los pacientes cumplen el tratamiento con más facilidad si participan en la planificación de su propia asistencia sanitaria? Una respuesta posible es que es así porque, en realidad, siempre fue así. Ahora incomoda más porque los enfermos han dejado de ser "pacientes" (ver capítulo 8), el médico es sólo una pequeña parte del universo informativo al que acceden. Quieren ser agentes de su propia salud y si no reciben la información individualizada que precisan, la consiguen por otras fuentes. Hasta las más insospechadas. Scott Ratzan, en "The Journal of Health Communication", menciona que la industria del entretenimiento es el principal vehículo de información sobre salud en EEUU: el 32% de los telespectadores que ven habitualmente la serie "Urgencias" manifestó que la información que reciben de la serie los ayuda a tomar decisiones, y el 12% aseguró haber acudido al médico por algo que vieron en algún capítulo.

Los profesionales de la salud deben reconocer que este es un tiempo de mudanzas profundas favorecido por diversos factores, no solo la importancia atribuida al principio de autonomía del paciente (ver capítulo 6) sino también una población tendiente al envejecimiento; el aumento de enfermedades crónicas y degenerativas; los avances en diagnóstico y tratamiento hogareño y la expansión de los medios masivos de comunicación. Si hasta hace poco, para mejorar la salud de los ciudadanos alcanzaba con mejorar la formación de los médicos que trasladaban al paciente su conocimiento, hoy, es necesario que las sociedades científicas realicen un nuevo enfoque comunicativo que llegue a la sociedad.

Mejorar la calidad de información de los medios es pues, de manera indirecta, mejorar la atención de los propios pacientes. Cuando a través del Instituto de Enseñanza e Investigación del Hospital Israelita Albert Einstein de San Pablo le pregunté a un grupo de médicos cuál era hoy la principal fuente de información sobre salud de sus pacientes la respuesta fue clara: el 90% dijo que eran los medios, y el 55% hallaba que esta información masiva tenía influencia media o alta en las decisiones médicas de las personas. El 85% se lamentaba que el nivel de calidad de esta información era medio o bajo, y el 55% estaba convencido que los medios empeoraban la relación de los médicos con sus pacientes. Si estos resultados son representativos de la realidad, la comunidad médica haría bien en esforzarse para revertir la situación.

Para un médico puede haber otro motivo para acercarse a los medios, que es obtener publicidad (ver también capítulo 5). "El impacto de haber salido en los medios sobre el médico depende mucho de su personalidad", evalúa Eliane Oliveira, editora ejecutiva del departamento de Comunicación de la Escuela Paulista de Medicina (UNIFESP). Pero comienzan a tener retornos en el número de pacientes, en la facilidad de acceder a patrocinios, una mayor proyección nacional y un reconocimiento social. Hay pacientes que sienten legitimada su elección de médico cuando coincide con la elección de la prensa". A veces este apoyo popular altera los planes del profesional que cambió en algún momento el estetoscopio por el micrófono. "En varias ocasiones hemos tenido que pedir a la prensa que parara de divulgar un tema, porque estaba generando excesivas listas de espera o un número descomunal de voluntarios para estudios clínicos", recuerda su colega Jussara Mangini.

El apoyo por parte de los medios es también una poderosa estrategia con la que modificar las políticas. Los médicos especialistas en salud reproductiva y en obesidad han sido activos en buscar a la prensa, con la intención de que sus tratamientos comenzaran a ser contemplados por la seguridad social y las empresas de medicina prepaga. También los fabricantes de PVC y otros plásticos contrataron a un prestigioso periodista de salud para difundir la idea de estos materiales no eran peligrosos para la salud y no se necesitaba volver al vidrio. Acciones similares han hecho empresas como Mac Donalds para mejorar su imagen pública.

El sida, que es la enfermedad más mediática de la historia (ver capítulo 4) permite ejemplificar todos los roles de la prensa en la historia social de una enfermedad. Abundan las encuestas que muestran que la televisión, la radio y la prensa escrita son - a todas las edades - la principal fuente de información, sobre los métodos de prevenir el HIV. La difusión del tema, sirvió para que se abrieran las puertas a la educación sexual en las escuelas y así se frenara en muchos países el avance de la epidemia entre los más jóvenes, se redactaran leyes antidiscriminatorias, se liberaran recursos económicos para el diagnóstico y tratamiento, aparecieran fondos para la investigación. Cuando surgieron los tratamientos que permitían volver al virus indetectable en la sangre de los pacientes, los médicos de HIV-sida fueron estrellas mundiales. En el reparto, ONGs, empresas farmacéuticas y grupos de pacientes también capitalizaron el interés mediático en su provecho. Pero el sida es, todavía hoy, una enfermedad en la que se muere por ignorancia. Por ignorancia se contrae; por ignorancia, se manipula a la población hacia o en contra de determinados tratamientos; por ignorancia, se discrimina. Informar, también en este tema, es ayudar.

1.5. Quién puede publicar

Ya no debería ser un tema de debate, principalmente desde que las nuevas tecnologías permiten registrar y difundir masivamente cualquier hecho u opinión sin intermediarios: Blogs, Twitter, aplicativos para teléfonos y computadoras móviles, y todo lo que está apareciendo es un terreno libre para los generadores de contenido.

La cuestión aún interesa para los medios tradicionales. Una postura es pensar que cualquiera que recopile y procese información para su difusión por medios masivos puede considerarse periodista, haya cursado o no estudios específicos. En este sentido, ninguna organización, ni organismo público o privado puede determinar esta facultad. Reconocerle a alguien el derecho a trazar esta frontera, por más sabio y bienintencionado que fuera, es un camino peligroso que conduce a limitaciones de la libertad de prensa y del derecho del público a estar informado. En los países en los que el ejercicio del periodismo requiere de autorizaciones, ya sean carnés, títulos o colegiaciones, la sociedad tiende a sufrir un periodismo convencional más homogéneo, y depende más de las opciones alternativas que ofrece internet.

Cuando la limitación es por formación profesional y se exige el título de periodista, las dificultades del aspecto científico y técnica pueden quedar más en evidencia en la cobertura de temas médicos. Personas sin especialización en salud tienen mayor tendencia a reproducir fuentes que prometen para lo mismo el paraíso, o el infierno. Muchas veces, los periodistas generalistas lanzan al público dos versiones de distinto peso como equivalentes, sin poder valorarlas.

Los conocimientos sólidos en medicina ayudan a proponer pautas, ya sea por el dominio de las innumerables fuentes (ver capítulo 2) o, en el caso de los médicos en ejercicio, por el mayor contacto con las preocupaciones reales de la gente. Pero la experiencia indica también que son excesivos los casos en los que éste conocimiento técnico superior quita perspectiva, el entrevistador se olvida de las preguntas del hombre o la mujer de la calle y transforma una nota periodística en una charla entre colegas. Incluso el creer saber mucho, como paradoja del conocimiento, impide preguntar. Y se olvida que la ciencia avanza cada día.

Ambas formaciones tienen sus críticos y defensores, y algunos proponen una tercera vía. La versión 2007 del EUROBAROMETRO, una encuesta popular sobre la difusión de la investigación científica en los medios europeos mostró que el 52% prefería que este tipo de información fuera dada por científicos y sólo un 14% prefería a los periodistas, porque los primeros eran más creíbles y precisos aunque, reconocían, los segundos eran más claros. Pero uno de cada cinco respondió, de forma espontánea, que preferían que ambos profesionales estuvieran juntos. Lamentablemente, ninguna fórmula libra al público de aguantar a delincuentes en el rol de comunicador.

Donde existen cursos de periodismo científico, generalmente como programas de maestría o posgrado, se les enseña a los periodistas las bases del método científico o cómo acceder a bibliografía técnica. Los que ya tienen ese conocimiento, por estar formados en ciencias (médicos, biólogos, etc.) hacen estos cursos para aprender técnicas periodísticas.

Un periodista de salud bien formado, cualquiera sea su diploma original, pone su marca desde los inicios de una nota. Hasta en la crónica más sencilla de un anuncio hospitalario, no se limitará a escuchar y luego transcribir junto a otros cien lo que se dijo en una conferencia de prensa; tampoco se entusiasmará con los aspectos técnicos olvidándose de la tragedia familiar. Será capaz de entender el boletín médico, poner la realidad en contexto, y ofrecer un enfoque original para escribir la misma nota que todos, pero distinta. Sus conocimientos le valdrán para saber (o saber chequear) si el hecho es tan novedoso como dicen, o es una campaña de marketing. La capacidad del entrevistador se nota no sólo a la hora de entender los aspectos técnicos, sino en otras preguntas de máximo interés público: porqué se hizo en ese hospital, porqué se escogió ese paciente, qué conocimientos tenía el individuo de que era objeto de una experimentación, quién la financió y porqué. La mayoría de los periodistas no preparados, se quedará en el "no entiendo nada" y probablemente sólo repetirá (amplificará) que todo fue un éxito, una proeza de la medicina moderna, y que el paciente no pagó ni una moneda. Aunque abrigue sospechas, sus instintos periodísticos pueden frustrarse al chocar contra una impresionante barrera técnica.

El médico de la TV

Antonio Drauzio Varella es famoso en Brasil. Conduce programas de televisión y radio, escribe columnas en la prensa, sus libros son best seller. "Con Drauzio, las personas pasaron a creer de nuevo en la figura del médico humanista, del profesional de antes, preocupado con curar y salvar a otros", explica su editor Luis Schwarcz. El médico más popular de Brasil también acompañó un grupo de voluntarios que decidió para de fumar, mostrando a las cámaras la esforzada lucha de cada uno. No dudó en mostrar un pulmón ennegrecido, y esa semana el número de correos electrónicos que recibía en el programa se triplicó.

En la Argentina, el médico más famoso es el nutricionista Alberto Cormillot. Comenzó su carrera mediática en 1964, y 40 años después ya contabilizaba la participación en 3.000 programas de televisión, más de 3.500 programas de radio, 4.000 notas para 100 diarios de todo el país, y más de 5.000 notas en diferentes revistas, además de dirigir una propia y una veintena de libros. Esa lista ya le valdría el título de médico estrella, pero el 2003 encontró a este incansable médico luchando en dos frentes: en Irak, junto a la Cruz Roja, visitando campos de refugiados, y en la arena política, postulado al cargo de Ministro de Salud

Cada país tiene su médico estrella, personas con habilidad innata de capturar a la audiencia. Son espontáneos, creen en lo que dicen o, al menos, parece ser así. Para el especialista en medios Pablo Sirvén, las cinco características básicas para ser médico de televisión exitoso son:

1) Síntesis en los conceptos
2) Imagen afable de médico contenedor, amigo y paternalista.
3) Capacidad de traducir lo técnico al lenguaje doméstico.

4) Cierta presencia (aunque se puede suplir con simpatía)
5) Seguridad y claridad en la exposición.

Ser un médico mediático puede parecerle a muchos glamoroso, pero no todo es champán con alfombra roja. El candidato a celebridad debe estar dispuesto a vivir bajo los reflectores, y saber que cada error, cada traspié, cada opinión terminará –quiera o no- amplificada. Es el precio de la fama.

1.6. Médicos y periodistas: matrimonio de conveniencia

Se buscan, se necesitan, pero se engañan y muchas veces se odian. Todo es motivo de pelea, abierta o no: los temas, los enfoques, las fuentes, el lenguaje, la seducción mentirosa de los títulos, las urgencia de uno, las excesivas precauciones del otro. El calor humano con nombre y apellido versus la frialdad anónima de una estadística.

Los roces son continuos. A veces el médico no quiere repetir en "on"' lo que dice frente a un grabador apagado, le domina el miedo o teme la opinión de sus colegas. Peor aún puede ser el enfrentamiento si el periodista pretende encontrar "la verdad" y el doctor lo llena de cifras, rangos, o estadísticas, pero se niega a afirmar o descartar nada enfáticamente.

Las diferencias deben ser entendidas, y superadas, cuando se pretende crear algún contacto más o menos permanente. Si un médico no quiere pelearse con un periodista, o viceversa, debe – como en otras relaciones profesionales - evitar hablar de política o fútbol. Pero no alcanza. También deben ambos morderse la lengua antes de intentar definir en conjunto qué novedad merece ser noticia. Quien quiera vivir en paz, tiene que estar también atento a las otras diferencias que llevan a la discordia:

- ·* Para los científicos, un avance que está aún en fase de investigación, y no ha sido repetido una y otra vez por los investigadores y sus competidores, es preliminar, y no es noticiable.
- ** Para los periodistas, las ideas establecidas y consensuadas ya son viejas, y por lo tanto poco interesantes.
- * La medicina científica no cree en la democracia de ideas, sino en la comprobación de las mismas.
- ** En periodismo, el valor supremo es la objetividad, considerando como tal la igualdad de oportunidades a distintas posiciones enfrentadas.
- * Los médicos quieren manejar el flujo de información, como están acostumbrados.
- ** Los periodistas no toleran los límites.

Hay médicos que prefieren no hablar con la prensa. Algunos la evitan para no correr riesgos; otros porque creen que la popularidad los desacredita ante sus colegas; hay también quienes soportan trabas burocráticas y el silencio les evita problemas internos.

Es interesante ver como algunas personas negocian con las dificultades. En ocasiones, los profesionales "elegidos" intentan "compartir" el pecado, o sea la entrevista, con todos aquellos que podrían sentirse heridos en su orgullo al no ser convocados. Me ha pasado marcar una entrevista con un psiquiatra, y ser recibida por la cúpula completa de la Sociedad Argentina de Psiquiatría.

En una escena digna de un filme de Woody Allen, todos hablaban al mismo tiempo y, por supuesto, estaban más pendientes de lo que podían pensar los colegas que los escuchaban que de la reportera que intentaba poner orden en el caos.

Están también aquellos que por el contrario no quieren compartir sus 15 minutos de fama con determinados otros por razones que van desde considerarlos sus enemigos personales, evaluar que no tienen su nivel académico u otras causas menos confesables. Están – y son más de lo que la gente cree- los que acceden a hablar con la prensa pero sienten fobia frente a una cámara y quieren que se publique el retrato de su secretaria "porque es más linda que yo". Y no faltan los que, acostumbrados a preguntar pero no a responder, quieren dar vuelta el interrogatorio. El culto a la personalidad, por otra parte, impera en la clase médica sobre todo cuando ocupa altos cargos administrativos hospitalarios. Hay quienes creen que "doctor" es un título de nobleza.

¿Qué pasa del otro lado? En las salas de guardia, es habitual oír críticas totalmente sustentadas de que los medios brillan por el sensacionalismo, la superficialidad, la falta de conocimiento por parte de quien escribe y otras verdades semejantes. Atender a los periodistas requiere mucha paciencia, especialmente si están a cargo de un móvil de radio. Algunos profesionales de la salud pierden el control, por una incapacidad de discusión verbal. En palabras del asesor de prensa del Hospital de Clínicas de San Pablo, Flávio Tiné "Aprendí que discutir con un reportero es peor que con la esposa, que además es sólo una".

Muchas veces la demanda periodística no se limita a información, sean datos u opiniones. Están los que quieren fotografiar un bebé prematuro de medio kilo, o precisan URGENTE una fotografía tridimensional de un feto de 15 semanas, una radiografía con cáncer de pulmón avanzado, y una paciente que sirva de modelo para una nota de várices, pero "por favor" que sea de piel blanca y con buenas piernas.

A pesar de todo eso, el coordinador del curso de Periodismo médico del Hospital Israelita Albert Einstein de San Pablo enumera las que para él son obligaciones de los médicos. Darle al periodista elementos técnicos, mostrarle cuáles son las principales trayectorias científicas con potencial de transformarse en innovaciones, aclararle las dudas que puedan tener sobre los nuevos recursos disponibles, por ejemplo sobre los límites, inconvenientes y riesgos de los nuevos test diagnósticos, ¿Porqué las define como obligaciones? "Porque necesitamos ser aliados" dice Carlos Alberto Moreira Filho.

El Estado y los medios

Ginés González García
Médico sanitarista, presidente de la Fundación Isalud
y Ex Ministro de Salud y Ambiente de la Nación (Argentina)

El 29 de agosto de 2002 fue un día histórico para los argentinos porque albergó, en su madrugada, la confirmación de que la política de prescripción de medicamentos por su nombre genérico era ya una ley de la Nación y del conjunto de los ciudadanos, que la sienten como propia. De los millones de argentinos anónimos que dieron su voto en el lugar donde siempre deberían decidirse los destinos: en la calle. Con esa fuerza fue posible vencer la resistencia que opuso, en su momento, la industria farmacéutica.

Una política de Estado es aquella que despierta en la sociedad, no sólo en instancias institucionales o en sectores representativos, sino directamente en la gente, un consenso masivo. Cuando esto sucede, estamos ante una medida que la sociedad reclama como estratégica y como suya propia. Es decir, inalterable ante el paso del tiempo y de los eventuales gobiernos que se sucedan en la representación democrática. Pero, un paso previo e ineludible para que se produzca ese consenso masivo es que los medios de comunicación acompañen con la difusión de las políticas que buscan mejorar la calidad de vida de la gente, aún resultando antipáticas para algunos intereses sectoriales.

Desde hace unos años, en todo el mundo la acción transformadora se desarrolla también sobre otro eje: fomentar en la población la adopción de estilos de vida saludables. Los que adherimos a este enfoque creemos, y tenemos fundamento para hacerlo, que la salud no se hace sólo en los hospitales ni con medicamentos. Se construye todos los días, en todos los hogares, y necesitamos de los medios de comunicación, porque ellos son la pieza clave para difundir mensajes de salud. Muchas encuestas de población han mostrado que, en todas las clases sociales, la radio, la televisión, diarios, revistas e Internet son la principal fuente de información en cuestiones importantes como sida, nutrición o dengue, para citar tres ejemplos bien distintos. La promoción de la salud enfatiza la necesidad de las personas de asumir mayor responsabilidad directa, y para que haya participación en salud, la información es condición esencial. No se trata de manipular al público, ya que el concepto de promoción de la salud lleva implícito que alcance sus fines por persuasión. Solo se trata de hacer lo que los medios saben hacer muy bien: transmitir la realidad, de una manera simple, precisa y clara, con conciencia de los efectos que provoca la información.

El mayor desafío en este sentido es obtener cambios, individuales y de grupo que por su diversidad y profundidad no ocurren de un día para otro. Un ejemplo: en la guerra al tabaquismo, la batalla central se tiene que dar por los jóvenes, para que no empiecen con la adicción, y que a su vez sean multiplicadores del mensaje. Pero ellos están bombardeados por la publicidad, y es preciso contar con un contra sistema similar, capaz de hacer un marketing social con acceso a la capacidad de decisión de los adolescentes. A veces, cuando veo las vidas que se cobra el tabaco cada año no solo en mi país, sino en todo el mundo, siento que todo lo que hacemos lo estamos haciendo tardíamente. Pero eso a la vez me da impulso, porque como todo lo que se hace tarde, debe hacerse a velocidad superior. Para recuperar el tiempo perdido.

He dado dos ejemplos, en los que se tocan grandes intereses, laboratorios farmacéuticos y empresas tabacaleras. No es casual. No tenemos inconvenientes de trabajar con la industria, pero tampoco tuvimos inconvenientes para enfrentarnos con la industria. El Estado tiene que ser desigual, haciendo más por los más débiles.

Para todo esto, para cambiar las barreras estructurales, para modificar la opinión pública, y para que los políticos se vean obligados a actuar de una forma determinada en beneficio de sus representados, en resumen, para hacer todo lo necesario para tener un mundo más sano, la comunicación es un instrumento clave, como lo reconocieron formal y reiteradamente la Organización Mundial de la Salud (OMS) y la Organización de la Salud (OPS). Precisa ser valorizada en los programas de salud pública, y los profesionales del área de comunicación, ligados a la salud, deberán desarrollar una búsqueda constante de formas nuevas y creativas de comunicar. El futuro los necesita, y la salud de nuestros pueblos también.

Capítulo 2

En quién confían los periodistas (Fuentes)

Cómo logra un interesado en tener prensa atraer periodistas, y cómo éstos reconocen en el universo informativo, qué fuentes son confiables.

2. Relación con las distintas fuentes médicas.

¿En qué se parece una cirugía novedosa a un asesinato? Aún cuando el resultado inmediato no sea el mismo, tienen muchos puntos en común. El más evidente: generan una gran cobertura periodística sin que jamás haya un periodista presenciando el acto.

En ambos casos, la prensa se entera cuando el hecho ya ha sucedido y el relato se basa en lo que le cuentan partes interesadas. "La verdad" es transmitida por personas uniformadas, médicos en el primer caso, policías, en el segundo, en una jerga precisa hasta el aburrimiento. Las conferencias de prensa representan, en ambas situaciones un acto de fe cuasi religioso, sin lugar para cuestionamientos. Y el interés es mutuo: a los medios les da rating, y los guardianes de la vida ajena siempre precisan de la prensa. Se trata de una alianza estratégica, que tiene sus propias reglas.

Si se congela la imagen de esa reunión, se verán dos universos distinguibles a simple vista por las ropas, la postura física, la actitud, y- claro- los instrumentos de trabajo. De un lado, están los que generan la información, del otro los que fueron hasta allí a buscarla. Los que generan la información, es decir las fuentes, no son todas iguales, ni son todas igualmente relevantes. Así como no está uniformemente distribuido su acceso a ellas, o el acceso de éstas a los periodistas.

Los estudios sobre "newsmaking" muestran que la red de fuentes de los órganos de información refleja la estructura social y de poder, y por otro lado se organiza a partir de las exigencias de los procesos productivos de los medios. Es muy difícil que fuentes que se sitúen al margen de estas dos determinaciones puedan influir de forma eficaz en la cobertura informativa. Teniendo algo noticiable para comunicar, una fuente tendrá buena respuesta de la prensa en función de cuatro factores (aunque no todos tengan la misma importancia):

- poder o autoridad
- capacidad de aportar información útil y creíble
- incentivos (ver capítulo 6)
- proximidad a los periodistas
- eficiencia (por la necesidad de concluir un producto informativo en un determinado plazo, y con medios limitados).

Cuando una información es difícil de evaluar, como es el conocimiento médico, el periodista está obligado a tener en cuenta la reputación de las fuentes. Por eso, suelen ser siempre las mis- **15** mas, y ocupan una posición de autoridad formal en centros médicos, universidades o sociedades científicas. Las fuentes que además aportan material suficiente para generar noticia, facilitando el trabajo sin grandes costos ni plazos dilatados, son las que prevalecen. Tienen grandes probabilidades de convertirse en proveedores regulares de información.

Dos preguntas:

• ¿Se puede hacer buen periodismo limitándose a dar sólo la información oficial autorizada previamente por una institución, sea policial o médica?
• ¿Qué ocurre con la confiabilidad de la información, si la visión de quien la mediatiza está empañada por el desconocimiento técnico?

No es secreto que muchas de las fuentes tienen sus intereses, segundas intenciones, y riesgos ocultos. A un periodista, es la experiencia la que le da el método y el criterio para depurarlas, desechando las poco fiables, manipuladoras y acudiendo a las de confianza. Aún así, le es imprescindible además adquirir los conocimientos necesarios para acceder, e interpretar otras formas de comunicación propias de la comunidad. En el terreno médico, los ejemplos más notorios son las publicaciones técnicas y los congresos pero no son los únicos.

Tomemos el ejemplo inicial del anuncio a la prensa de una cirugía novedosa. El médico, o su secretaria o sus asesores de prensa, convocan a los medios y les dan todo lo necesario para la divulgación del hecho: fotos, diagramas, información escrita. La entrevista con un experto, por lo general el líder del equipo quirúrgico de un centro médico reconocido, marca el comienzo y el fin de la obtención de los datos de la mayoría de las notas. Para que las notas no queden muy frías, participa el primer paciente exitosamente operado, quien contará cómo cambió al pasar de ser un hombre sano a uno enfermo terminal primero, y un feliz sobreviviente después. Con lágrimas en los ojos, acabará diciendo que no podría estar vivo si no fuera por la ayuda de sus médicos, de su familia y la voluntad de Dios. Al final de su charla, tras los agradecimientos de rigor, viene el cocktail ofrecido por el hospital. El tema médico pasa a segundo plano. Los periodistas van allí para encontrarse, y actualizarse en otros temas como hijos, casamientos, despidos y divorcios del ambiente. Al día siguiente, la nota titulada "Nueva esperanza para los cardíacos" sale en la mayoría de los medios invitados.

Hay medios importantes, sin embargo, que invierten recursos humanos para que también en las notas de salud la "noticia" sea sólo primer paso de una nota, como ocurre en las secciones de política o economía. Genera la idea, da la pista inicial, tal vez los primeros párrafos, pero la cobertura no es "dictada" por la fuente. ¿Cómo es este proceso? El periodista llega a su reunión con un background de conocimientos considerable - por su experiencia con notas anteriores, o tras pasar unas horas en Internet - conoce los índices de sobrevida de esa cirugía en otros centros internacionales, es capaz de agregarle datos, ponerlo en contexto económico y analizar alternativas. ¿Lo hará sólo? Pocas veces. En general contará con la ayuda de los colegas (o competidores) del médico que ese día está bajo los reflectores. En otros términos, antes y después del cocktail (al fin y al cabo a él también le gusta encontrar a sus colegas para hablar de hijos, casamientos, despidos y divorcios) se tomará el trabajo de documentarse, para poder evaluar la información y hacer preguntas distintas, a los expertos e incluso al paciente.

Un periodista entrenado desarrolla un conocimiento crítico de cada fuente. Sabe qué tipo y calidad de información aporta cada una. Y qué omite. En este capítulo se analizan las principales fuente del periodismo de salud, desde las más tradicionales hasta las más innovadoras, que pueden agruparse en las siguientes categorías.

1) Expertos (en la jerga periodística, "opinadores"
2) Publicaciones científicas validadas (papers).
3) Comunicados de prensa.
4) Empresas, ONG, y otros grupos de interés.
5) Congresos o reuniones científicas.
6) Material periodístico (actual o de archivo).
7) Pacientes y sus familiares, usuarios, consumidores
8) Celebridades.
9) Internet (buscadores)

El periodismo de registro es un amplificador de ideas y datos ajenos, fácil de manipular y generalmente de menor prestigio. El periodismo de investigación exige más conocimiento, a veces también más coraje, siempre da más trabajo, y con frecuencia mayor prestigio. Los buenos periodistas están capacitados para optar por uno u otro según la fuente, el asunto, y la naturaleza del medio para el que trabajan.

2.1. Expertos

La relación de los médicos con los periodistas tiene tres formas básicas: colaboración, rechazo y, utilización. La primera es la deseable: son los médicos que ayudan con sus conocimientos y su inteligencia, llaman a los medios para contar cosas importantes, guían sin entrometerse, y es alrededor de quienes se arremolinan los periodistas. El rechazo, que puede ser expresado en forma sutil, o haciendo gala de una verdadera falta de educación, es minoritario. Está causado por lo general por la desconfianza hacia el periodista y toda su profesión. En la génesis de esta conducta se esconde según los casos, una mala experiencia previa propia o ajena, timidez, baja auto estima, la creencia de que la popularidad desprestigia, o falta de conocimiento de cómo tratar con la prensa. Y la utilización (o su intento) en provecho de las propias fuentes es la postura más frecuente. Puede bordear los límites de la ética, o ser mutuamente provechosa y tener fines legítimos de salud pública.

Del lado de la prensa, también se observan los mismos comportamientos. Periodistas que trabajan en equipo con los profesionales de la salud pensando sólo en sus lectores, otros que lo hacen para conseguir descuentos en tratamientos u otro tipo de beneficios (ver capítulo 6) y los que huyen de las médicos cada vez que pueden porque, como es sabido, la diferencia fundamental entre Dios y un médico es que Dios no se cree médico.

La elección de un experto como fuente se basa en un principio de autoridad, un criterio personal atribuible a ciertos individuos que estarían supuestamente dotados de una sabiduría o conocimiento superior en el tema. Dentro de los expertos, los líderes de opinión son aquellos que, por su posición laboral (profesores universitarios, directores de hospitales, etcétera), influencian al resto. Concebido originalmente para el ámbito político, el concepto "líder o formador de opinión" se ha ampliado a otros ámbitos incluidos el de la salud y coloca al periodista en una encrucijada. Los líderes de opinión son muchas veces los que más saben, pero también son los que reciben más presiones para recomendar uno u otro tratamiento, apoyar o no una política de salud, y es casi imposible saber cómo responden a tales presiones (ver capítulo 6).

Toda persona ha sido paciente alguna vez y sabe que elegir un profesional para poner el propio cuerpo a su cuidado es difícil. Su capacidad no viene definida en caballos de fuerza como en los motores, ni su calidad recibe estrellas como los hoteles. Y desde tiempos inmemoriales, el sol ilumina sus triunfos y la tierra - de a palazos - cubre sus faltas. Complicada la situación de quien quiere elegir, a conciencia, más de uno cada día, y como si fuera poco hallarlos a tiempo para el cierre.

La elección de un experto influye más que cualquier opinión que se pueda verter en el texto. Un periodista novato puede equivocarse desde ese punto inicial, y decir como garantía: "lo dijo un médico" porque cree de manera errada que este título universitario alcanza para darle a su fuente la credibilidad que necesita. Ni siquiera un pasado brillante debería obnubilarlo. Una vez realicé una nota denunciando la inutilidad y peligrosidad de un tratamiento que se publicitaba en el diario. La idea surgió a partir del llamado telefónico de un cirujano de unos 70 años que había adquirido mucho prestigio un par de décadas atrás al desarrollar una técnica quirúrgica que llegó a ser usada en todo el mundo. Cuando se contactó conmigo, sus planes eran otros: pretendía hacerse famoso con su último invento: el transplante de pene cadavérico. Pero esta vez, el respeto a las normas biomédicas brillaban por su ausencia. El diploma médico no garantiza que su titular respete el juramento hipocrático que hizo al recibirlo.

A eso hay que agregar que la medicina hoy está extremadamente atomizada, y el gran cúmulo de conocimientos y la rapidez con la que mudan exige consultar siempre al súper especialista. Pero ¿cómo elegirlo? Los periodistas especializados discuten mucho sobre ello. ¿Quién sabe más de gripe? ¿El médico de familia que ve cientos de casos cada otoño, o el infectólogo de hospital modelo que atiende pocos pacientes pero graves? ¿A quién consultar sobre un microorganismo que no existe en la región, como el Ántrax? Los chicos inquietos, ¿son tema de psicólogo, psiquiatra, psicopedagogo o educador? A eso se suma que ni siquiera los expertos se ponen de acuerdo en quién es un experto. Las noticias sobre salud mental, por su propia naturaleza, son lo suficientemente controvertidas como para exigir perspectivas múltiples y enfoques plurales. Otras, como los cuidados prenatales, pueden no ser tan complicadas en la parte médica, pero obligan a incluir una reflexión social. Todo se complica aún más, si en el panorama se decide abarcar también la medicina llamada complementaria o alternativa.

Por lo general, el primer paso para buscar un experto de un área determinada suele ser entender algo del tema. Quien no sabe mínimamente qué es un by pass, no sabrá que los que lo practican son los cardiocirujanos. El segundo paso que los periodistas especializados suelen dar para encontrar al especialista actualizado es consultar en las cátedras pertinentes de las facultades de medicina, los jefes del servicio en el hospital local o los responsables del área en la sociedad científica. Los especialistas suelen agruparse en asociaciones o sociedades científicas, como – para citar dos ejemplos - la Asociación de cardiólogos intervencionistas o la Sociedad de medicina reproductiva. A veces consultar a ellas es lo mejor y más rápido, aunque el "amiguismo" es un desvío que siempre debe ser esperado.

El uso de Internet para buscar fuentes no debe ser menospreciado sino utilizado en forma inteligente. "Hace 20 años, cuando Maradona fue internado por primera vez por la descomposición de su cardiomiopatía, producto de la ingestión de cocaína, los médicos de la clínica no hablaban con la prensa", recuerda el periodista argentino Matías Loewy. "Todos los periodistas salieron a buscar cardiólogos o especialistas en adicciones. Para afinar la búsqueda de "opinadores" yo entré a Internet, a un buscador médico llamado Medline, y puse las siguientes palabras claves: Argentina+Heart+cocaine. Encontré un grupo de cardiólogos argentinos, de un hospital público, que el año anterior habían estudiado en decenas de pacientes los efectos de la cocaína sobre la función cardíaca. Como no eran médicos mediáticos, y nunca la prensa había difundido esos trabajos, ningún otro periodista los consultó". La historia tiene un final semi-feliz, porque declinaron de hablar "on the record". Pero valoraron – y el público también- que quienes difundieran información fueran aquellos para quienes el tema resultaba de su estricta competencia.

Si se busca alguien que tenga un pie en el futuro, suele ser recomendable recurrir a los científicos que trabajan en los centros de investigación de más prestigio. A veces el experto trabaja en un ministerio, otras en una ONG, y en ocasiones hay que buscarlos vía e-mail o teléfono fuera de las fronteras. Aunque los primeros contactos no siempre son los definitivos, pueden iniciar una cadena que lleven al objetivo.

Disponiendo de esta única fuente se pueden hacer notas brillantes, o todo lo contrario. Retomando el paralelismo entre el periodista de salud y el de policiales, si se va a escribir una nota sobre psiquiatría, procurando indagar en la mente de un criminal, el jefe de la policía cumple todos los requisitos para considerarse un experto. Para llegar adonde está ha tenido que estudiar una carrera y, desde que se ha graduado, trabaja todos los días con criminales. Es un líder de opinión, ya que sus criterios son seguidos por sus subalternos. Pero puede suceder que éste declare, como lo hiciera un jefe de la Policía Federal Argentina que "la culpa de la violencia la tiene el divorcio" (Clarín, 17/6/2002 "El jefe de la Federal culpó a los divorcios por el crecimiento de la delincuencia juvenil"). Evidentemente es una opinión válida que merece ser citada, pero no es una explicación universalmente aceptada. ¿Qué pasaría si fuera el único entrevistado? El reflejo de la realidad que muchos esperan de la prensa estaría, al menos, distorsionado.

El ejemplo es burdo, todos saben que los orígenes de un acto criminal son muchos y también que Bogotá no tiene mayor porcentaje de familias divorciadas que Ginebra. Pero lamentablemente, este tipo de información basada únicamente en una única "autoridad" sigue pesando mucho en la información biomédica. Se dicen disparates semejantes, movidos por razones ideológicas, económicas o de puro desconocimiento. Podría evitarse si se siguieran las recomendaciones del Jack R. Howard Science Reporting Institute: "Siempre pedir una potencial explicación diferente. Si asegura que no hay ninguna otra manera de explicar los datos, algo funciona mal."

Basarse en una única fuente puede llevar también a errar en la apreciación de una noticia. Con frecuencia queda a cuenta del periodista darle a la historia la importancia que se merece, mayor o menor de lo que pretende el entrevistado, poner las cosas en perspectiva sin subestimar los riesgos ni exagerar las esperanzas. Es preciso escrutar los datos, determinar si las conclusiones son correctas, si las evidencias son tan fuertes como se insinúa, y siempre, hacer preguntas relevantes.

Una vez, recibí el llamado un médico a quien no conocía pero que era el presidente de la Sociedad de Cirugía Plástica de una de las ciudades más importantes de la Argentina. En otras palabras, una autoridad. El médico en cuestión quería divulgar una técnica novedosa de gran impacto para las mujeres. Tenía una noticia.

---Dr. XX.: "La desarrollé yo, con lo difícil que es investigar en este país. Lo más interesante es que reduce en un 80% el riesgo de que los implantes mamarios de siliconas se encapsulen."

Siempre pretendo hacer las preguntas que se escuchan en la calle, o en este caso, en las peluquerías o los gimnasios. "Encapsulen significa que se vuelvan duros y tengan ese aspecto antinatural que de lejos, en la playa, ya se nota que son mujeres operadas?"

--- Dr. XX. "Exactamente. Pero quiero que quede claro que es una cosa muy seria. La semana pasada nuestra sociedad científica me dio su principal premio anual nacional."

Casualmente, yo estaba preparando una nota sobre el tema originada en el brillante e imitado mundo de las celebridades: varias modelos argentinas estaban en esos momentos pasando por el "service", como irónicamente llaman las mujeres al recambio de prótesis. En esas circunstancias, pedí inmediatamente un fotógrafo y fui volando a su consultorio a entrevistarlo. Llevaba una idea en la mente: la mejor manera de distinguir la buena ciencia de la que no lo es, es recordar que "extraordinary claims demand extraordinary proof" (afirmaciones extraordinarios exigen pruebas extraordinarias). Pero no fue lo que conseguí.

Los hechos habían sido así: el médico había probado su técnica (que era la administración de un medicamento ya conocido a partir del momento de la colocación del implante) en animales de laboratorio: concretamente ratas. Se había tomado el trabajo de mandar fabricar prótesis de siliconas a la minúscula medida de estos roedores, las había operado, les había administrado el medicamento y le había ido de mil maravillas (a las ratas no tanto, porque al final de la experiencia eran sacrificadas). Los resultados, un índice realmente bajo de encapsulamiento, impresionaron mucho en un congreso de la especialidad y por eso sus colegas le otorgaron el premio mayor de investigación. Que quede claro: el premio cuyo diploma brillaba en un marco dorado en su escritorio, había sido otorgado por una experiencia realizada en ratas. ¿De dónde venía la conclusión de que había creado una técnica capaz de evitar que millones de mujeres en todo el mundo, concretamente el 80% de las operadas, volvieran a pasar por el quirófano? Eso era lo que él pretendía divulgar!

Los periodistas, así como los científicos, se entrenan para ser escépticos. En el reportaje descubrí que esa parte de la investigación había sido informal, realizada a expensas de un grupo de pacientes que a lo largo de unos años, y sin saberlo, habían sido conejillos de indias. Ellas sólo sabían que tomaban un comprimido semanal que les daba su médico; no sabían que la eficacia de esa droga no estaba para nada probada para el objetivo que perseguían. Mucho menos si estaban recibiendo la dosis mínima que aseguraba el efecto. (Por suerte los efectos adversos sí eran conocidos, porque el remedio ya se usaba desde hacía años con otra función).

El médico en cuestión se había salteado varios pasos de la investigación clínica, fundamentalmente el de hacer firmar a las voluntarias un consentimiento informado y era por eso que jamás había intentado publicar esta experiencia clínica en una revista médica. Las mujeres estaban siendo sometidas a una investigación ilegal. Para un periodista que desconociese cuáles son los pasos de la investigación científica y que buscase llenar su página con una buena noticia, hubiera sido un gran día.

Entrecomillar las respuestas no exime al periodista de su responsabilidad de llevar buena información a su público. Es mejor inmunizarse contra la ceguera intelectual. Al terminar el capítulo quedará bien claro porqué un periodista no puede basar toda una nota diciendo "El doctor X dice tal cosa". En la era de la medicina basada en evidencias (ver capítulo 7), el grado de solidez de la opinión de una persona es el más bajo dentro de la escala de posibles evidencias. Los expertos sin embargo no siempre quieren engañar a la prensa. Es más frecuente sufrir otro tipo de problemas como tener que rehacer muchas veces las preguntas que realmente le interesan a la audiencia, gastar mucho tiempo antes de lograr extraer un mensaje claro, o verse en la necesidad de darle un curso express de periodismo para hacerle entender que no se van a reproducir los términos técnicos por más exactos que sean.

Todo entrevistado queda reducido a los límites mentales de su entrevistador. No es infrecuente que los cronistas estén delante de una noticia importante, y no se den cuenta por falta de preparación en el tema. El periodista también tiene que saber que, en ciencia, la mayoría de las veces no se puede pretender respuestas únicas y definitivas, porque no las hay. "'El vino, ¿es bueno para la salud?'" La respuesta correcta es: "Depende". De la dosis, de la persona, del estado de salud previo, y de mil cosas más algunas aún desconocidas. "Cuál es el efecto de beber dos copas diarias si uno está sano? Allí es más fácil obtener un mensaje claro.

Cuando se entrevista a un experto lo que éste dice no siempre es más importante que lo que el periodista oye o ve sin querer. Olvidar la comodidad del teléfono y el correo electrónico, y entrevistar a las personas cara a cara en su lugar de trabajo es lo ideal. A veces, para observar los detalles. Otras, para entrar en contacto con la segunda línea, como enfermeros o médicos del equipo que tienen la misma curiosidad que el público, y una humildad o inocencia mayor que el entrevistado.

Pero el escaso margen de tiempo que el periodista tiene para tomar decisiones, y la multiplicidad de variables sobre las que debe decidir hacen imposible que la validación de la información descanse exclusivamente sobre su competencia previa. Allí ganan importancia sus redes de contacto.

Todo periodista de salud tiene sus fuentes preferidas, "de cabecera". A ellas se les pregunta quién es quién, a qué intereses responde, de quién es amigo o a qué moda médica adhiere. Si la fuente a evaluar es un artículo de una revista científica, se le pregunta qué prestigio tiene la publicación. Si es una empresa, cuál puede ser su objetivo. Hay realidades que pertenecen a más de un campo, temas complejos en los que no es fácil discernir qué información es substancial y cuál insignificante, y los periodistas saben que siempre es bueno tener a quienes consultar, en quienes confiar. Llevado a un extremo, esta estrategia es inconveniente, por el riesgo de que el periodista se convierta en mero portavoz de sus fuentes de cabecera, y que éstas sean las que terminen dictando el contenido informativo. Donde unos ven inercia, otros encuentran una apropiada búsqueda de eficiencia.

Esta situación da lugar, por otro lado, a la existencia de opinadores profesionales, quienes disponen de tres cualidades: siempre son los elegidos para hablar, tienen capacidad para hacerlo sobre cualquier tema, sin necesidad de especialización, documentación o tiempo para reflexionar, y su actividad se produce al filo de la actualidad y con total conciencia de su participación en la formación de opinión pública. En una mesa redonda sobre los intelectuales y la comunicación realizada en Barcelona se concluyó que los "opinadores" suelen parecerse en la superficialidad de su pensamiento, la fidelidad a los medios, y notoriedad en algún campo, aunque no sea necesariamente el que opina. La capacidad de cumplir los encargos de la prensa le da una nueva y distinta notoriedad añadida, que puede acabar desplazando la reputación de origen y sustituyéndola por la popularidad.

Por último, el grado de intimidad al que el periodista puede llegar con los expertos es otro ámbito de profundas discusiones, de los dos lados. ¿Puede haber entre ellos una relación médico – paciente? Es cuestionable. ¿Puede haber una relación afectiva? Hay una famosa máxima que reza que "Aquel que no se acueste con una mujer o un hombre (según el caso) para obtener un reportaje, no es leal a su periódico". Pero una encuesta informal y anónima entre mis colegas me ha llevado a concluir que este mandamiento dista de ser respetado por los periodistas de salud.

21

Qué tiene que saber el experto

La fuente ideal, con capacidad de convertirse en especialista "de cabecera" es la que sabe mucho, pero puede sintetizarlo en cuatro o cinco frases contundentes. Las exigencias para entrar a la cancha no son las mismas si el médico va a esperar a que lo llame el periodista, o será al revés. La primera tiene pocos trucos.

Regla número 1: Si el médico no está disponible en el momento del contacto inicial, debe contestar rápido porque su nombre seguramente es apenas uno de una lista de potenciales entrevistados.

Regla número 2: No iniciar la relación con exigencias del tipo: que las entrevistas sean personales, que se pasen las preguntas antes, que se solicite autorización a todos y cada uno de los miembros de algún consejo directivo. Con estas medidas, sólo se consigue que el periodista termine consultando a otro.

En cuanto se ha establecido el contacto, hay divergencias sobre cuál es el camino que los médicos deben transitar. Para algunos, periodistas, si no es especialista en el tema requerido, no hay nada mejor que aceptarlo y recomendar a algún colega e incluso facilitar el contacto. Otros, por lo general los cronistas menos preparados, prefieren opinadores generalistas.

Si es el experto el que toma la iniciativa, porque desea llegar con un mensaje concreto a los medios, las agencias de prensa requieren de la participación de los interesados para desarrollar un plan, y definir objetivos, estrategias, y público destino. Existen consultoras especializadas que se dedican a dar asesoramiento personalizado adaptado a cada realidad. Después, el experto tendrá que ayudar a desarrollar mensajes apropiados para cada audiencia y producir o supervisar materiales para la carpeta de prensa. Todo tendrá que prepararse con la anticipación adecuada. Las revistas mensuales, por ejemplo, y muchos programas de televisión, precisan recibir la información dos o tres meses antes. Para las publicaciones semanales o diarias, las páginas de Internet y los programas de radio, una anticipación así garantiza el lugar sólo en el fondo del cajón.

En términos generales, los cinco puntos básicos que se deben cumplir son:

1) *Conocer los medios*. Esto incluye identificar a los periodistas (especializados o no) que cubran los temas de salud, que pueden trabajar en las editorías de medicina, ciencia, belleza, femenino o incluso información general. En radio o TV, las personas a contactar son los productores. Saber qué significa hora de cierre, pauta, tener una idea de los temas y enfoques preferidos y si hay cuestiones explícita o tácitamente prohibidas.

2) *Identificar las noticias*. El concepto de noticia (desarrollado en el capítulo 1) puede diferir según el medio. Lo que es noticia para un medio local, excepcionalmente lo será para uno nacional. Siempre tiene que cumplirse alguno de estos preceptos:
   a) que ocurra, se descubra, o se invente algo.
   b) que se divulgue algo nuevo
   c) que se ofrezca un servicio, una información que se pueda usar.

Otros factores son, que la información afecte a un gran número de personas, tenga contacto con la actualidad, sea inesperada, tenga interés humano o social, aporte nuevas cifras. También son muy valoradas las opiniones, sobre todo si contradicen otras conocidas, y análisis con puntos de vista que salgan de lo obvio (este tema se amplía en el capítulo 4).

3) *Ayudar, no controlar*. El periodista valora cuando le pasan trabajos científicos, monografías, o le recomiendan páginas de internet para ampliar la información. Lo ideal es que

el periodista los tenga en forma previa a la entrevista personal, para aprovechar el tiempo del reportaje en dar opiniones y ofrecerle medios de contacto rápido (número de teléfono celular, dirección de correo electrónico) para las dudas que pudieran aparecer.

Aunque los periodistas científicos están por lo general más dispuestos que otros a pasar para leer la nota (total o parcialmente) antes de su publicación, para confirmar con sus fuentes que la simplificación no cambió el sentido de la información, este control previo se considera violatorio de la libertad de prensa. Algunas empresas lo prohíben de forma explícita. En todo caso, exigirlo como condición para dar la nota está entre los grandes pecados capitales.

4) *Tener paciencia.* El buen humor no tiene que agotarse a la hora de posar para las fotos o responder a las preguntas, inteligentes o no. Hay que saber que lo normal es que de conversaciones de varias horas, los periodistas sólo transcriban una o dos frases; que del curriculum vitae de 80 páginas sólo se publique una línea, y que lo que al mediodía era un tema de tapa pierda todo interés media hora después.

5) *Respetar al periodista.* Aunque la fuente tenga una estrecha amistad con el dueño del diario, debe saber que la mayoría de las decisiones las toman personas casi anónimas entre bastidores y, por lo tanto, le conviene atender bien a todos los periodistas. Llamar para agradecer o felicitar es recomendable. Para criticar (a menos que se exija una fe de errata) es contraproducente.

Cuando el médico ha sido elegido para ser representar los intereses de una empresa, las necesidades son otras. Según Gonzalo Torres Arguello, de la filial argentina de Laboratorio Roche, los requisitos para que un médico se convierta en vocero son:

* Ser un respetado profesional, referente de otros médicos en su especialidad.
* Ser buen orador.
* Si es conocido, ser aceptado y respetado por los medios Si es desconocido, tener condiciones y aptitudes profesionales y capacidad como interlocutor para facilitar la tarea de los periodistas.

Así como los periodistas tienen técnicas para abordar a sus fuentes de información, las fuentes deben tener un método para el contacto con la prensa. Los periodistas y los medios para los cuales trabajan no son todos iguales y antes de atenderlos - o buscarlos - es esencial conocer cuál es la ética que los rige. Existe una clasificación no oficial que los divide en tres grupos: los que van en busca de información, los que van en busca de dinero, o los que van en busca de contactos para uso propio o de sus allegados. Ofrecerle a alguien lo que no quiere es un error fatal y, definitivo.

2.2 Otras fuentes

El uso de las otras fuentes revela aún más el dominio técnico del periodista científico.

2.2.1 Revistas científicas y de divulgación

La información médica de excelencia, y que como tal nutre las páginas de salud de los medios más prestigiosos del mundo, proviene de revistas científicas validadas por revisión por pares (en la jerga "papers"). Para el periodista entender plenamente su importancia, ayuda conocer cómo **23** avanza la medicina y cómo funciona el método científico (ver capítulo siete). Básicamente, los investigadores biomédicos construyen el conocimiento en base a observaciones o experimentos, los comparan con lo conocido hasta el momento, y sacan sus conclusiones. El paso último es escribir un informe con todos estos datos y publicarlos en una revista científica de la especialidad.

Las revistas difieren entre sí, no sólo por los temas que reciben sino en los requisitos y controles previos a la publicación. En las revistas médicas de importancia, se publican menos de uno de cada diez artículos presentados. Para realizar ese filtro, los artículos son leídos por dos o tres revisores externos, referentes dentro de la comunidad científica en la temática del estudio.

En términos ideales, el método de revisión por pares previo a la publicación asegura que todos los científicos puedan competir en igualdad de condiciones a la hora de dar a conocer sus trabajos ya que sólo la calidad científica condicionaría la publicación. Esto puede no ser tan así, ya que hay voces críticas que acusan tal selección de sexista, etnocentrista, clasista y sujeto a otros posibles sesgos. Hay un primer desvío, bien documentado, de que se publican más resultados positivos que negativos, por ser los primeros de mayor interés para la industria y para la prensa.

Las revistas médicas de mayor prestigio e impacto son The Lancet, JAMA, New England Journal of Medicine (NEJM) y Annals of Internal Medicine. JAMA es la publicación estrella de la Asociación Médica Norteamericana (AMA), la organización médica más importante de Estados Unidos. Annals of internal medicine es del Colegio de Médicos de Estados Unidos (American College of physicians), el NEJM es editado por una asociación médica estatal, la Massachussetts Medical Society, y la británica The Lancet pertenece a un grupo editor. Otra muy respetada es PLos Medicine, una revista on line de acceso libre. La publicación en estos medios es garantía de calidad, originalidad, e importancia aunque no es infalible: estas revistas también rechazaron artículos originales de algunas investigaciones que después les valieron a sus autores el premio Nobel.

Existen otras revistas internacionales, especializadas en un área del conocimiento, como Journal of Infectious Diseases o Pediatrics para citar dos ejemplos, dirigidas a infectólogos y pediatras. Cada área de la medicina tiene muchas publicaciones específicas, y por lo general es necesario recurrir a un especialista en la materia para saber si es de primera calidad o no.

La información científica se duplica, cuanto mucho, cada 10 años. Este exceso de información plantea una gran dificultad para el periodista que se salva, en forma parcial, por un tipo especial de informe que se publica de manera periódica en estas revistas que se llama Review (ver capítulo 7). Allí se repasa todo lo que se conoce hasta la fecha de un tema determinado.

Los periodistas, aún los independientes, pueden registrarse en estas revistas para recibir los contenidos, o acceder a ellos por Internet. Cumplidos los requisitos básicos, se puede disponer de trabajos embargados, es decir con antecedencia a la fecha autorizada de difusión. En ese período previo, (generalmente una semana) el periodista puede entrevistar a los autores, buscar otras opiniones, redactar, grabar o filmar... pero no difundir. Cuando algún medio rompe ese embargo, además de perder su buen nombre con la fuente, autoriza a todos los otros a romper también el embargo, por lo que tampoco su primicia le dura mucho.

Existe una norma que prohibe también que los autores hagan públicos los descubrimientos de sus investigaciones en cualquier medio antes de su publicación en una revista científica. Los autores están obligados a respetarla o pierden el derecho a la publicación en los medios científicos de prestigio.

Las revistas nacionales tienen, algunas de ellas, menos fama que las internacionales. Pero son una fuente muy valiosa para encontrar información local que de otra manera se pierde. Lo que se pierde en universalidad, y en algunos casos también en rigor científico, se gana en relevancia para la comunidad. Un brote de meningitis en una ciudad, un estudio sobre los hábitos alimenticios y de actividad física de los niños de un país, o las opiniones de la comunidad médica sobre una determinada mudanza legislativa, sólo aparecerán en medios locales más restringidos, porque carecerían de otro interés que no fuera el de la divulgación nacional.

Las revistas de divulgación científica son una fuente importante de apoyo, sobre todo para temas muy novedosos y de alta complejidad El lenguaje y la estructura se acercan más al periodístico. Algunas están escritas por científicos, con ayuda de comunicadores. Otras, están bajo la responsabilidad total de periodistas científicos.

La más citada es la Scientific American (estadounidense) que tiene versiones locales, "Investigación y Ciencia" en España, "Pour la science" en Francia, y "Le Scienze" en Italia entre otras. Está dirigida a un público con formación científica, tiene más de 150 anos de impecable tradición, y sus artículos son escritos por científicos y revisados por periodistas. En la mayoría de los países, además de versiones locales de las anteriores se encuentran revistas que priorizan el contenido local, como la argentina "Ciencia Hoy", la brasileña "Ciencia Hoje" o la francesa "Science et vie".

Otras reconocidas son "La Recherche" (francesa) y "New Scientist" (británica) que mantienen un delicado equilibrio entre lo popular y lo científicamente de vanguardia y están dirigidas a un público de nivel universitario.

¿Cómo leer un "paper"?

Todo cambia, increíblemente hasta la muerte. Antes se creía que ésta ocurría cuando se detenía el corazón. Hoy, frente al hecho constatado de que es posible "revivir" personas con muerte cardíaca, se pasó a la definición de muerte cerebral. La ciencia es mutable, y su característica es la obsolencia, la pérdida de vigencia periódica. Por eso, la fecha es lo primero que hay que leer.

Esto no significa sin embargo, que todo lo viejo haya que tirarlo a la basura. El conocimiento se construye por capas, y no todo lo antiguo es malo. Además distintas tendencias del saber pueden coexistir durante años, sino décadas. Un trabajo puede decir que una técnica de by pass es mejor que su alternativa la angioplastia y otro, anterior, llegar a la conclusión contraria. Pero hay muchos anteriores y posteriores que apoyan, o critican cada una de estas técnicas. La fecha sola no debe ser tomada como criterio de valoración.

Los informes científicos tienen todos una estructura similar.
Ej.:
Título: *"The genetics basis of complex human behaviors"*
Autores: Robert Plomin, Michael J.Owen, Peter McGuffin.

El primer autor es el que lideró la investigación, y es el que suele conocer mejor el tema. El último puede ser su jefe o una persona que conoce en mayor o menos grado ese tema, pero tiene más experiencia. Muchas veces ocupan este lugar los directores de los institutos, aún sin haber intervenido, por presión, tradición o prestigio.

Resúmen: *Quantitative genetic research has built a strong case for the importance of genetic factors in many complex behavioral disorders and dimensions in the domains of psychopathology, personality and cognitive abilities. Quantitative genetics can also provide an empirical guide and a conceptual framework for the application of molecular genetics. The success of molecular genetics in elucidating the genetic basic of behavioral disorders has largely relied on a reductionistic one gene, one disorder (OGOD) approach in which a single gene is necessary and sufficient to develop a disorder. In contrast, a quantitative trait loci (QTL) approach involves the search for multiple genes, each of which is neither necessary nor sufficient for the development of the trait. The OGOD and QTL approaches have both advantages and disadvantages for identifying genes that affect complex human behaviors.*

Es un resumen de pocas líneas, y contesta las preguntas básicas: porqué se estudió, cómo y los resultados.

Las otras secciones son más extensas

Introducción u objetivos:
Define la pregunta que se pretende contestar con la investigación y porqué es importante. Puede estar dividida en dos partes: antecedentes o background, con un resumen de otros estudios que apoyan o contradicen el estudio, y Propósitos, donde se define el proyecto.

Materiales y métodos
Explica la metodología, o menciona el nombre de la técnica empleada y al final del trabajo se ofrece la referencia bibliográfica para encontrarlo. Allí se informan aspectos importantes como el tamaño de la muestra, la forma de recolección de los datos, los procedimientos estadísticos usados para el análisis.

Resultados.
Los datos crudos (usualmente expresados en tablas numéricas, o en forma de gráficos) y su análisis estadístico.

Discusión.
Los autores describen su interpretación de los datos obtenidos, postulan o refutan explicaciones alternativas, comparan con investigaciones previas y mencionan cómo se puede continuar esa investigación.

Referencias.
Bibliografía utilizada para proyectar o analizar el estudio.

Fuente de financiación.
No siempre figura, pero algunas publicaciones lo exigen por si hubiera conflicto de intereses.

Editorial.
Aparece en la misma edición de la revista, sólo cuando el trabajo es muy importante o polémico. Reseña estudios similares de otros grupos, u otras posibles explicaciones a los datos obtenidos.

Cartas al editor
Pueden aparecer en los números siguientes, agregando nueva información a favor o en contra de los resultados, y las conclusiones de la investigación.

Cita
Ej:
Kay, A.B. 2001. Allergy and allergic diseases. N. Engl. J. Med. **344**:30-37.

Indica el nombre del o los autores, el del informe y la revista (a veces sólo su sigla) junto a los datos necesarios para encontrar el ejemplar (volumen, año, página, etc).

2.2.2 Comunicados de prensa

Los servicios de comunicación o agentes de prensa trabajan con el único objetivo de conseguir que sus clientes aparezcan en los medios la mayor cantidad de veces y ocupando el mayor espacio posible. Para ello, inundan los correos de las redacciones con comunicados de prensa o (en inglés) press releases. El número de periodistas que trabajan en oficinas de prensa superan ampliamente el número de periodistas sobre los cuales deben influir. Prestar aunque sea una mínima atención a la información que diariamente llega a la sección salud insume una proporción importante de tiempo de trabajo y produce mucho estrés informativo.

Para las fuentes, ser considerado es un desafío mayor. No existe un modelo único de comunicados de prensa. Algunos envían la información redactada como si fuera una nota. Otros aportan información y entrevistas a líderes de opinión ya desgravadas. Hay quienes ofrecen el contacto con expertos con quienes - por lo general a cambio de una suma nunca difundida de dinero- han pactado accesibilidad a los medios para opinar sobre la información del dossier.

El destino final de esta información depende de múltiples variables. La importancia del tema y la notoriedad de la fuente pueden ser desvalorizadas por la incapacidad del agente de prensa y la inexperiencia del periodista. Los que la envían tienen que lograr que no vaya directamente al cesto de residuos. Los periodistas, reconocer si allí se encierra la nota del año, es "carne podrida" - como se llama a la información no verídica que se divulga con fines específicos-, o posee algún valor intermedio. La cobertura basada únicamente en estos productos informativos está condicionada por la intención de la fuente.

¿Quiénes contratan servicios de comunicación? La lista de los que reconocen la importancia de la opinión pública es larga. Muchos médicos y empresas farmacéuticas, pero también revistas científicas, políticos, organizaciones gubernamentales, hospitales, universidades, congresos médicos, sociedades científicas, y una cantidad creciente de ONGs, grupos de autoayuda y fundaciones de apoyo a pacientes.

Las revistas médicas estadounidenses y británicas mencionadas son las que más influyen en el proceso de transmisión de información médica al público, justamente por la eficiencia de sus servicios de prensa. Los temas son interesantes, las fuentes son confiables, pero además en sus comunicados es muy infrecuente que haya errores, siempre incluyen los teléfonos y/o correo electrónico de los autores, y llegan con una semana de tiempo para trabajar sobre ellos. En temas de alta dificultad técnica, la información llega "digerida", es decir explicada por periodistas científicos. Un artículo publicado en The Lancet con el título "ISIS-4: un ensayo factorial aleatorio para evaluar la eficacia del tratamiento precoz con captopril oral mononitrato oral o sulfato de magnesio iv, en 58050 pacientes con sospecha de infarto agudo de miocardio", por ejemplo, fue transformado en "Dar a los pacientes la mejor opción tras el ataque cardíaco" en el seno de su gabinete de prensa. Otro, titulado "Aumento de la expresión de las formas mutantes del oncogén p53 en el cáncer pulmonar primario" consiguió convertirse en 48 horas en centenares de notas masivas, con títulos del estilo "Nueva esperanza de curación en la guerra contra el cáncer" o "Las esperanzas en el cáncer aumentan" sólo por la eficiencia del departamento de comunicación del Imperial Cancer Research Foundation que había patrocinado el estudio.

Esta eficiencia, por supuesto, genera tendencias: en todo el mundo hay predominio de información anglosajona, y de determinados temas. Los lectores de cualquier ciudad argentina o mejicana conocen más sobre lo que ocurre en la Universidad de Harvard que queda en Boston, que en la Universidad de Buenos Aires o de México. Además, estos servicios comunican sólo los temas prioritarios para ellos, y es posible que un avance importante sobre la enfermedad de Chagas o el dengue, aún habiendo sido realizado en la universidad norteamericana, pierda su lugar en el material difundido a la prensa, por una noticia menor sobre la alergia al pelo de ardilla.

Los críticos dicen que los comunicados de prensa facilitan un periodismo perezoso, porque el divulgador deja de ser un crítico que se hace preguntas únicas frente a los datos. Más aún, un estudio publicado en la revista JAMA puso mirada científica a esta práctica y logró convertir en estadística lo que sólo era una sospecha: no todos los comunicados de prensa, ni siquiera los más serios, son un fiel reflejo de la realidad. El análisis de seis meses de producción de los departamentos de prensa de las nueve revistas médicas más importantes, entre ellas British Medical Journal y The Lancet, mostró de que sólo uno de cada cuatro (23%) incluían información sobre aquellas limitaciones del estudio que podían modificar las conclusiones. Por eso, los periodistas más conscientes leen primero el press release, para aproximarse al tema, pero no por ello dejar de estudiar atentamente el texto original al que hace referencia.

En términos generales, frente a un comunicado de prensa, como con las otras fuentes, el periodista debe hacerse muchas preguntas. Sobre lo que está escrito, y sobre lo que puede no estar.

2.2.3 Congresos, simposios, conferencias

Una reunión científica sirve para establecer redes entre colegas y diseminar trabajos en elaboración. ¿Qué valor real tiene para la gente común los avances que se presentan en un congreso? La pregunta no admite una única respuesta. Este tipo de encuentros científicos son muy importantes, pero no siempre tanto como cree el público lego.

Para presentar un trabajo en un congreso, los profesionales tienen que enviar con anticipación sus trabajos, pero no todos los comités de evaluación tienen igual grado de exigencia. Además, a las distintas categorías presentes en una reunión, presentaciones orales, conferencias principales, posters, etcétera, no se les requiere el mismo nivel de evidencias ni de originalidad. A pesar de ello, la cobertura periodística puede dar la falsa impresión de que todo es igual, que los datos son maduros, y las conclusiones aceptadas por todos. Pocos son los periodistas que al realizar la cobertura de un congreso enfatizan la naturaleza preliminar de las novedades.

En otro estudio publicado en JAMA se analizan 252 noticias divulgadas en los medios, provenientes de 147 investigaciones presentados en 5 reuniones científicas. Investigaron también cuántas de éstas habían llegado a ser publicadas en revistas médicas tres años y medio más tarde, tiempo suficiente como completar los trabajos, y que éstos fueran enviados, evaluados y publicados. Para entonces, de cada cuatro investigaciones, una no había sido aún publicada y una segunda lo había sido, pero en revistas de menor importancia. Las cifras no mejoraban, sino incluso todo lo contrario, en los estudios juzgadas como importantes por la prensa, y que por tal motivo habían ocupada las tapas de los diarios. Para citar un ejemplo paradigmático, un artículo publicado en la tapa del The New York Times con el título "Estudio canadiense muestra por primera vez que las pruebas precoces masivas reducen las muertes por cáncer de próstata" refería una investigación presentada en el renombrado Congreso de la Sociedad Norteamericana de Oncología Clínica. El día de la presentación, el trabajo fue duramente criticado, y hubo consenso: los datos no apoyaban las conclusiones.

En muchas ocasiones, no es la prensa sino los organizadores de los congresos los que deberían hacer mejor sus tareas. Todo periodista tiene alguna anécdota al respecto: reuniones donde no hay un responsable por atenderlos, exigencias incompatibles con su actividad, restricciones ridículas, e incluso desprecio evidente y hasta maltrato. Hay ocasiones en las que pareciera que el acceso a los resúmenes es preciso solicitarlos de rodillas. "Es como si a un periodista de cine lo invitaran a la función privada, pero le retacearan la ficha técnica", me comentó furioso una vez un colega. Los organizadores del evento deberían saber que los libros de resúmenes no sirven sólo para cubrir el congreso: los periodistas aplicados los guardan para saber a quienes consultar en el futuro cuando requieran la opinión de expertos en esos temas.

Cómo cubrir un congreso

Hay dos reglas claves para cubrir un congreso médico. La primera, y esencial, es llevar zapatos cómodos. La segunda, ir sabiendo qué es lo que se va a oír.

Un congreso mundial puede tener miles de participantes, y por lo tanto requiere de mayor preparación que una entrevista. Normalmente no hay sorpresas, es decir siempre hay alguien que puede informar de antemano quién va a anunciar qué, o qué se va a decidir o proponer.

El primer paso es contactarse con la oficina de prensa del evento, donde meses antes ya saben quiénes son los conferencistas principales y pueden dar o sugerir cómo encontrar bibliografía preparatoria. Además, a más tardar el día que comienza el congreso, se puede conseguir el libro, CD o password para acceder a los resúmenes (o abstracts) con los datos principales de cada presentación científica. Este material es dirigido a los médicos, y como tal la terminología es técnica. A veces, es necesaria la ayuda de un especialista para leerlo y ver dónde está lo más importante. Pero el olfato del periodista es imprescindible. En un congreso de dolor, por ejemplo, un especialista puede ayudar a encontrar si hay realmente algo nuevo, pero esa novedad puede ser un nuevo medicamento anestésico de nombre impronunciable en cuya elección los potenciales candidatos a cirugía jamás intervienen y por lo tanto tiene poco interés público. Quizás la nota convenga hacerla sobre un trabajo menos importante pero más popular, que evalúe por ejemplo la capacidad analgésica del yoga.

Antes de ir, es necesario saber si hay previstas conferencias de prensa, quién es la persona que se ocupa de hacer los contactos para entrevistas, cuáles son las facilidades técnicas. Si la organización el congreso no es tal que permitan obtener información previa, existe una alternativa: mandar un e-mail a los que van a participar para solicitarles que pasen información embargada. Cuánto más grande sea el congreso, más importante es tener preparado un plan de trabajo. Es la única manera para que un congreso de 10.000 participantes, pueda ser cubierto por una única persona.

¿Qué hacer si de una conferencia considerada importantísima no se entendió nada? Una es aceptar que de allí no va a salir una nota, y recordar que la medicina no es otra cosa que el arte de acompañar con palabras griegas al sepulcro. Otra es correr tras el conferenciante, u otro especialista, y pedirle que la resuma para el público Este plan B jamás falla: en todo el mundo, los grabadores de los periodistas son irresistibles.

2.2.4 Empresas, y otros grupos de interés

Hay un hecho innegable: el capital marca el contenido de los medios, y sus caminos son múltiples.

Las empresas que buscan, y consiguen, que sus nombres, productos o servicios aparezcan de forma positiva en la prensa no se limitan como muchos piensan a los laboratorios farmacéuticos multinacionales. Los nombres de los periodistas de salud figuran en el mailing list de fábricas de alimentos interesados en los que firman artículos de nutrición, constructores de aparatos para gimnasios que ponen el ojo en los que hacen notas sobre calidad de vida, hospitales que quieren llenar sus camas, editoriales que quieren vender sus libros y un sinfín de empresas más. Para Navidad, los periodistas de salud muchas veces se sorprenden de quiénes les envían tarjetas, u otras atenciones. (Yo, particularmente, he recibido votos natalinos de prosperidad hasta de una compañía tabacalera a pesar de ser – según sus registros- la periodista argentina que había firmado más notas contra el cigarrillo).

Los laboratorios presentan un caso especial. Como explica Claudia Baronni, del departamento de comunicaciones Corporativas de Merck Sharp and Dohme en San Pablo, Brasil. "Para nosotros, que comercializamos sólo productos de prescripción y la legislación nos impide hacer anuncios o promociones directas con el público lego, los medios son el único canal de comunicación con este público. Pero además nos permiten llegar a nuestros destinatarios prioritarios, los médicos." Cesar Preti, presidente de Pfizer Brasil durante la época de Oro del Viagra en su versión original, coincide "existe una tendencia en los laboratorios de comunicarse directamente con el consumidor, creando una especie de diálogo para que el paciente le pida al médico el producto. El caso del Viagra es el paradigma."

Las empresas no son en este aspecto muy distintas de otros grupos de interés como ONGs, agrupaciones de enfermos o familiares de afectados. Todas tienen mucha información y están ansiosas por darla a conocer, a veces con nombre y apellido, otras "off the record". Persiguen fines determinados, que por lo general no se ocultan, y no es infrecuente que transmitan su mensaje a través de médicos que pueden ser pagos por esta tarea y reciben el nombre de voceros. Otra **30** tendencia bastante reciente, es hacerlo a través del testimonio de las celebridades.

Las ONGs son una fuente muy valorizada, a veces por su coraje, otras por su capacidad de conseguir información o contactos. Nadie duda hoy que los medicamentos contra el HIV no estarían disponibles gratuitamente en muchos países si las organizaciones no gubernamentales no hubieran hecho presión mediática. El sida es una de las causas más populares junto con el cáncer, pero cada tragedia humana tiene su ONG: miastenia gravis, degeneración macular, dislexia. "Las despechadas" es un grupo argentino que reúne a pacientes sometidas a mastectomías y fomenta que las mujeres se tomen la mutilación con humor para salir adelante. Otras sirven a más de un fin. "Cures now", (Curas ya) es un grupo de pacientes, científicos, empresarios, religiosos y estrellas de Hollywood a favor de la clonación terapéutica y la investigación de células tronco. Para el futuro se prevee una explosión de estos grupos, en parte debido a las facilidades de difusión que ofrece la tecnología. Las minorías (ver capítulo 8) serán cada vez menos silenciosas.

Los grupos de interés tienen mucha información buena para ofrecer. Pero mientras que las empresas suelen ofrecer sus carpetas con sonrisas, y los grupos de pacientes con lágrimas, ninguno de estos gestos debería ser considerado índice de veracidad. No está demás repetir que la información precisa ser evaluada, e incluso controlada.

2.2.5 Material periodístico (actual o de archivo)

El material periodístico es registro de trabajo, no la verdad revelada. Y en cuestiones médicas, por ser tan técnicas, los editores suelen ser más tolerantes a los errores que por ejemplo en deportes, política o cuestiones urbanas. El control de lo que publican estas fuentes no especializada debe ser minucioso, sobre todo en lo que hace a números, nombres de microorganismos y hasta de enfermedades.

Este material tiene gran importancia cuando hay que cubrir la actualidad, sobre todo eventos puntuales como la entrega de los premios Nobel, el diagnóstico de cáncer de una estrella o el nacimiento de septillizos de distinto color de piel. Pero las cuestiones científicas deben tomarse con reservas. No es común que informen de un magnicidio que no fue, pero sí anuncian la cura definitiva del cáncer, que aún no ocurrió.

A veces la información original es correcta, pero la traducción – por decirlo sutilmente – libre. Recuerdo haber leído una nota de agencia realizada en Buenos Aires, y publicada en Brasil, donde se hablaba de lo difícil que se había vuelto para las familias comprar feijão. Como este alimento no existe en la Argentina, era una metáfora excelente para esa nota, pero llevaría a errores graves utilizarla, por ejemplo, como material de base en un artículo de nutrición.

Los diarios y revistas masivas, noticieros y programas de radio, son también – con las debidas excepciones - apenas fuentes orientadoras. Su principal valor es el registro de hechos puntuales u otros que pueden ser útiles para el análisis de antecedentes históricos.

2.2.6 Pacientes y sus familiares, usuarios y consumidores

"Las mejores palabras para escuchar no son 'te amo', sino 'es benigno'", dice el personaje de Woody Allen en "Los secretos de Harry". Divulgar temas médicos sin oír la voz de los pacientes - aunque no siempre sean tan claros - es contar la mitad de la historia.

Antiguamente despreciada, la información que aportan personas o grupos sociales carentes de poder para hacerse oír es hoy central para la cobertura periodística. No es pertinente preguntarle a un paciente si una técnica quirúrgica es mejor que otra, o si se siente igual tomando el genérico o la droga original, pero entrevistarlos permite dar a conocer ciertos aspectos de la realidad que otras fuentes no ven, o no quieren o pueden resaltar. Los familiares, a los que se acude cuando los pacientes son menores, pero sobre todo cuando fallecieron, son la voz que muestra las vidas por detrás de los números. Cuando hay un muerto, no hay sólo una enfermedad: hay huérfanos, familias desestructuradas, padres y madres sin hijos, personas que perdieron amigos, empresas que perdieron trabajadores, escuelas que perdieron alumnos.

Su inclusión en las notas es criticada a veces por las fuentes técnicamente más preparadas que aducen que mostrar tragedias humanas sólo sirve para vender más ejemplares o tener más rating. Pero aunque esa puede ser el único objetivo de muchos, un resultado adicional puede ser hacer surgir aspectos económicos, afectivos, legales, o sociales algunas veces insospechados, otras veces conocidos pero que es conveniente hacer recordar. "No se debe ir por el camino más fácil de responsabilizar a una mujer por no haberse hecho estudios pre-natales o haberse sometido a un aborto clandestino. Es preciso mostrar el contexto de pobreza, exclusión, desesperanza que está detrás de cada embarazo, y cada muerte", ejemplifica la periodista brasileña Marisa Sanamatsu especialista en cobertura de muerte materna, violencia y otros problemas de la mujer.

Entrevistar personas que sufren requiere de una sensibilidad y una paciencia especial. Muchas veces hay que explicarles la importancia de la difusión del tema, otras hay que darles tiempo para que reflexionen sobre las consecuencias posibles de la difusión de su intimidad (ver capítulo 5). El enfermo debe ventilar su vida y mencionar su identidad siempre de forma voluntaria.

¿Cómo se establece el contacto? A veces es el paciente quien inicia la comunicación llamando o escribiendo a los medios. Más frecuente es que el médico o el hospital los "entreguen", previo consentimiento. Las ONGs son otra puerta de entrada. Pero también a través de Internet se pueden ubicar personas, que después pueden acceder o no a dar su verdadero nombre.

"Nunca entendí por qué la gente acepta que un periodista se inmiscuya en su intimidad para hacerle preguntas incómodas sobre sus padecimientos", reconoce la periodista argentina Jimena Castro Bravo. "Pero puedo decir qué argumentos me ayudaron a convencer indecisos, temerosos y fóbicos a la prensa", señala con la experiencia de haber conseguido el testimonio vivo de 350 pacientes afectados de distintos males en poco más de dos años. "Resaltar que otras personas que están pasando por lo mismo pueden identificarse con su historia es uno, ayudar a otros a superar el dolor, otro. En ese momento, entienden que no se trata de una entrevista frívola sino la posibilidad de brindar un servicio importante. Aún así, los temas más fáciles de abordar son las enfermedades ya superadas por sus protagonistas. A todo el mundo le gusta compartir un final feliz".

Al trabajar con este tipo de fuentes, el equilibrio entre ser un periodista objetivo y una persona compasiva es a veces lo más difícil de conseguir. Estudiantes norteamericanos pasaron un año con pacientes con cáncer en un proyecto que incluía un documental, un libro y una página web. La idea era que aprendieran a hablar con gente a veces al borde de la muerte. La idea y el dinero (100.000 dólares) fueron aportados por un hombre cuyo padre había muerto de cáncer y que creía firmemente que los medios debían hacer algo más, y mostrar cómo la enfermedad afecta no sólo los cuerpos sino también el día a día. Según los profesores, uno de los mayores desafíos era hacer salir a los estudiantes de las áreas de confort y capturar momentos que definían mejor las situaciones. Cambiar la versión edulcorada, por la realidad cruda. Al comienzo de la experiencia, los estudiantes olvidaban la cámara cuando presenciaban sufrimiento. Pero a medida que avanzaban en el proyecto que incluyó 300 horas de grabación, lograron tomar las historias menos personalmente y más profesionalmente.

La revelación del dolor supone la desaparición de una parte de su intimidad, y porque esa misma revelación va a ser un momento doloroso, es necesario que la persona sea consciente de lo que va a hacer, y la finalidad de sus declaraciones. Quien sufre corre el riesgo de verse desbordado por sus emociones y abrir su intimidad más de la cuenta, por lo que muchos editores aceptan permitirles controlar y si creen preciso modificar lo que va a ser publicado de su testimonio. Algo impensable para otras fuentes.

La transmisión de su experiencia tiene siempre un sentido para el enfermo. En algunos casos la satisfacción de representar un grupo, de ser el portavoz, para ensalzar o recordar el valor de otros, para pedir ayuda para sí mismo o para otros que sufren como él, para recordar a un ser querido, para homenajearlo, para sentirse acompañado anímicamente, para desahogarse, o porque considera una obligación moral el hacerlo, por sentirse útil, para evitar que se produzcan situaciones negativas como las que lo llevaron a sufrir, para ayudar al que está sufriendo, para transmitir esperanza. Su valentía y generosidad merecen un tratamiento y una atención especial, para causarles el mínimo sufrimiento a ellos y su familia.

La persona que sufre no debe ser objeto de lástima sino de respeto. Como resalta la española Cristina López Mañero, la sociedad los necesita porque su presencia hace tomar conciencia al resto de los hombres de la fragilidad humana, de sus peligros y sus límites, así como la posibilidad de sobreponerse a ello. "El doliente puede transmitir esa sabiduría vital mediante su ejemplo." El buen periodista es crítico frente a todas sus fuentes, pero lo que no se puede evaluar externamente es el grado de sufrimiento.

2.2.7 Celebridades

Los famosos son de carne, hueso y alma, por lo que todo lo señalado en el punto anterior sigue siendo válido para aquellos que abandonaron la vida anónima. Pero conocer el estado de salud de personas famosas es aún más atractivo para el público, y tiene mayor influencia sobre él (ver capítulo 5). El magnate Rupert Murdoch, el alcalde de Nueva York Rudolf Giuliani, la pianista argentina Martha Argerich y el vicepresidente brasileño José Alencar son algunos de los miles que han reconocido de forma pública su cáncer. En su silla de ruedas, Cristopher Reeve era junto con Stephen Hawkins, uno de los discapacitados más famosos. Aunque por la acumulación de nombres estelares el sida es la enfermedad más mediática de la historia, no hay enfermedad que no tenga un famoso. Sylvester Stallone, por ejemplo, apoya la causa de los autistas, por su propio hijo.

En el medio artístico, los primeros contactos son con los representantes, y estos muchas veces creen que hablar de enfermedades arruina carreras, por lo que ponen obstáculos insalvables. Conseguir estos testimonios otras veces es, por el contrario, muy fácil. Algunas celebridades sienten que contar su historia de enfermedad los humaniza, los acerca a su público e incrementa su admiración por ellos. Una tendencia reciente es que las personas famosas sean proactivas para hablar de estos temas con la intención de recaudar fondos para la investigación, reducir la discriminación, o modificar leyes. Lance Armstrong, el célebre ciclista estadounidense y sobreviviente **33** de cáncer de testículo, que lidera una fundación destinada a romper el estigma que rodea al cáncer. En su libro "Mi vuelta a la vida" (escrito con Sally Jenkins) lo justificó así: "Siempre llevaré conmigo la lección que me enseñó el cáncer y me sentiré parte de la comunidad de las personas que lo padecen. Creo que ahora tengo una mayor obligación de hacer algo con mi vida, y de ayudar a todos los que estén luchando contra la enfermedad". En sus inicios, la decisión de exhibir este aspecto de la vida privada era completamente altruista, pero se sospecha que son cada vez menos los casos en los que esto continúa siendo así. Es cada vez más frecuente que estas fuentes, de acceso privilegiado a los medios, lo hagan respondiendo a un interés económico. Hay quienes piensan que si la revelación del sufrimiento propio se hace con finalidades de protagonismo o lucro, el informador no debería entrar en el juego, porque el contenido de su declaración es moralmente inválido (capítulo 6).

Aún así, no hay duda que las celebridades, además de impulsar las ventas de los remedios y el rating de los programas, le dan un empuje real a la promoción de las enfermedades, imprescindible para la detección precoz y la adhesión a los tratamientos. El estado de salud de basquetbolista Magic Johnson fue una gran publicidad para los medicamentos contra el HIV. Personaje mucho más atractivo que la inglesa Camila Parker Bowles describiendo la osteoporosis de su abuela y su madre. Una estrella de fútbol americano que admitió ser enfermantemente tímido, - las notas salieron en los diarios The New York Times y Los Angeles Times, y tuvo su espacio también en la NBC - alimentó con sus palabras la campaña de un medicamento para el desorden de ansiedad. Y la lista no reconoce fronteras.

Según Amy Doner Schachtel, experta en la búsqueda de estrellas para despertar interés en las enfermedades, "las compañías farmacéuticas originalmente querían a las principales estrellas. Ahora buscan celebridades que tengan una conexión genuina con el problema, en forma personal o familiar." A veces, las actividades de difusión de una enfermedad están directamente ligadas a un producto, como en el caso de Pelé y el Viagra. Otros, esto no está comprobado pero levantan sospechas al estar sincronizadas con una campaña global apoyada por una empresa farmacéutica.

Las celebridades pueden ser pagas, cuando no en dinero, en servicios, por los médicos tratantes que son nombrados o comparten las notas con ellas. La conductora de televisión argentina Marcela Tinayre reavivó las ilusiones de muchas mujeres al ser madre a los cincuenta, por medio de la fertilización asistida. El centro médico donde había sido atendida jamás procuró mantenerse alejado de las cámaras. Lo contrario ocurrió muchas veces con el paciente rebelde por excelencia, el ex futbolista Diego Armando Maradona, de quien por años nadie quería figurar como médico tratante, excepto un viejo amigo.

Es una exigencia, en algunos países legal, en otros sólo ética, de que la difusión cuente en con el beneplácito de los afectados. Presidentes y otras personalidades cuya salud tiene interés público constituyen una excepción a esta norma de defensa de la privacidad. El secreto médico muere con la aceptación del paciente de difundir su historia clínica.

2.2.8 *Internet*

Internet produjo un vuelco en la accesibilidad de la información. Allí se puede encontrar todo: diarios y revistas, expertos, pacientes, datos, sonidos e imágenes. Las posibilidades se superan cada día.

Al digitar estas líneas, la Internet ya va por la cuarta generación. Tras la primera que duró unos 25 años, principalmente académica y con letras verdes brillantes en un fondo oscuro, se pasó a una segunda, más masiva y de mayor capacidad gráfica. La principal característica de la tercera, llamada Web 2.0 es la interacción (Wikipedia, blogs, Facebook) y el secreto de la cuarta está en la distribución, a través de smartphones, tablets y otros dispositivos. En forma creciente, el periodista no necesita buscar información, la recibe. Le llega de todo, de lo más novedoso y especializado, a las creencias más infundadas y populares.

Con el tiempo surgen también nuevas limitaciones. Algunos contenidos sólo son accesibles en algunos países, en algunos aparatos, en algunas marcas (en estos momentos, hay contenido sólo para Apple, por ejemplo) y sobre todo, hay muchos contenidos sólo disponibles para los que pagan acceso. El registro como periodista, sin embargo, suele abrir unas cuantas puertas.

2.2.8.1 Pasos para buscar información médica en Internet

Todos los medios más prestigiosos se aprovechan de las nuevas tecnologías para tener mayor visibilidad. Al igual que las pseudo ciencias. El punto es cómo recuperar en forma selectiva lo que fluye por las autopistas informáticas.

El primer paso suele ser entrar a un buscador general (por ej. Google). En ellos hay que ser consciente de que el contenido no está controlado, puede estar desactualizado y el exceso de información es apabullante. Como cualquier viaje, el navegante lo aprovecha mejor con una buena guía. Tener 30.000 resultados en el buscador es mucho peor que tener 30 (para algunos, la cantidad ideal), porque sólo en este último caso se obtiene un alto nivel de relevancia.

En la Web, las páginas no son todas iguales. Están las tradicionales y las interactivas, con blogs, podcast, acceso directo a links o redes sociales. Algunas ofrecen ratings y comentarios, otras no jerarquizan la información. El primer paso para una búsqueda exitosa es, según el profesor de periodismo digital de la Universidad de Navarra Ramón Salaverría, "apagar la máquina y pensar". La pantalla gris es el mejor estímulo para frenar el tiempo, evaluar qué se quiere y qué no, cuál es la estrategia que se va a seguir para hallarlo, cuáles son las palabras claves, cuáles las mejores fuentes, y evaluar qué camino puede llevar a un callejón sin salida. La precisión de las palabras clave es esencial. Escribir "piedras" en lugar de "cálculos" renales, por ejemplo, puede malograr toda una búsqueda.

Internet es insustituible para acceder a material de base (informes, proyectos, referencias) y exige más perspicacia del usuario en los de mayor elaboración, donde las historias de éxito pueden superar en número a los de fracasos simplemente, porque hay más gente tratando de divulgarlos y no porque representen la realidad.

Hay buscadores exclusivos de ciertos soportes de información como por ejemplo imágenes o sonidos. Si se buscan personas -que puedan tener algún conocimiento especial, o padecer alguna enfermedad determinada- los foros pueden ser junto a las redes sociales una vía de entrada, a veces más confiables si exigen la presencia de un moderador. Las plataformas de información científica, cuyo objetivo es difundir la labor de los investigadores, son cada vez más numerosas y más completas. Ofrecen sus contenidos en diferentes canales, (noticias on line, envíos por e mail, RSS, redes sociales, etc.)

Realizar una lista completa y actualizada de las mejores páginas de salud es imposible, entre otros motivos porque se vuelve rápidamente obsoleta. Algunos que yo he usado son:

Eurekalert
http://www.eurekalert.org:
Especializada en ciencia, tecnología y medicina. Gestionado por la Asociación Norteamericana para el Avance de las Ciencias -AAAS- entidad que edita la revista Science.

Medscape
http://www.medscape.com
Dirigida a médicos e investigadores, de lectura más difícil para periodistas.

Medline.
http://www.ncbi.nlm.nih.gov/pubmed
De la biblioteca Nacional de Medicina de E.E.U.U. Sociedad Iberoamericana de Información Científica: www.siicsalud.com.'

En español

Virtual Medical Library
http://www.ccspublishing.com/
De la Sociedad Médica de los Estados Unidos.

WebMD
http://my.webmd.com/
Relacionado con el Medscape, pero dedicado al público. El fuerte es calidad de vida.

Reuters Health
http://www.reutershealth.com/
De la agencia de noticias Reuters, actualizada varias veces por día.

SciNews/MedNews
http://www.newswise.com
Creado específicamente para periodistas especializados en ciencia y medicina.

CDC
http://www.cdc.gov
Del Centro para el control de Enfermedades de los EEUU. Ideal para quien busca estadísticas, o información sobre enfermedades regionales de todo el mundo.

NIH
http://www.nih.gov /health
De los Institutos Nacionales de Salud de los Estados Unidos. Funciona como link para otros organismos oficiales de salud de los EEUU.

Sage publications
http://sagepub.com
De un grupo independiente que permite acceder gratuitamente a muchas revistas
Se pueden hacer búsquedas

Por enfermedad:

http://www.nci.nih.gov/
Del Instituto Nacional del Cáncer de los Estados Unidos.

www.mdanderson.org
Del MD Anderson Cancer Center de los EEUU.
http://www.diabetes.org
De la Asociación Norteamericana para la Diabetes.
www.unaids.org
Organización de las Naciones Unidas para el HIV-Sida. Información epidemiológica.
www.who.int/ith/english/index.htm
De la Organización Mundial de la Salud. Para enfermedades de viajeros.

Por especialidad médica

http://www.americanheart.org
De la Asociación Norteamericana del Corazón.
http://funcargen.com.ar
De la Fundación Cardiológica Argentina.
www.sap.org.ar
De la Sociedad Argentina de Pediatría. (información nacional).
http://www.indiana.edu/~kinsey/reference.html
Del Instituto Kinsey de sexología.
www.Fiocruz.br
De la Fundación Osvaldo Cruz. (Salud pública, medicina tropical).

Por temas:

http://fda.gov
De la Administración Nacional de drogas y alimentos de los Estados Unidos. Es el órgano modelo por muchos otros países, sobre todo los latinoamericanos.

Por revistas:

New England Journal of Medicine
http://www.nejm.org/
JAMA
http://www.ama-assn.org
British Medical Journal
www.bmj.bmjjournals.com
Science Magazine
http://www.sciencemag.org/
Nature
http://www.nature.com/
New Scientist
http://www.newscientist.com
Discover
http://www.discover.com
Scientific American
http://www.sciam.com

2.2.8.2 Trampas digitales

Cualquier curandero, con una PC y un módem, puede dar consejos médicos en un blog o Twitter. También lo hacen, tecleando de la misma manera, las máximas autoridades mundiales. La vida no puede quedar a expensas de la conversación entre dos máquinas.

La falta de veracidad debe ser siempre sospechada. Es la actitud más saludable. James Anderson, estudioso del impacto de las computadoras en la medicina relevó una vez sesenta sitios que sugerían tratamientos para la diarrea infantil común: el 80% contenía errores. "Muchos estarán operados por médicos, pero no necesariamente los especialistas que uno necesita" señaló Anderson, profesor de sociología médica de la Universidad de Purdue.

Hay muchos análisis de la calidad de la información médica que se obtiene a través de los buscadores generales, y casi siempre dan resultados alarmantes. Un equipo de investigadores de la Universidad de Toronto, en Canadá hizo una evaluación de la calidad informativa en Internet en base a 79 estudios independientes sobre este tema. Siete de cada diez habían llegado a la misma conclusión de que "la calidad es un problema ", según anunciaron los investigadores en la revista JAMA.

En algunas páginas los desvíos tienen su origen en la falta de control editorial estricto. En otros se difunden datos y opiniones absolutamente tendenciosos, por razones económicas. La Asociación Médica norteamericana recomienda desconfiar de aquellas páginas de Internet en las que no figuren de manera clara los datos de sus autores y sus colaboradores, así como las referencias bibliográficas. Pero no es un método infalible. En realidad, el contenido debería evaluarse por nivel de evidencia, o fuerza de éstas para apoyar las recomendaciones. Y ésto no es nada fácil.

Para resolver este problema, en 1996 aparecieron los primeros códigos de conducta de las páginas de salud, y para 2001 ya había más de un centenar. Se trata de instrumentos de ayuda a los usuarios ya sea para hacer un estándar, comparar, o medir la calidad de la información. Con el correr de los años, estas herramientas se fueron diversificando pero resultó poco útil ya que los sitios de información médica abarcan desde páginas personales de pacientes, a grupos de discusión, revistas con referato, y páginas de empresas, con publicidades encubiertas o no.

A medida que se avanza en el uso de Internet, aparecen nuevas cuestiones. Hauke Riesch, de la Universidad de Cambridge, pone el acento en la cambiante realidad de las noticias, concretamente información que aparece y desaparece sin dejar rastros. "Los artículos a veces cambian o directamente desaparecen a días o semanas de su publicación on line. Es una forma de responder a las críticas o errores, pero sin ningún aviso y colocando nueva información en su lugar". Así, lo que lee una persona, comenta, opina o sobre lo que se basa para tomar decisiones, puede ser distinto al material leído por otra. Riesch toma como ejemplo unas notas sobre la seguridad de la vacuna contra el Papilomavirus (HPV) publicadas en el año 2009 en Gran Bretaña, y se pregunta sobre cuál de las versiones se fundamentó el debate público. La facilidad técnica de corregir errores on line, se convierte así en un agente distorsionador de la realidad.

Como en la elección de un médico, el usuario precisa crearse un criterio personal. Y además, tener suerte.

2.3 El desafío de informar en base a distintas fuentes

Si el ministro de salud afirma que hay 5000 enfermos de sida, y una ONG dice que hay 50.000, ¿qué hay que informar? "Ya hay entre 5000 y 50.000 enfermos de sida?" Sería exacto, respetaría a las fuentes, pero no informaría.

La buena práctica periodística exige consultar distintas fuentes, comprobar los datos, contrastar versiones, indagar sobre los intereses que se dirimen, interrogarse sobre posibles efectos de la publicación, y valorar cada dato adecuadamente. Como si fuera fácil.

En una conferencia sobre mortalidad materna realizada en Salvador, Brasil, la periodista Marisa Sanematsu enfocó este problema: "Si el periodista recibe la información que la tasa oficial es de 75 muertes por cada 100.000 nacidos vivos, y va – como debe hacer todo periodista serio – a chequear ese número encontrará que la tasa puede variar entre 51 y 260/100.000 nacidos vivos. Y en otro lugar encontrará que es de 69, pero que debido a la sub-notificación hay un factor de corrección de 1,67, y otras estimativas pueden variar según las fuentes entre 140, 160, y 277. ¿Qué hace con esos números? El número total de muertes también varía, y van de 1800 a 8.700 por un año. Y son números divulgados por organizaciones serias como la OMS, la UNICEF y la FNUAP. Alguien tiene que explicarle a ese periodista, para que él pueda informar a sus lectores, por qué esos números están todos ciertos, y al mismo tiempo pueden estar todos equivocados... La prensa necesita de fuentes disponibles y accesibles – investigadores, activistas, representantes del gobierno – que puedan explicar esos números, hacer análisis y comentarios con un lenguaje fácil y directo."

No todo lo que aportan las fuentes es dato numérico. Informar exige también buscar los personajes, conocer sus dudas y angustias, bajar la ladera que conduce a la gente y – de esa manera - encontrar para la nota el tono que la enriquezca. Vivir la realidad, en sus múltiples facetas, y de ella extraer la noticia.

Este camino está lleno de obstáculos. En primer lugar, los periodistas no le dan a todas las opiniones el mismo peso. Cuando le pedí a un grupo de editores brasileños que hicieran un ranking de credibilidad de sus fuentes, los científicos ocuparon el podio acompañados de cerca por médicos y ONG's. En el otro extremo estaban – como es habitual – los políticos. Pero las simpatías personales no siempre llevan a buen puerto.

Imaginemos que una ONG lleva a la redacción la siguiente noticia: los pacientes que reciben de manera gratuita determinado medicamento tienen peor evolución que los que adquieren de su bolsillo un producto similar, pero de otra marca. La tendencia de los periodistas es creer en las ONGs y dudar del gobierno. Pero no será la primera vez que una organización de ese tipo sea manipulada para representar intereses empresariales, sobre todo si estos están dando manotazos de ahogado porque perdieron una licitación millonaria. Como dice el español Gabriel Galdón "Si se espera que las noticias lleguen, no se podrá evitar que muchas de ellas correspondan a intereses particulares ajenos al interés general, que no se tenga tiempo de conocer su entidad y su sentido, y su adecuación con la finalidad, que haya realidades significativas de las que no se informe nunca. Acontecimientos visibles, trasfondos ocultos."

El comunicador, como todo ser humano, necesita creer. Pero eso no lo ayuda en su profesión. El profesor de periodismo Wilson da Costa Bueno, de la Universidad de San Pablo, no gusta de eufemismos. "No siempre los intereses de la población son, en determinados momentos, el criterio más importantes que guía a las empresas y los gobiernos con la complicidad de los representantes de la ciencia. Pero éstas son exactamente las fuentes básicas de comunicación para la salud y es imperioso descubrir sus intenciones y compromisos. Vale la pena repetir el lema 'no existe almuerzo gratis'. Es preciso investigar siempre quién paga la cuenta, y lo que se sirve en la mesa."

Si esa recomendación sirve para toda la prensa, el periodista de salud tiene además que enfrentar el reto que representa no entender gran parte de la información que necesita y, al mismo tiempo, aprender a interpretarla. No limitarse a ser un recolector de datos, sino evolucionar hacia su procesamiento, porque sólo el análisis y el cruce de datos acaban con la inocencia. Fue así que en el año 2009, el New York Times profundizó sobre la información científica sesgada de la que disponían desde hace años los médicos para formarse su opinión sobre la terapia de reemplazo hormonal para la menopausia. Años antes, el Wall Street Journal había comentado ese tema en uno de sus blogs, en aquél caso sobre remedios de la hipertensión. Esta investigación modelo sobre cómo influyen sobre la "verdad" médica empresas proveedoras de escritores fantasma de publicaciones técnicas, no se habría podido hacer sin un análisis profundo y sin juicios previos sobre las metodologías de difusión del conocimiento científico.

Philip Meyer, profesor de la Universidad de Carolina de Norte y autor de "Periodismo de precisión", empuja a sus alumnos hacia la ciencia con el objetivo de que "el periodismo deje de ser un oficio para convertirse en una profesión". Pero hay un hecho veraz. Aún los mejores periodistas han sido inducidos a difundir información errada. Algunas de estas mentiras incluso han tenido fines didácticos, como cuando un profesor de comunicación hizo la prueba de engañar a la agencia United Press International con una conferencia de prensa falsa. Cien periódicos publicaron la historia.

Fue noticia: Un engaño a pedir de boca

Hace unos años, el director de una revista para la cual trabajaba me pidió una nota sobre "comida diet, o algo así". Cinco páginas, había decretado él sin saber – ni interesarle mucho- cuál era la noticia. Llegaba el verano, y las mil y una formas de tener la silueta deseada aparecían tentadoras en todas las tapas de la competencia.

Escribir sobre dietas no es el sueño de un periodista científico. Así que fui a mi escritorio y le pedí a mi compañera Luciana Díaz que me acompañara en el infortunio. Empezamos a preparar el tema.

El primer movimiento automático fue llamar por teléfono a un experto, uno de mis nutricionistas de cabecera, para preguntarle si había algo nuevo en el área. "Decile a tu jefe que es un idiota. Nadie adelgaza comiendo diet", me dijo. Estaba claro, al menos para mí, que nunca iba a tener el coraje de remitir ese mensaje. El problema era mío, porque la nota de cinco páginas amenazaba desaparecer en un agujero negro.

Para entonces, Luciana había ido a la Secretaría del Consumidor que quedaba a pocas cuadras de la redacción, a buscar la información de lo que en mi plan inicial iba a ser un bolillero de ocho o diez líneas: un glosario explicando exactamente lo que quería decir diet, light, dietético, bajas calorías y low fat. "Un fracaso", me dijo al volver. "Esas palabras no quieren decir nada, no hay ley para los nombres de los productos. Sólo está legislada en la Argentina la palabra dietético, que quiere decir: diferente de la fórmula original. Y distinto puede ser, por ejemplo, con menos sal".

Mientras nos servíamos un par de cafés para endulzar nuestras respectivas derrotas, los dos teléfonos empezaron a sonar al mismo tiempo. Nuestro trabajo de apenas dos horas comenzaba a dar unos frutos inesperados. Mientras esperaba que mi nutricionista respondiera a mi llamado, yo había aprovechado el tiempo en contactar a una consultora de mercado para saber cuánto dinero gastaban los argentinos en comida light. A la media hora, la información solicitada me llegó por fax y la guardé para leerla más tarde. Pero esa empresa, que como tal obraba a favor de sus intereses, no nos había facilitado esos datos de forma totalmente gratuita. No eran tan inocentes como para pretender cobrarnos a nosotros por esa información, pero con la primicia de que la revista más leída del país estaba haciendo una nota sobre comida diet, se habían comunicado de manera rápida con sus clientes del rubro. Habían pasado apenas 120 minutos, y varias empresas de alimentos ya nos estaban llamando para avisarnos que nos iban a mandarlas carpetas (no solicitadas) de sus productos "diet". Algunos, incluso, aunque de forma bastante simpática, hasta nos insinuaban que su continuidad laboral dependía de nuestra decisión de meter una foto o nombrar un producto en alguna parte de la nota.

Fue unir nuestros aparentes fracasos, con la voracidad comercial de las empresas del sector, y tener una denuncia. La titulamos "El gran engaño de la comida light". En la Argentina al menos, la comida diet era un mero argumento comercial, y sus recetas a veces tenían apenas un 10% menos de calorías que la versión tradicional del producto. Nada que cambie el fiel de la balanza antes de que llegue el verano.

Una investigación hecha rápidamente gracias a Internet nos permitió además encontrar una investigación reciente que apoyaba con números el ojo clínico de mi nutricionista de cabecera. El informe, publicado en una revista científica de máximo prestigio, describía una investigación realizada con dos grupos de personas: uno que comía únicamente comida light, y otra que no. Al cabo de cierto tiempo, la pérdida de peso había sido la misma! (Se le atribuía a una cuestión psicológica: cuando una persona unta sobre una tostada una mermelada light, coloca mucho más que lo que hace si piensa que el producto engorda. Y las calorías terminan siendo las mismas).

El reportaje de fuentes múltiples, tiene varias etapas. Siempre hay una idea inicial, que desata la investigación y lleva a una primera exploración. Esa fase es necesaria para el análisis de qué falta, cómo se consigue y cuáles son las mejores fuentes para ello. En el transcurso de la investigación suelen aparecen nuevos vacíos, nuevas fuentes, y no pocas sorpresas que obligan a cambiar el eje de la nota. Lo curioso es que a veces, no es difícil conseguir los datos. Apenas es necesario investigar lo que está frente a los ojos de todo el mundo.

El ojo clínico, o las fuentes sin evidencias

Por Matías Loewy
Farmacéutico y periodista médico
Editor de Newsweek Argentina

En el verano del 2004 entrevisté a un médico que desayunaba seis gorgojos diarios con la esperanza de levantar sus defensas. "¿No le preocupa que nunca se haya probado en estudios clínicos que el tratamiento sirva?", le pregunté con un gesto de repugnancia. "La verdad: yo no soy de cuestionarme mucho esas cosas", repuso el galeno, a 180 grados de la declamada "medicina basada en la evidencia" (según la cual toda práctica médica debe sustentarse en beneficios documentados) o de la metodología científica aplicada a validar terapias.

Otra vez me encontré con cierto oncólogo que le había "curado" un cáncer de pulmón a un famoso político argentino. El método que proponía había demostrado ser ineficaz en los ensayos clínicos publicados en Europa, pero él desestimaba los estudios y aseguraba que aquellos resultados pobres se debían a una supuesta conspiración del establishment. "El 99% de mis pacientes se curan o mejoran su calidad de vida", aducía. El político de marras terminó falleciendo pocos meses más tarde... quizás porque tuvo la mala suerte de caer dentro del 1% restante.

Otro graduado de una Facultad de Medicina dice que los remedios florales "aportan una vibración semejante al estado de normalidad, que es el estado vibratorio del Yo Superior". Una psiquiatra especializada en terapias naturales sostiene que la esencia de bergamota es antidepresiva y la rosa calma la ira; un pediatra dice que lo más importante del acto médico es la relación terapeuta-paciente, y que lo que el terapeuta indique (un antibiótico, un vaso de agua o un pellizco en la espalda) es secundario mientras no haga daño. Un médico homeópata se permite dudar de la necesidad de vacunar a los chicos sanos y bien nutridos.

¿Por qué apunto estos casos? Porque el médico suele verse como la encarnación social de la ciencia. El periodista que recorre sus primeros pasos corre el riesgo de suspender su escepticismo y recibir sus observaciones o comentarios como si se trataran de verdades objetivas reveladas. Dice el físico y filósofo argentino (radicado en Canadá) Mario Bunge que la medicina no es una ciencia básica como la biología, ni un arte como la poesía y la pintura: "Más bien es una técnica a la par de la ingeniería y de la administración de empresas. No se propone encontrar leyes básicas, sino utilizar el conocimiento de las mismas para tratar casos patológicos".

No sólo eso: muchos médicos sustentan porciones disímiles de su práctica en un terreno difuso que incluye el ojo clínico, la experiencia personal, casos anecdóticos, teorías oscuras y dogmas rígidos, todos aspectos que están tan lejos de la contrastación empírica de la ciencia como un psicoanalista lacaniano de Buenos Aires lo está de un psicólogo experimental norteamericano. Algunos son capaces de estimar porcentajes de curación con el rigor de un poeta y desdeñar la necesidad de probar los beneficios de sus terapias como si se tratara de un lujo innecesario. Suplen la deshumanización de la medicina oficial con dosis generosas de pensamiento mágico. Puede que la mayoría actúe de buena fe, pero también hay aventureros o inescrupulosos movidos sólo por un afán de lucro.

Es cierto que los pacientes son singularidades y la ciencia ofrece patrones estadísticos generales. Que hay matices de la consulta y el acto médico que difícilmente pueden ceñirse al protocolo de un diseño científico o a un algoritmo rígido de tratamiento. Que el componente mágico o placebo influye en el proceso de curación. Que las leyes de la ciencia -por definición- son provisionales y sujetas a cambio.

Pero frente a sus fuentes, los periodistas especializados en ciencia o medicina deberíamos ejercer el mismo escepticismo que practican los colegas de otras áreas, como la política o la economía. Ejercer el juicio crítico como si fuera el más entrenado de los músculos. Recordar que nuestra función es chequear la información y ponerla en contexto, no sólo transmitir o bajar el discurso "al vulgo" como si fuéramos intérpretes acríticos.

También deberíamos ser capaces de identificar en nuestras fuentes la integridad ética e intelectual, advertir la presencia de conflictos de intereses, no olvidar el marco económico-social y adherir a la idea de que no todo conocimiento tiene la misma calidad que otro. Una colega me dijo días atrás que algunos médicos se sienten poseedores de un saber tan específico y diferente del resto de los saberes, que nadie que no sea médico puede referirse a él. "Advierten sobre los peligros pero no delegan ningún saber, porque lo consideran intransferible", agregaba. Mejor todavía: el periodista médico puede dudar de muchas cosas, menos de que nunca se va a aburrir de su trabajo.

Capítulo 3

Cómo explicar y atraer

Los desafíos que se imponen al contar un hecho médico, los recursos literarios y visuales más convenientes, y los errores más comunes y peligrosos.

3.1 Estrategias, recursos divulgativos, y los errores más comunes

El periodismo médico tiene cada vez más medios de expresarse. Además de los tradicionales, está ahora Internet con una mayor demanda de contenidos híper-multimedia (hipertexto con multimedia) y la inserción en medios sociales. Pero una verdad se mantiene: cuanto más trabajo se tome una persona para elaborar una información, menos esfuerzo tendrá que hacer el destinatario para entenderla.

Es más fácil transcribir que el virus de la viruela mide 300 nanómetros, y poner en letra pequeña que un nanómetro es 10 a la menos 9 metros, que transmitirle al público la idea que si el virus fuera del tamaño de una naranja, la persona infectada sería un gigante de 560 km de altura. Es más fácil decir que la aspirina puede causar úlcera, que tomarse el trabajo de encontrar una persona que haya sufrido este problema en carne propia, y lo cuente. Pero el resultado no es el mismo. Las nuevas tecnologías aumentan un problema que ya existía antes: es más fácil dar una información con muchas palabras, que hacerlo con pocas.

La necesidad de explicar los términos especializados es quizás lo que más distingue al periodismo de salud. Cuando los periodistas se ahogan en la información técnica y los médicos demuestran no ser conscientes de la importancia de la comunicación pública, el lector es el que paga el precio. En palabras del periodista brasileño Julio Abramczyk: "Los médicos y los medios de comunicación no mantienen una convivencia fácil. Los primeros consideran difícil dar entrevistas a los periodistas, y éstos a su vez, se pierden con el lenguaje especializado del entrevistado. La solución para los dos casos es simple: preguntas directas y respuestas simples, en lenguaje accesible. No es lo que ocurre, infelizmente, en la mayoría de los casos."

Los desafíos que se imponen a la hora de contar un hecho médico no se limitan a ser entendidos. La gente tiene que ser conquistada. Además, el discurso periodístico presupone la voluntad del informante de influenciar su interlocutor. En la jerga de las redacciones se dice que una nota siempre "vende" algo: un remedio, una tendencia, una necesidad, una idea.

Un buen comunicador se reconoce por su capacidad de

* Presentar de forma atractiva
* Explicar de manera sencilla y accesible para la mayoría
* Economizar datos, sin dejar de lado lo importante.
* Reconocer el impacto de cada uno de sus mensajes.

La facilidad con la que se lee un texto depende en gran medida de la claridad de ideas del redactor. Si éste sabe de qué escribe, las posibilidades de que su texto resulte claro aumentan. Caso contrario, hasta el más interesado abandonará el texto. Lo que les debe haber sucedido a muchos que leyeron la siguiente nota (O Globo).

"Científicos manipulan células -madre en los EEUU"

Científicos americanos anunciaron ayer que células - madre humanas fueron manipuladas genéticamente por primera vez, lo que sería un primer paso en la dirección de convertirlas en una herramienta útil. Usando el método que volvió al ratón de laboratorio tan valioso para a investigación genética, el equipo de la Universidad de Wisconsin aisló el gen de una enfermedad de células - madre humanas.

Un truco que me ha funcionado a la hora de entrenar de manera rápida a principiantes era sugerirles que, después de entrevistar a un médico o leer un informe científico, y antes de poner los dedos en el teclado, hicieran un ejercicio de imaginación. Le contaran mentalmente la nota a su abuela, (asumiendo que ésta tuviera un nivel de conocimientos e interés científico menor al del periodista). Así, en pocos minutos, lograban ordenar sus cabezas y hacer aflorar lo esencial.

Los médicos, en cambio, si no son claros no porque no entienden, sino porque se dirigen imaginariamente a otros médicos. ¿Qué habrá pasado por la cabeza de los que desayunaban frente a la pantalla leyendo el diario El País Digital de Montevideo, Uruguay, cuando se enfrentaron a la siguiente nota?

Existiría una relación entre glaucoma y la infección por Helicobacter pylori.

La erradicación de la bacteria Helicobacter pylori podría ser beneficiosa para el glaucoma. Los parámetros de glaucoma (presión intraocular y campo visual) mejoraron en los pacientes donde la erradicación fue un éxito pero no en otros pacientes.

Otros artículos parecen estar escritos para las fuentes, como el publicado en Barcelona, España, (Diario La Vanguardia.)

Un congreso de dermatología pediátrica presenta nuevos fármacos contra los eccemas

Barcelona. (Redacción.) - Dos nuevas pomadas contra los eccemas son una de las principales novedades del congreso de la Sociedad Europea de Dermatología Pediátrica que empieza hoy en Barcelona. La nueva generación de fármacos, el pimecrolimus y el tacrolimus -comercializados respectivamente como Elidel por Novartis y Protopic por Fujisawa-, son inmunosupresores, pero no se elaboran con cortisona con lo que se evita sus efectos adversos (atrofia de piel, estrías, descalcificación...). Estas cremas se recomiendan para las zonas sensibles, aunque, eso sí, tienen el inconveniente de ser mucho más caras que las pomadas habituales.

Este texto dejó tal vez felices a los presidentes de dos empresas farmacéuticas, aunque seguramente pocos lectores pasaron del primer párrafo. Es bueno recordar el lema del The Wall Street Journal. "No escribir temas de bancos para banqueros, escribir para clientes que son muchos más."

Los problemas se potencian en los medios digitales, especialmente aquellos cuyas plataformas promueven la constitución de redes que invitan al debate. La distribución masiva de una información se realiza en forma simultánea a la comunicación entre individuos, que a su vez pueden distribuirla de nuevo en forma masiva a través de sus propias redes sociales. Así, cada vez es más difícil para el emisor imaginar a su receptor.

Informar es dar forma. El pretendido reflejo de la realidad es siempre una distorsión, más aún en los saberes especializados. Al comentar cómo llegaban las ideas económicas al público, Robert Solow señaló. "Para cuando una doctrina como el monetarismo llega a la calle, incluso a Wall Street, es una doctrina mucho más rudimentaria que la teoría básica que uno pueda enseñar a sus alumnos utilizando un libro de texto de macroeconomía. Es tan rudimentaria que, para ser justos, habría que decir que se convierte en una doctrina diferente".

En el caso da comunicación técnica (primaria), las palabras designan objetos, hechos, relaciones, y la lengua se presenta unívoca y exacta. De allí su rigidez. Por eso es necesario utilizar toda la inteligencia, habilidad y esfuerzo para despegarse del llamado lenguaje de los expertos. Lo que no consiguió quien escribió en una revista brasilera el texto que sigue, sobre un tema tan humano como el dolor (Folha equilibrio) *"Aquellos que son víctimas de dolores crónicos normalmente exhiben síntomas neurovegetativos, como falta de apetito y sueño, irritabilidad, depresión y agresividad".* Y a las pocas líneas, el Homo científicus ataca nuevamente: *"si un dolor agudo persiste por mucho tiempo, puede generar modificaciones en la neuroelasticidad de las células nerviosas, enviando señales de dolor sin recibir estímulos para tal".* Creer que el uso de palabras difíciles agrega verosimilitud al texto es cuanto menos ingenuo. Hacer simple lo complejo es la cortesía de la inteligencia.

Una vez elegido el tema para ser divulgado, se debe ir más allá del elemental "quién, qué, cuándo, dónde, por qué y cómo que" que enseñan en las facultades de comunicación, y comenzar a intervenir en él. Mostrando las entrelineas, lo menos evidente, o significativo. Modelar la información, borrando lo irrelevante, y amplificando los aspectos que coincidan con el universo del receptor. La revista ICARO se reparte entre los pasajeros que vuelan por Varig. No se justifica entonces que en la columna de salud, la nota sobre los efectos de un accidente clásico de los que andan en moto ofrezca como única referencia, los mensajeros que trabajan en moto. En todo caso, era evidente que el autor – un neurocirujano- desconocía quién era el lector tipo de la publicación, también a juzgar por el título que colocaron: "Lesiones de plexo braquial en accidentes con motocicleta". Sólo para pasajeros camino a un congreso médico.

El principal desafío es, sin embargo, atraer y mantener la atención en temas más complejos, que no estén al alcance de la experiencia humana. La agencia EFE dio la noticia de que "un grupo de científicos identificó el mecanismo molecular que permite al embrión humano aferrarse al útero. Anticipándose a que el lector se iba a preguntar "y a mí qué me interesa eso?" aclaraba "con lo que se podrían diagnosticar ciertos tipos de infertilidad o la inminencia de un aborto." También ponía en labios de uno de los autores, una imagen bien gráfica. "Es como una pelota de tenis que recorre una superficie cubierta con pegamento El desplazamiento del embrión por la pared uterina es detenido por esta acción adhesiva". Las palabras técnicas recién aparecían en el cuarto párrafo, y ocupaban pocas líneas. "La investigadora y su grupo de estudio descubrieron que antes de producirse el implante, las células exteriores del embrión o blastocito generan una proteína llamada L-selectina, al mismo tiempo que el útero comienza a recibir carbohidratos. La L-selectina se fusiona con esos carbohidratos, de forma que la adhesión va frenando progresivamente el avance del embrión por la pared uterina. Cuando el embrión es detenido y se adhiere firmemente a la pared uterina se establece el suministro de sangre de la madre a través de la placenta." Para agregar inmediatamente. "Los investigadores creen que este mecanismo ayudará **45** a solucionar los casos de infertilidad debidos a errores en la implantación del embrión, e incluso, que aumente el éxito de las fertilizaciones "in vitro", ya que podrán seleccionarse los embriones que no presenten problemas en la producción de L-selectina."

Para escribir esto no alcanza con entender el mecanismo de la L-selectina: es necesario conocer las preguntas que se hace la gente, y apropiárselas. Eso excluye las generalizaciones. Parece una obviedad, pero esta regla del periodismo no se respeta. Incluso en temas menos complejos de divulgar. En una nota de enfermedades infecciosas no alcanza recomendar "medidas de higiene" si no se especifican cuáles son. En una de prevención de enfermedades cardiovasculares es necesario precisar si "ejercicio regular" es tres veces por semana, todos los días o cada fin de semana.

Otro principio básico es aceptar que el lector no tiene la obligación de saber lo que uno supone que todo el mundo ya ha escuchado alguna vez. Una nota publicada en la página de ciencia de "O Estado de São Paulo" informaba de la muerte de la tercera víctima de leishmaniosis visceral en la región de Araçatuba. ¿Esta enfermedad es mundialmente conocida, como la gripe? Lo dudo. La misma nota dice que Araçatuba es la única región del estado de San Pablo con casos. A pesar de ello, la nota no daba una información básica: qué es y cómo se evita.

Para facilitar la comprensión hay veces que es necesario recurrir a aclaraciones o definiciones; otras, a transformaciones, mediante el uso de metáforas u otros recursos literarios que vinculen el discurso técnico con el lenguaje cotidiano. Para dar vida al mensaje, se puede optar por usar anécdotas, analogías, descripciones, comparaciones, detalles sensoriales. Las mini-historias dentro de la historia pueden aligerar una parte muy densa, o crear interés cuando hay riesgo que decaiga.

Algunas comparaciones ya se han vuelto clásicas, como la que describe a las células del sistema inmune como coches de policía que circulan por el cuerpo buscando señales de problemas. Al tener que explicar su investigación, un científico expresó: "Una célula cancerosa se puede imaginar como un tren fuera de control. Puede haber miles de maneras de detenerlo: hacerlo descarrilar, quitarle los tornillos a sus ruedas, impedir que le llegue combustible. Nosotros vamos a estudiar una de esas estrategias, y tenemos esperanzas de que podamos detener el tren". Una idea que parece clara, sobre todo si se la compara con la investigación que intentaba describir: él estaba analizando cómo una proteína de nombre "Bre1" afectaba a otra proteína denominada, "Rad6" que, a su vez, era capaz a de modificar el ADN y, a consecuencia de ello, transformar una célula sana en una tumoral.

Hay periodistas que gustan de las personificaciones. Para explicar las propiedades de una sustancia, extraída de una planta usada en la medicina popular brasileña, Reinaldo José Lopes escribió en "Folha de São Paulo"

Molécula vegetal pode ajudar transplante.

"Estudiando los efectos de las fisalinas en el organismo, el equipo verificó que eran capaces de dejar de manos atadas los linfocitos y los macrófagos, principales células del sistema de defensa do organismo. Bajo la acción de estas substancias, esas células combativas quedaban impedidas de activarse o multiplicarse."

El objetivo es, a fin de cuentas, conseguir efectos extraordinarios con palabras ordinarias, aquellas que la gente entiende, no sólo con las que usa, que son menos. Se ha estimado que una persona culta usa 1500 palabras, pero entiende 5.000. Los de nivel cultural más bajo conocen 1.500, aunque usen sólo 500. ¿Porqué desaprovecharlas?

La mayoría de los periodistas especializados considerados correctos, sin embargo, se limita a "traducir" la información y a intentar no cometer errores. No alcanza. Si se quiere ser leído, y con interés, falta un último punto: "Nuestra escritura tiene que sonar, tiene que cantar, tiene que llorar, tiene que reír, tiene que sudar, tiene que dar calor y que dar frío, tiene que oler, tiene que bailar, tiene que correr, tiene que saltar, tiene que frenar, tiene que arrancar, tiene que transmitir vida"...... enumera José Francisco Sánchez, profesor de la Facultad de Comunicación de la Universidad de Navarra, España.

Sánchez no se cansa de decir que la prosa debe lograr transmitir vívidamente imágenes, movimiento y sonido articulados en historias. Responder a hechos y acontecimientos reales no impide estimular la imaginación del lector y evocar en sus mentes la realidad misma como si la pudieran aprehender con sus cinco sentidos. El periodismo está hecho por personas, para personas, y las sobre personas. En palabras de Sánchez: "Hay que ver las historias que están detrás de las personas, y personas que están detrás de las historias."

Sólo así, los hechos y las cifras tendrán vida, contexto, significado. "Un día, cuando tenía 34 años, fui a trabajar y cuando desperté estaba en terapia intensiva", declaraba en las páginas de la revista Noticias el argentino Horacio Romero, mostrando mejor que cualquier estadística que lo suyo - transplante de corazón - le podía pasar a cualquiera en cualquier momento, a cualquier edad. "La cocaína es la única droga que desampara el alma, porque arranca de a pedazos el lenguaje", confesaba el adicto en recuperación Daniel Ballester, con una fuerza que no conseguía expresar ningún experto. "Comí brigadeiro (N de la A: golosina popular brasileña a base de chocolate) apenas una vez en la vida, cuando tenía 10 años. Por causa de eso, pasé un día entero en la cama sin conseguir moverme", sintetizó el diabético Alexei Agelo Caio en el semanario brasileño Veja.

Un relato puramente factual omite mucho: los deseos y las miserias, los ideales y los intereses, esconde las pasiones. O sea, impide mostrar la realidad.

No existe una única manera de contar historias médicas. Afortunadamente. El texto puede tener sólo información, o información y opinión; puede presentar lo esencial al principio, y luego desarrollarlo, o narrar sobre una estructura cronológica, intercalando los datos en una trama. Cada medio suele tener reglas o, al menos, tendencias no muy fáciles de mover, pero en una u otra fórmula se tiene que trabajar para la que Sánchez llama "la diosa del periodismo escrito: la claridad. "Todos sabemos muy bien que el lector no está dispuesto a estudiar nuestros textos: simplemente quiere leerlos. Y además, nos dedica poco tiempo, y lee, con frecuencia, en el metro, en un bar, en el hueco libre entre una actividad y otra, con la televisión encendida u oyendo la radio. Esto significa que no sólo tenemos que luchar por captar su atención, sino también por retenerla."

Un pecado mortal es divulgar lo que no le interesa a nadie. Publicar más del 10% de lo que se sabe es falta de criterio para decidir qué es lo importante. El exceso de citas es otro defecto frecuente. Pero la transcripción exacta de frases ajenas no necesita estar en abundancia para caracterizar al mal periodista. A veces, este busca para poner entrecomillado lo que él mismo piensa, con el paraguas de haber sido dicho por una autoridad, lo que lo deja libre de sospechas.

Hay ocasiones en los que los temas científicos se pueden tornar más digeribles dándole un tratamiento humorístico, aunque es evidente que en medicina es tan difícil como delicado. Los **47** ingleses, que de humor elaborado conocen bastante, tienen una guía de salud escrita como un manual de automóviles, donde se incita a los hombres a ir al "mecánico" para una revisión. El capítulo "manutención de rutina" es de prevención; el de "Combustible y escapes" es de problemas digestivos. El médico brasileño Mauricio Wajngarten, director de Cardiogenética del Instituto del Corazón de San Pablo, retomó la idea en el libro "Corazón, Manual del Propietario". Allí sugiere "cómo probar su máquina", "cómo identificar señales de desgaste en el equipamiento" o da la fórmula para el "mejor aprovechamiento del corazón". También se puede apelar al humor mediante el lenguaje visual. La foto clásica de diputados o senadores adormecidos en sesión parlamentaria es una de las maneras posibles de ilustrar un artículo sobre los trastornos del sueño.

Se han publicado ya muchas recetas sobre cómo escribir bien, aunque el verdadero talento no precise de ninguna de ellas. En el ambicioso "Los mejores tips de escritura que el mundo jamás ha visto" recopilados por el Center for Community Journalism dan consejos que van desde leer sólo la primera frase para ver si da ganas de leer el resto, hasta leer el texto en voz alta para ver si no hay frases demasiado largas o difíciles. O marcar con resaltador todas las comas para luego, visualizando el texto a la distancia, identificar las frases con excesivas preposiciones. Un buen texto, sugieren algunos autores, es el que tiene un buen equilibrio entre frases cortas y largas. Otros recomiendan alternar información nueva con compartida, para deslizarse sin problemas.

El uso de cifras merece mención aparte (ver también capítulo siete). En primer lugar, parece evidente que si ofrecen cifras, estas tienen que tener sustento. Lo que no ocurrió en el informe especial divulgado por Clarín digital titulado:

Vivir 150 años. La esperanza de vida puede duplicarse en el siglo XXI

Bajo este título concreto, la única evidencia que ofrecía el autor era la de un ratón enano, genéticamente modificado con la finalidad de no responder a la hormona de crecimiento, que había alcanzado una longevidad equivalente a 200 años de la escala humana. Esta situación, en la que se colocan números en los títulos y nadie sabe muy bien porqué, es bastante habitual en los diarios. Pareciera una exigencia formal a cumplir, una moda, independiente de lo que diga el cuerpo de la nota (en el que el concepto numérico puede aparecer por aproximación).

Además de tener sustento, otro requisito que se le podría pedir a las afirmaciones numéricas es que tengan sentido. Durante la crisis económica que pasó la Argentina en el 2003, era habitual leer notas que afirmaban que con los problemas monetarios habían aumentado los ataques cardíacos o las crisis de pánico. Pero tales cifras sólo reflejaban estadísticas realizados de hospitales públicos, que en realidad registraban más enfermos de toda las patologías porque mucha gente al perder el trabajo, perdió también el acceso a los centros privados. Si esa misma nota se hubiera hecho en los hospitales más caros, que perdieron cientos de pacientes de la noche a la mañana, tal vez la conclusión sería: "Con la crisis, la gente está un 30% más sana".

A veces, es la propia fuente la que fomenta aquella definición de la estadística como el arte de mentir con cifras. Pero en la mayoría de los casos, el único culpable es el periodista. Aislados, los números pueden ser un síntoma de pereza interpretativa. En ocasión de la conferencia mundial de sida de Bangkok, el diario Clarín de Argentina elaboró una nota con información preveniente de tres agencias de noticias, pero no logró unirlas adecuadamente. Mientras que en una parte del texto dice que "28 millones de trabajadores habrán muerto por el virus para el 2005", párrafos abajo asegura que " el sida ha infectado desde el comienzo de la epidemia, en 1981, a unas 36.5 millones de personas entre 15 y 49 años, que podrían estar contribuyendo con las economías de sus países. De ese total, unos dos millones de personas deberán abandonar sus trabajos para el 2005 debido a la enfermedad".

En salud, las estadísticas pueden ser sin embargo muy útiles.¿Cómo hacer para que llegue bien el mensaje? Depende del objetivo. En las Guías sobre comunicación de ciencia y salud, preparados por el Centro de Investigación de Temas Sociales de Gran Bretaña, recomiendan que cuando se mencione un riesgo, por ejemplo el de contraer una enfermedad, el dato sea comparado con un riesgo conocido o más fácil de imaginar por el gran público, como pueden ser las chances de ser alcanzado por un rayo, o tener un accidente cruzando una determinada avenida. El objetivo es dar un parámetro que tenga significado.

La periodista Marisa Sanematsu, consultora en comunicación sobre temas de salud de la mujer señala otros puntos: "Para informar la situación real de la muerte materna en un país, divulgando números actualizados y obtenidos de fuentes confiables, es importante presentarlos comparados con las tasas de otros países.... también es preciso enfatizar el problema de la subnotificación, porque hay regiones con tasas bajas pero la prensa debe tener cuidado de explicar que no se trata de una buena calidad de asistencia sino de falta de datos."

Las cifras pueden decir mucho, o no decir nada. "En determinado momento, las estadísticas ayudan a no pensar, a no llegar a la esencia", reflexiona la periodista Dorrit Harazim. Ella cuenta la historia de un hombre preso en la cárcel brasileña de Carandirú que pasó más de la mitad de su vida encerrado, y que conocía el exterior casi exclusivamente por la televisión. Cuando la periodista le preguntó qué imaginaba que iba a encontrar al salir de prisión, éste respondió "En estos años el mundo mejoró un 74%".

Comunicar incertezas

La comunicación de los resultados de una investigación científica agrega un nivel más de complejidad. Expresar una posibilidad como tal sin perder fuerza en el mensaje es muy difícil. Las suposiciones inciertas no atraen la atención del lector.

Es interesante analizar cómo dos periodistas de máximo prestigio internacional escribieron sobre avances muy similares en un medio que se caracteriza por su seriedad y la cautela, el The New York Times.

"Ensayos en ratones bloquean las defensas del cáncer"
(Nicholas Wade).

"Muchas drogas funcionan bien en un primer momento contra el cáncer, pero en forma muy rápida las células tumorales desarrollan resistencia. Una idea para resolver este problema se ha probado, al menos en ratones de laboratorio, y podría ser apropiado para el tratamiento de cánceres humanos".

"Una bienvenida cautelosa recibe a las drogas que erradicaron tumores en ratones"
(Gina Kolata).

"Dentro de un año, si todo va bien, los primeros pacientes con cáncer recibirán inyecciones de dos drogas nuevas que pueden erradicar cualquier tipo de cáncer sin efectos secundarios evidentes, al menos en ratones"

En ninguno de los dos casos se puede decir que se haya mentido. Pero el primero fue publicado en la página 28, el segundo en tapa. Al día siguiente de la publicación del primer artículo, las acciones de la empresa involucrada subieron un 28%; tras el segundo, se multiplicaron por cinco.

Por supuesto, lo más honesto sería escribir "En un descubrimiento que quizás no tenga nunca aplicaciones en humanos, investigadores anunciaron.... " Pero esto jamás se publicaría.

Columnas de consulta

Siempre fueron una sección clásica de las revistas femeninas, los suplementos juveniles y los programas radiales. Pero la modernidad no las hizo desaparecer. En apariencia simples, las columnas de consulta, que hacen referencia a problemas específicos de salud, presentan sus peculiaridades en forma y contenido.

Las columnas de consulta ofrecen al autor la facilidad de partir de un tema específico, no necesita buscar el gancho periodístico. Pero los médicos que intervienen en la respuesta tienen gran tendencia a diagnosticar e incluso recetar. Y eso hay que evitarlo.

La mayoría no encuentra un equilibrio entre el lenguaje técnico y el informal y no distingue "lo popular de vulgar", señalan los autores del libro brasileño "A mídia como consultorio". Los autores, que marcar otro problema: el lenguaje de los adolescentes invade a los adultos que les responden.

Al ser vehiculadas por un medio masivo, las respuestas llegan a muchas personas en situación similar, pero no idéntica. Además, más que nunca, es necesario tener en cuenta el contenido emocional de la cuestión, ya que muchas veces el objetivo de los interesados no es tener un conocimiento nuevo sino calmar angustias.

3.1.2. Títulos y otros destaques

"Xuxa vai morrer". (Xuxa va a morir). Con esa frase con la que anuncian el final de la popular animadora adorada por los niños casi tanto como por sus padres, los periodistas brasileños ejemplifican cómo puede hacerse un título verdadero (¿acaso la rubia es inmortal?) que venda muchos ejemplares. Bromas aparte, el título es un aspecto recurrente en las quejas. Tanto de lectores como de fuentes.

Los titulares sirven para captar la atención del lector y tentarlo hacia su contenido. Por eso, la crítica más frecuente es que prometen más de lo que se va a dar.

"Un análisis permite diagnosticar el mal de Alzheimer"

Se realiza con una muestra de sangre

Líneas abajo se lee: "según un trabajo presentado en el último congreso.... Contar con un test de laboratorio aportaría una herramienta significativa en el proceso de detección de dolencias neurológicas". O sea, no vaya a pedírselo a su médico, al menos en la próximos cinco años.

Un ejemplo similar, del diario carioca O globo

*"Microbicida **puede** substituir el preservativo y prevenir el sida".*

Pero el primer párrafo dice

*"La substancia **podría** ser usada en el primer microbicida vaginal - en forma de gel o crema - contra el HIV.*

Líneas más abajo, el lector se enteraba que la prueba se había hecho con 13 monas y que tres habían contraído el SIV, un virus similar al HIV que infecta a los simios, incluso después del tratamiento. Aclaraba: *"el próximo paso será experimentar la substancia en un número mayor de monas. Sólo después podrá ser testada en seres humanos".*

La agencia Reuters dio la misma noticia pero la tituló.

"Preservativo invisible podría bloquear al sida".

El uso del potencial es adecuado, y la metáfora de preservativo invisible es efectiva, (pero si potencialmente engañosa ya que este sistema no pretende impedir el embarazo). Más abajo, lo que era una mera posibilidad en el título, se convierte en certeza en el copete o bajada

Alternativa a la protección tradicional **ofrece** opción para las mujeres.

Y la realidad sólo aparece en el texto.

*Un gel conteniendo anticuerpos contra el virus del sida protegió a monos hembras de la infección, en un experimento que sugiere que un producto así **podría funcionar** en humanos como una alternativa a los preservativos.*

La revista brasileña "Istoé" lo dio así:

Entrada prohibida.

*El descubrimiento de una substancia **con poder de impedir** la transmisión del HIV en la relación sexual aumenta la esperanza de mayor protección para las mujeres.*

El artículo firmado por Lia Bock y Mônica Tarantino cita a uno de los autores del trabajo, John Moore, de la Universidad de Cornell (EUA) diciendo "Hubo una única exposición al virus, pero existe la posibilidad de que esta protección sea permanente".

El Libro de estilo del periódico en español "El País" destaca que los títulos han de ser inequívocos, concretos, asequibles, para todo tipo de lectores y ajenos a cualquier clase de sensacionalismos, escuetos, sin sacrificar la claridad a su brevedad. No debe exceder las 13 palabras, en las cuales debe contener lo más importante de la noticia. Una regla que no parece haberse difundido demasiado.

51

Los titulares, así como el copete, epígrafes y otros destacados constituyen un primer nivel de lectura para que el lector se entere de lo que ocurre sin necesidad de acudir al resto de la información. Además, debe ser atraído para leer el resto. ¿Cuál es la seducción del siguiente título publicado a página entera en el Folha de São Paulo?

"Grupo revela la esencia de las células madre".

O la "noticia" de éste (La Vanguardia)

Valentí Fuster apuesta por la prevención para evitar dolencias cardiovasculares.

Valentí Fuster es un catalán que dirige el Instituto Cardiovascular del hospital Mount Sinai de Nueva York, y cualquier cosa que Fuster diga tiene espacio periodístico en su tierra, pero necesitar que él sea quien diga que "prevenir" es para "evitar" parece exagerado.

Veamos por ejemplo una nota publicada en Brasil (O Estado de São Paulo).

"Nuevo estudio relaciona estrógeno al cáncer de ovario"

EEUU divulgan más un alerta en relación a la terapia de reemplazo hormonal.

Destacado

Investigación involucró a 44 000 mujeres.

El subtítulo o copete parece anunciar un alerta sanitario oficial cuando en realidad se trata de un estudio científico. Pero lo más criticable es el texto del destacado. ¿No habría sido mejor aprovechar ese espacio para informar algo más útil y concreto? Como lectora me hubiera gustado saber cuál es el riesgo real, tras cuántos años de tratamiento, cuán peligroso o rápido es ese tipo de cáncer. El editor también hubiera podido informar allí algo sobre la terapia más usual que es la combinada (estrógeno con progesterona).

En defensa de los que trabajan en las redacciones, hay que decir que los lectores y las fuentes desconocen la dificultad de hacer cuadrar un título con todas estas condiciones en la actual dictadura del diseño gráfico. Cómo hacer para pensar en todo, cuando está dibujada la página y decidido el tipo de letra, y al editor le piden que elija un título de "tres líneas de ocho caracteres", o "dos líneas de veinticinco", y debe responder en el lapso de un minuto. Pero lo que puertas adentro es una decisión tomada en un abrir y cerrar de ojos y negociada con una dificultad técnica, puertas afuera se ve como falta de rigor o manipulación de la información.

Con las notas, pero sobre todo con los títulos, no se puede dejar contento a todo el mundo. Cuando escribí una nota sobre una variedad del virus Herpes que provocaría un tumor llamado Sarcoma de Kaposi, decidí titularlo aún sabiendo que generaría polémica: *El virus del cáncer gay.* ¿Por qué? Me habían explicado que el virus infecta al 10% de la población pero produce tumores únicamente en hombres que tienen sexo con hombres. Es más, se conoce el paciente 0 de la epidemia actual, un comisario de a bordo canadiense gay muy promiscuo. Enrique Mesri, director de un laboratorio en la Universidad de Cornell a quien yo había entrevistado para la nota, me mandó un e-mail a la semana siguiente felicitándome por el texto y agregaba al final. "El título fue exacto e impactante; pero políticamente incorrecto". Como escribiera Freud a su biógrafo Stefan Zweig: "Que las personas no gusten de sus propios retratos o que no se reconozcan en ellos es un hecho banal y conocido."

3.1.3 Textos cortos

Hay un refrán que dice que las notas deberían ser como una falda de mujer: suficientemente largas como para cubrir lo esencial, y suficientemente cortas como para retener la atención. Anticipado por la televisión y la radio, los diseños gráficos actuales van también en esta tendencia imperante en el mundo digital. En la revista Noticias de Argentina, constatamos que la página más leída de la sección medicina era aquella en la que cada nota no excedía las 8-10 líneas.

Los formatos breves se demuestran eficaces para captar al lector apresurado, que no dispone de tiempo para una lectura reposada y para fomentar la lectura en quienes carecen de tal hábito. Escribirlos es más difícil que redactar textos largos, y no siempre se puede pactar con las dificultades. No es apropiado escribir sida (4 caracteres) en lugar de Infección por HIV (17 caracteres), porqué no es lo mismo. No se puede dejar de chequear los datos o investigar menos porque va a ocupar poco lugar. La clave para escribir buenas historias breves no reside en la compresión, sino en la selección.

3.2 Diez ideas para escribir bien, claro y atractivo

1. Información. Dosificar hasta lograr un equilibrio entre saberes nuevos y conocidos.
2. Claridad. Ante la duda, explicar hasta lo que parezca obvio.
3. Palabras. Entre dos términos, elegir el más simple. Usar el lenguaje de la calle, pero de una calle de gente educada.
4. Frases. Breves, sencillas, directas, escasa en subordinadas, y que contengan una sola idea. Todo lo que pueda decirse en una línea, no debe hacerse en dos. Citas textuales: pocas, breves y relevantes..
5. Detalles. La sobredosis de información produce confusión. Una cifra demasiado exacta, puede significar menos que una menos precisa, pero más gráfica.
6. Narración. Párrafos que no superen las ocho o nueve líneas. Resaltar los puntos impacto sobre la vida del lector, la de su familia o la de la comunidad.
7. Precisión. Los errores, aún si pequeños, corroen la confianza. Si la única información que el lector conoce esta mal, pensará que todo está equivocado. No admitir jamás por verdadero nada que no se considere tal.
8. Fuentes. Citarlas siempre que sea posible, tratando de evitar las anónimas si no hay una buena causa para ello.
9. Ética. Pensar en el segundo significado de las palabras, respetar a las fuentes y a los lectores. Usar el humor sin ofender.
10. Relectura. Al finalizar del trabajo, releerlo con los ojos del lector.

Ya hay mucha bibliografía específica, pero a título de resumen la redacción del contenido para ser leído en una pantalla debe ser:

Persuasivo. El texto para la web es descendiente directo del lenguaje publicitario.
Directo. Los textos son más cortos que en el papel, y es preciso llegar al punto esencial sin rodeos.
Fácil de navegar. Con herramientas para salir y volver sin perder lo leído.

3.3 Palabras y metáforas peligrosas

En junio de 2001, el médico y ministro de salud de Argentina, Héctor Lombardo, dijo públicamente en una entrevista radial con el también médico y periodista Claudio Zin, que el presidente de la Nación tenía arterioesclerosis. Fernando De la Rúa tenía 63 años, y 6 meses más tarde su ineficiencia y consecuente impopularidad lo obligaron a huir en helicóptero de la casa de gobierno.

La entrevista de Zin había sido periodística, pero la formación común la había convertido en una conversación entre colegas, para quienes arterioesclerosis tiene un único significado: endurecimiento de las arterias. Pero a nivel popular, esta palabra es sinónimo de senilidad, falta de lucidez y, por tanto, incapacidad para gobernar un país. Los días siguientes, las aclaraciones técnicas no sirvieron de nada para detener la agitación social y los mercados. Arterioesclerosis, la palabra maldita.

Científicos y periodistas están divididos por un lenguaje común. Palabras tan sencillas como arterioesclerosis, teoría, o error, se usan de manera distinta en los dos mundos. En la calle, teoría es sinónimo de idea, especulación; en ciencia para ese significado se usa la palabra hipótesis y una teoría debe ser capaz de hacer predicciones que sean observables o comprobables. Los médicos usan la palabra epidemia, para un número de casos mayor al esperado, pero para el público es una enfermedad que avanza a pasos agigantados. Evidencia es otra palabra de significados múltiples: para algunos, es un concepto estadístico, para otros, una prueba irrefutable. Los saberes científicos se representan en lenguajes específicos y técnicos, pero eso no los exime de representar, en el gran público, una metáfora. O varias, cuando ese gran público varía en sus intereses y conocimientos.

La metáfora es, por otra parte, un vehículo formidable para popularizar conceptos científicos complejos porque evoca significados compartidos. Pero al impulso creativo hay que amortiguarlo con una dosis de reflexión, porque las metáforas inciden en los modos en que una información se percibe.

"Es casi imposible residir en el reino de los enfermos sin dejarse influenciar por las siniestras metáforas con las que han pintado su paisaje. Aclarar estas metáforas y liberarnos de ellas es la finalidad a la que consagro este libro" escribió la ensayista Susan Sontag, en "La enfermedad y sus metáforas". Sontag afirmó: "hasta tanto tratemos a una enfermedad como a un animal de rapiña, perverso e invencible, y no como a una mera enfermedad, la mayoría de enfermos de cáncer se desmoralizará al enterarse de qué padecen. La solución no está en no decirles la verdad, sino **54** rectificar la idea que tienen de ella, desmitificándola".

Un periodista que lea a Sontag probablemente jamás repetirá la frase (nada original, por cierto), de *Guerra al cáncer*. Esta escritora pone el foco en las metáforas bélicas que suelen dominar las notas periodísticas, donde las células cancerosas no se multiplican sino "invaden" o "colonizan", el cuerpo responde con "defensas" a veces debilitadas y la radioterapia "bombardea" al paciente para "matar" a las células enemigas. "En la "guerra al cáncer", lo único que falta es el recuento de muertos" dijo Sontag, para quién cuando se termine con la jerga castrense, el cáncer se librara de parte de sus mitos.

Siguiendo su línea de pensamiento, el salto que media entre demonizar la enfermedad y luego al paciente es pequeño, y las metáforas militares contribuyen a estigmatizar ciertas enfermedades y, por ende, a quienes están enfermos. "Yo misma tuve cáncer, y lo que más me enfurecí era ver hasta qué punto la propia reputación de la enfermedad aumentaba el sufrimiento de quienes la padecían", dice Sontag. "Desgraciadamente había comprobado una y otra vez que las trampas metafóricas que deforman la experiencia de padecer cáncer tienen consecuencias muy concretas: inhiben a las personas, impidiéndoles salir a buscar ayuda médica a tiempo o hacer el esfuerzo necesario para conseguir un tratamiento competente. Me convencí que las metáforas y los mitos matan."

El alias "peste rosa", con la que en muchos países se nombraba al sida en sus inicios, tuvo gran influencia en la diseminación del virus entre heterosexuales. Ese nombre surgió por el hecho de que los primeros casos descriptos en los Estados Unidos eran de hombres homosexuales. Pero la consecuencia fue que aquellos que sólo tenían relaciones íntimas con personas del sexo opuesto no tomaron conductas preventivas. El virus invade el cuerpo, pero el mito invade a la sociedad entera.

La metáfora más usada en periodismo de salud es, sin duda, "Píldora mágica". Esto ejemplifica, como señala la socióloga Dorothy Nelkin, una de las paradojas del periodismo científico. En los textos se suelen entrelazan lo real con lo intuido, lo racional con lo emocional, la desilusión con el entusiasmo.... "Se considera la racionalidad científica como la base de nuestra sociedad del conocimiento, pero al mismo tiempo si inviste a la ciencia con poderes mágicos y se la rodea de misterio."

El destino y la influencia de una metáfora son imposibles de prever. Cuando nació Louise Brown, medios de todo el mundo la bautizaron como el primer *bebé de probeta*. La frase, fría hasta erizar los cabellos, se repitió hasta el hartazgo. Hoy, ninguna madre que haya tenido hijos por fertilización asistida los llama así. No es raro, por el contrario, que cuando los "bebés de probeta" son niñas sean bautizados con el nombre de Milagros.

A través de las metáforas que usa (y abusa) la prensa, es interesante observar las preocupaciones de la sociedad en un momento dado de su historia, y cómo el acento es colocado en aspectos que luego, con el tiempo, dejan de interesar. En aquel lejano 1978 en el que Louise Brown llegó al mundo, la revista TIME no omitió referirse al hospital como la "granja de Orwell". También el The New York Times hablaba de "el bebé feliz" en alusión al libro de Huxley. Pero la ficción, ahogó la realidad provocando una nube de humo enceguecedora. Como destaca Nelkin, rara vez se enfatizaron los problemas que resultaron reales después, como la industria de los nacimientos, la baja tasa de éxitos de la técnica, el alto costo de unos procedimientos, y las consecuencias de los continuos fracasos.

¿Qué sucede con las imágenes, mecanismos descriptivos y frases gancho que usa la prensa a diario? La selección de las metáforas e incluso los adjetivos pueden trivializar un hecho o volverlo importante, dar a un asunto un carácter de rutina o magnificarlo. Quienes comunican sean periodistas o entrevistados, deberían ser conscientes en todo momento, que transmiten valores. ¿Es acaso lo mismo hablar de secuelas o complicaciones posibles de una cirugía, que afirmar que es el precio que se paga por ella? La respuesta claramente es "no", porque la metáfora económica carga todo el peso sobre la víctima. Palabras como tragedia o apocalipsis tampoco son inocentes.

Los médicos decidieron abandonar el nombre de lepra, y pasar a llamar a la enfermedad hanseniasis pura y exclusivamente para liberarla de su connotación negativa. Los expertos de marketing recomendaron al laboratorio que creó el Viagra dejar de hablar de disfunción eréctil y comenzar a hablar de desempeño sexual, porque ningún cliente sería feliz viéndose a sí mismo como impotente. La salud misma se puede definir de varias maneras: como ausencia de enfermedad, como la capacidad de realizar las tareas de cada día; o como un estado de bienestar físico, mental y espiritual. También la idea de enfermedad fue mutando con el tiempo, aunque no necesariamente mejorando. Pasó de ser el castigo para el pecador, al resultado de la voluntad. Muchas notas periodísticas han afirmado a la ligera, que la gente se enferma porque, en su subconsciente, eso es lo que quiere. Opiniones así atribuyen al propio enfermo la doble responsabilidad de haber caído y de curarse.

La pretensión de dar hechos desnudos de valoración resulta utópica. Por eso, todo acto de comunicar supone un profundo compromiso.

Fue noticia: La píldora más mágica

"El substantivo Viagra pasó a ser instantáneamente reconocido por la mayoría de hombres y mujeres, migrando de categoría gramatical y constituyendo adjetivo, verbo e adverbio con connotaciones diversas dependiendo de las circunstancias", señala Conceição Aparecida Sanches. La suya no es una opinión en el aire. Para hacer esta afirmación en su tesis de maestría, la investigadora brasileña analizó la traducción del discurso de la comunicación primaria, es decir técnica, para la secundaria o de divulgación en el primer año del lanzamiento del medicamento. Aunque el análisis se basó apenas en algunas revistas y diarios de Brasil (las semanales Veja e IstoE y el diario Folha de São Paulo) es probable que sus conclusiones sean extrapolables a muchos otros medios del mundo.

La comunicación secundaria encuadra la información dentro de una óptica en la cual el ciudadano común está habituado a hacer sus representaciones de mundo. El objetivo es tornar la información más atrayente y comprensible para o público lego. Allí, en los medios masivos, el Viagra es: La píldora del sexo, Corrida al placer, Hace subir las cosas, Píldora de la felicidad, Fin del ayuno, Industria del orgasmo, Auto -ayuda sexual, Satisfacción garantizada, La manzana de ahora, La píldora milagrosa, Diamante azul, Cáliz sagrado de la medicina, Se traga como pochoclo, El mejor amigo del hombre, Redención, Solución mágica, Derruba miedos, Píldora de la potencia, y Solución azul entre otras representaciones.

Aunque la cobertura sobre el Viagra se presentaba con carácter informativo, en el discurso periodístico aparecieron figuras de retórica que representaban ideas diferentes. Como se ve, de las referencias analizadas, son pocas las que hacen referencia exclusiva al sexo. En muchos casos se la muestra como alimento para enfrentar el hambre, en otras la presentan como auxilio para el desamparo, lucha contra la debilidad, medio para alcanzar la riqueza, y hay incluso ejemplos que la "venden" como producto para luchar contra el tiempo, o la vejez. "Procurando encontrar el significado de esas categorías dentro del ideario vigente, llegamos à la idea de que Sexo, Superioridad, Alimento, Ayuda, Lucha, Juventud y Riqueza son atributos de gente exitosa, rica. Por consiguiente, la falta de placer se relaciona con la pobreza", deduce la investigadora.

Sánchez va más allá. Quiere entender porqué esto es así. Y ensaya una explicación. Como históricamente, el acto sexual está unido a la idea de monogamia impuesta por el casamiento, al deseo de procreación y a la necesidad de acumulación de bienes para mantener a la familia, en consecuencia, en la visión de Sánchez, al hombre que no dispone de las condiciones para la realización del acto le cabe, tradicionalmente, el mote de débil, imposibilitado de constituir familia, pobre y digno de pena. "En la sociedad capitalista, patriarcal e machista no hay lugar para los portadores de disfunción eréctil, pero es necesario ofrecerle a esa camada significativa de la población, la expectativa de superación de esa situación. El Viagra, en el ideario vigente, surge como solución para los sentimientos de impotencia, inferioridad, hambre, desamparo, debilidad, vejez y pobreza, "que no se articulan, necesariamente con el cuadro patológico de la disfunción eréctil", señala la autora.

Y marca un punto más. Si bien es la ciencia la que restituye al hombre la posibilidad de sexo y placer, esa posibilidad le llega – resalta Sánchez- como si fuera mágica. Una magia sin rezos, que puede ser comprada y tiene garantía de la fe que inspira la ciencia, y la bendición del mercado.

3.4 ¿Quién está del otro lado? La importancia de entender al público

Los periodistas, por regla general, no conocen a su público. Parten de una idea confusa y bastante simple que es pensar que son iguales a ellos, y desconfían de todo sondeo que se oponga a sus creencias.

"Uno de los mitos es el de creer que nuestro lector adora leer", reflexiona el brasileño Laurentino Gomes, director editorial adjunto del grupo Abril. "Leer es todavía una obligación para la mayoría de las personas. En este inicio de nuevo milenio, la competencia entre los medios no es por el bolsillo de los lectores sino por su tiempo. El tiempo es la mercadería más valiosa".

Los periodistas son diferentes a la mayoría de lectores de periódicos, de espectadores de televisión o de oyentes de radio. Por ejemplo, los periodistas suelen ser más jóvenes, suelen tener una mejor educación y un mayor vocabulario, suelen leer más, y tienen intereses más variados que su audiencia.

En los Estados Unidos, Carol Rogers investigó la forma en la que el público interpretaba la cobertura mediática del sida, durante una conferencia internacional del tema. Los participantes del estudio vieron un noticiero de televisión, escucharon un boletín de noticias por radio o leyeron un artículo del diario "The Washington Post". En aquel momento, 1996, la comunidad científica y el público en general ya comprendían bastante bien la causa del sida y su forma de transmisión. Ya había tratamiento, y las incertidumbres médicas estaban relacionadas con el momento en el que convenía empezar a usar las nuevas terapias de combinación de fármacos, qué efectos a largo plazo podían tener, quién los iría a pagar y qué posibilidades existían de desarrollar una vacuna. Las notas hablaban del éxito de las terapias de combinación de fármacos en pacientes de sida, de los efectos secundarios, de los costos del tratamiento y de la prevalencia de la infección por HIV en hombres jóvenes homosexuales.

Según refirieron los participantes de los grupos de estudio, las notas carecían de la información básica que consideraban necesaria para comprender el contenido de las mismas. En otras **57** palabras, ellos sentían que las notas suponían niveles de conocimiento por parte del público que éste no tenía. «Tenía que hacer muchas suposiciones: que es más barato no usar los nuevos fármacos... que puede que no desarrolles resistencia a alguna de las otras opciones, me quedaban dudas de si lo que decían sobre los nuevos fármacos... no sucedía con algunos de los otros tratamientos menos eficaces... me habría gustado que me hubieran dado una mayor orientación.» Otro mencionó: «Tenía curiosidad sobre los efectos secundarios. Mencionaban claramente que los había, pero no decían cuáles eran. De hecho, me sorprendió la brevedad con la que trataban el tema... pusieron a una persona para que hablara unos dos segundos... Creo que otras personas han mencionado que eso daba una imagen bastante mala, y me habría gustado oír algo más del tema.»

Los participantes no entendían muchas cosas, y eso abrigaba en ellos sospechas. Querían por ejemplo, mayor información sobre los costos de las terapias. ¿Por qué no los administran primero, si parecen tan efectivas? ¿Será que se trata de un asunto económico?...El público echaba en falta una mayor explicación que les permitiera encontrar un sentido. «Me sentía como si sólo me dieran parte de la información. No podía estar seguro de las implicancias que tenía. »

Los periodistas médicos, sin duda alguna, deben hacer un esfuerzo mayor para ponerse en la cabeza del público para el que trabajan. Las empresas periodísticas más grandes hacen sondeos frecuentes, pero las preguntas suelen ser bastante generales y poco ambiciosas. Blogs y correo electrónico puede aportar información preciosa a través de preguntas y comentarios sobre las noticias. En este caso, por su naturaleza, la opinión de unas decenas de lectores llamados "heavy users" no debería ser tomada al pie de la letra. Aunque tampoco desaprovechada.

3. 5 Cómo escribir para convencer a los periodistas

Hay quienes prenden velas, hacen promesas, o amenazan con tomar represalias. Hay quienes mandan regalos, les inundan la casilla de correo o llaman centenares de veces. Tal variedad de estrategias para atraer la atención de los periodistas se debe a una única razón; la capacidad de un informe de prensa de convertirse en nota periodística no es un hecho predecible.

Existen, sin embargo, técnicas racionales y serias para que las fuentes aumenten sus chances de lograr el objetivo de difundir su mensaje. Varían de un tema a otro, de un medio a otro, y hasta de un periodista a otro. Las reglas generales, sin embargo, son ampliamente dominadas por las empresas especializadas que brindan estos servicios. Por eso, he aquí apenas una ayuda.

Un informe escrito dirigido a periodistas debe ser

1) **claro**. Una lectura rápida debe permitir identificar cuál es la noticia y porqué es importante, dejando para colocar en los anexos las precisiones técnicas o metodológicas.
2) **completo**. Es adecuado incluir descripción de la noticia, antecedentes y contexto. Cuando sea posible, aportar material adicional de calidad, y comentarios de terceros claros, relevantes, y elocuentes.
3) **organizado**. La facilidad de lectura es clave. Si se mencionan personas, no debe faltar cargo, lugar de trabajo, currículo vitae resumido, link a información importante, e-mail y teléfono para contacto. Si es una investigación científica, debe figurar la cita bibliográfica.

4) **equilibrado**. La vía de la exageración es el camino más rápido para perder la credibilidad.
5) **preciso**. El verdadero peligro de una carpeta de prensa es que un error puede amplificarse por los medios. Revisarlo exhaustivamente.

Fue noticia: ¡Mujeres, a la cocina!

El día 23 de agosto** publicamos en la revista The Lancet un estudio donde informábamos que los hombres y las mujeres más dóciles o sumisos (en el original, en inglés, submissiveness) eran menos propensos a sufrir un infarto de miocardio. Cuando se controlaban factores demográficos y médicos, la asociación entre personalidad y enfermedad cardíaca permanecía significativa por encima del 5% para mujeres, pero no para hombres.

Antes de la publicación, discutimos cómo manejarnos con el interés de la prensa. Primero, sabíamos que el término tiene distintos significados y planeamos explicar que se trataba de personas que optaban por que otros sean los que lideren. Decidimos que el término dócil (en el original en inglés, meek), podía ser un sinónimo popular apropiado. Segundo, decidimos enfatizar que el efecto sobre la enfermedad cardiaca era pequeño, que nuestro estudio debía ser repetido, y que la asociación se había encontrado para una única enfermedad. Tercero, repetimos que el efecto se encontró en hombres y mujeres pero que en hombres estaba relacionado con factores de riesgo típicos. Cuarto, aprovecharíamos la publicidad para explicar que los factores de riesgo típicos para enfermedad cardiaca eran importantes.

La Fundación Británica para el corazón, que había financiado la investigación, nos pasó el comunicado de prensa para controlar. Describía el estudio con precisión, en un estilo popular, con algunas citas nuestras sobre las implicancias del estudio. En general nos gustó, aunque nos dejó un poco preocupados la mención, en la primera línea del texto, del efecto en mujeres.

La respuesta de los medios

The Daily Telegraph: "Put down that rolling pin darling, it's bad for your heart . . .". (Baja ese palo de amasar, querida. Es malo para tu corazón). A pesar del título, la nota escrita por el periodista de salud David Fletcher era excelente, resumía el estudio claramente, mencionaba los factores de riesgo clásicos y tenía un mensaje de promoción de la salud. Otras notas buenas, salieron en el *Times*, el *Express*, y el *Herald*. Sin embargo, uno de nosotros recibió el llamado de un periodista de una agencia de noticias que comenzó diciendo: "¿Entonces las feministas ladran al árbol equivocado? ¿Deberían volver a la cocina?"

A pesar de nuestra insistencia de que no había tal mensaje, fuimos citados diciendo: "Una interpretación podría ser que es mejor ser una ama de casa obediente, pero me gusta pensar que hay muchas maneras de ver los resultados". Habiendo leído aquel cable de prensa, el *Daily Record* nos telefoneó, y publicó así nuestra respuesta: "anoche el Prof Deary dijo 'Nunca diría que es mejor ser una ama de casa obediente. Soy inteligente!'". Algo así como: lo pensamos pero no quisiéramos decirlo. En todo caso, ninguna cita pequeña le hacía frente al título: "Do what hubby says and you'll live longer. Professor's shock advice to women". (Haga lo que dice su media naranja y vivirá más. El chocante consejo de un profesor a las mujeres).

Era sorprendente la asociación que hacían los medios entre docilidad y vida de ama de casa. Hay otros titulares que lo demuestran:

Daily Star: "Do as you're told girls . . . and live to be old." (Hagan lo que se les dice, niñas, y vivirán para ser ancianas)

Express: "Stay home and you'll live longer" (Quédese en casa y vivirá más)

Daily Mail: "Meekness is good for woman's heart. Quieter types healthier than feisty females says report (La docilidad es buena para el corazón de la mujer. Estilos más tranquilos son más saludables que mujeres luchadoras, dice un informe)

The Independent: "For a healthier heart, turn into a shrinking violet" (Para un corazón más sano, conviértase en una violeta tímida)

Herald: "For "healthy" read "timid" ("Donde dice 'saludable' lea 'tímida')

The Guardian: "Meekness may help the heart" (La docilidad podría ayudar al corazón)

Times: "The meek shall inherit more life" (El dócil heredará más vida)

¿Qué precio tiene la publicidad?

Hemos reflexionado sobre los costos y beneficios, para la comunidad científica, de divulgar masivamente sus hallazgos. Para la publicación científica, la difusión genera más fondos y más atención; para los medios masivos una nota médica atractiva. ¿Y para nosotros, los investigadores? Los beneficios eran darle exposición a quien nos daba el dinero y a la universidad. El costo, ver trivializados y distorsionado nuestro trabajo con miles de pacientes a lo largo de años, usado para apoyar actitudes misóginas.

Desistimos escribir a los diarios para quejarnos, y fue una decisión correcta porque el tema murió rápidamente. ¿Deberíamos haber sido más activos en ayudar a los periodistas a crear una versión popular? El comunicado de prensa ya nos parecía suficiente. Lo que había ocurrido, es que si bien habíamos hecho una lista de lo que el estudio "no" concluía, a nadie se le ocurrió pensar en el ángulo de las amas de casa.

Hay problemas genuinos al diseminar hallazgos científicos por los medios populares. Se pierde el control. Más aún, algunos periodistas pretenden que los propios científicos cuenten la historia de una manera que se ajuste a lo que ellos quieren publicar. Sin embargo, a pesar de ello seguimos pensando que debemos comunicar los hallazgos científicos por los medios. El público tiene este derecho.

Los científicos podrían educar a los medios acerca de la naturaleza de los descubrimientos científicos. Enseñarles que la mayoría de los estudios no son hitos. Los medios están preparados para informar acontecimientos políticos de manera creciente, semana tras semana, y con la ciencia debería ser similar. Generar notas interesantes, de estudios en evolución, cuya comprensión requiere conocimiento y actualización frecuente y precisa.

* Traducción libre de Medical Research and the popular media. The Lancet 351, 9117 06 June 1998, 1726-27.
** Whiteman MC, Deary IJ, Lee AJ, Fowkes FGR. Submissiveness and protection from coronary heart disease in the general population: Edinburgh Artery Study. Lancet 1997; 350: 54145.

3.6 El peso de las imágenes

Argentina, fines de 1995. Los registros de salud infantil contabilizaban cinco mil casos de una enfermedad provocada por un germen que se escondía en la carne. Centenares de niños acababan conectados a las máquinas de diálisis, y hubo decenas de muertos. Por mucho tiempo, sin embargo, fue un mal del que sólo se hablaba en los pasillos de los hospitales. Un silencio grave, considerando que la enfermedad no existe si la gente cocina la carne – infectada - durante más tiempo. Pero un caso fatal, uno único caso, el de una niña rubia de cinco años, marcó la diferencia cuando su foto fue ampliamente divulgada por los medios. Sus ojos azules lograron que este mal de nombre dificilísimo (Síndrome Urémico Hemolítico) saliera a la luz. Una carita simpática y con aspecto de clase media, movilizó a la sociedad. Un ejemplo elocuente para quienes creen que la atención pública está guiada por los medios. Sería más apropiado decir que lo es por las imágenes. Pero no por cualquiera.

Es más fácil recordar imágenes que textos. La fotografía ofrece un modo rápido de memorizar, comparable – según opinaba la analista norteamericana Susan Sontag – a una máxima o un proverbio. Hay mucha literatura sobre las maneras de pasar información visual que evoque sentimientos y emociones, pero en periodismo médico esto debe realizarse respetando otras restricciones, por ejemplo que no se pierda confiabilidad.

Trabajar con imágenes en el terreno presenta grandes dificultades. ¿Cómo se ilustra, sin generar rechazo, una nota de cáncer de próstata? ¿Y otra de colon irritable? Buscar una imagen para algo que no se ve, como la hipertensión tampoco es fácil. ¿Cómo ser creativos con algo tan viejo y común como la gripe?. ¿Cómo montar una nota sobre un objeto de consumo sin que parezca publicidad?

Uno de los obstáculos visuales de las notas médicas es que muchos de los momentos más dramáticos no pueden ser fotografiados, o no hay acción. El fotoperiodismo de registro, que nutre diarios, revistas y las noticias televisivas, alcanza para mostrar poco: filas para la atención en los hospitales, secuelas de la varicela, el antes y el después de una cirugía estética. En ocasiones, incluso, se apela a imágenes vagas, ya que mostrar el detalle sería de mal gusto.

Eso lleva a preguntarse si las personas prefieren la realidad descafeinada o quieren horrorizarse. "Tengo un lado mórbido y me gustan ver imágenes de las operaciones. Ya vi cosas chocantes como una cirugía para retirada de tumor" declaró la brasileña Marisa Anjos a un equipo periodístico de "'O Estado de São Paulo'". No parece ser la única. Se ha dicho que el hambre de imágenes de cuerpos en sufrimiento no sería tan diferente al deseo de ver cuerpos desnudos: el apetito por esas escenas parece parte de la esencia humana. Esa "necesidad" hoy está satisfecha por la televisión por cable que bombardea los hogares con detalles de cirugías y de efectos deletéreos de la quimioterapia oncológica. Y por Internet, claro, donde el que busca, encuentra.

Hay quienes defienden el uso de imágenes de impacto sólo si el fin lo justifica, como cuando se televisan imágenes de pulmones con cáncer avanzado para ayudar a la gente a evitar el cigarrillo. Una pregunta apropiada podría ser ¿a cuántos y por cuánto tiempo se puede ayudar de esta manera?. Los críticos sostienen que el choque deja de serlo cuando la imagen se torna familiar. Además, las personas pueden optar por no mirar.

Susan Sontag había profundizado mucho en este tema y, opinaba que las personas contemplan fotos de seres humanos en sufrimiento por voyeurismo. Y sólo no se incomodan cuando **61** el dolor es ajeno a ellos, en la causa y en la consecuencia. Eso diferenciaría la observación de hermanos siameses unidos por la cabeza, de la de las secuelas de la quimioterapia, por la que una persona nunca sabe si deberá pasar.

En el periodismo de salud, la fotografía se usa poco como documento. Es más frecuente verla como arma de seducción. "Como en otros temas, en salud también la imagen de tapa vende un sueño", reflexiona la directora de redacción de la revista brasileña '"Saúde'" Lucía Helena de Oliveira. "La gente compra una calidad de vida mejor, entonces muchas veces la imagen de tapa no ilustra el tema principal de la revista, sino uno accesorio pero visualmente más atractivo, como puede ser la adicción al chocolate".

Muchas veces las imágenes no informan o apoyan el texto, sino que apenas decoran la página. Un caso por todos conocido: una foto sensual, de pechos femeninos desnudos a contraluz, acompañando una nota de cáncer de mama. ¿Cuál es el criterio imperante para elegir la foto, si este mal afecta con mayor frecuencia a las mujeres que ya no tienen sus senos turgentes?. La respuesta es obvia. Cuando el mensaje de la imagen contradice el del texto, por lo general es este último el que está más cerca de la realidad. En el estudio de Carol Rogers sobre el sida mencionado con anterioridad, el público manifestaba: "todo el mundo parecía sano, feliz y alegre. No lo entiendo. En realidad, ni siquiera me di cuenta ni por un segundo de que eso fuera un país del Tercer Mundo". El origen de estas incongruencias es compartido: la prensa, para agradar al receptor, obedece a imperativos estéticos; los médicos los estimulan, temiendo que sus pacientes rechacen el tratamiento al ver cómo son sus secuelas.

Las imágenes cumplen distintos roles, pero el principal es atraer la atención. El público se enfrenta con datos nuevos todo el tiempo y el exceso dificulta la absorción del contenido. "La información pasa muy rápido, un titular difícilmente sobrevive más de una semana", afirma el sociólogo y profesor de la Escuela de Comunicaciones y Artes (ECA) de la Universidad de San Paulo (USP), Waldenyr Caldas. El cerebro parece tener límites, y la sociedad occidental moderna privilegia los aspectos visuales. Un altísimo porcentaje de los lectores de diarios y revistas entra en la página por la fotografía o ilustración más destacada. Si esa fotografía carece de pie, se pierde una oportunidad de atraer al lector hacia el texto.

Además de atraer, informar o cumplir la función de prueba, una ilustración sirve de soporte al razonamiento, y estimula el nacimiento de nuevas ideas. La tecnología médica produce unas imágenes fantásticas, pero lo que se transfiere al lego se integra en el imaginario de la cultura popular, de formas a veces muy creativas. Cuando a finales del siglo XIX Roengten desarrolló las imágenes por rayos X, los periodistas especularon sobre la creación de ropas íntimas a prueba de miradas demasiado profundas. Los tiempos cambiaron. Hoy los hijos de las personas famosas ya aparecen en los medios antes de nacer, en ecografías tridimensionales que tornan transparentes los vientres de sus madres.

La imagen no tiene que buscar siempre la reproducción fiel, puede estar construida como una representación simbólica. En este caso, el problema surge cuando el público no es capaz de distinguir adecuadamente las imágenes verdaderas, de aquellas que son solamente un modelo propuesto de la realidad. En estos, el epígrafe o pie de foto adquieren su mayor importancia.

La credibilidad, por otra parte, es uno de los temas que más preocupa a los editores. El primer punto es que las fotografías no son creíbles si el receptor no está predispuesto a creer en ellas. Es la ratificación fotográfica de los preconceptos lo que hace que algo no sea visto como fabricado. Una imagen que se destina potencialmente a todos puede ser "leída" de distintas maneras, y generar distintas reacciones. La mirada no es inocente.

Una foto ilustra, una foto seduce, una foto prueba, una foto engaña. Recordar es, cada vez más, evocar una imagen. ¿Será por eso que las personas – sean médicos, sean pacientes - aspiran cada vez más a tornarse imágenes?.

3.7 Infografías

El público, busca entender las cosas fácil y rápidamente, de un vistazo. La infografía es buena cuando consigue transmitir en segundos lo que en un texto llevaría minutos.

En periodismo, el uso de gráficos es sumamente reciente al punto que aún no es enseñado en gran número de escuelas o universidades. Comenzó a usarse, masivamente, en 1982 tras la aparición del diario norteamericano USA Today. Desde entonces, estos elementos ahora llamados infográficos (del inglés informational graphics) han revolucionado el diseño, especialmente el periodístico y editorial. De acuerdo con Richard Curtis, director de fotografía y diseño de dicho diario, "la gente lee los gráficos primero; algunas veces es la única cosa que lee". Estudios en EE. UU. mostraron que los gráficos son los elementos mejor percibidos por lectores de diarios (80%), seguidos de las fotografías (75%), los titulares (56%), la publicidad (52%), los breves (31%), los recursos tipográficos (29%) y por último, el texto (25%). Para Mario Tascón, ex subdirector de El Mundo y experto en periodismo digital, "la infografía constituye un lenguaje propio, que puede ser tan informativo como el propio texto".

Las nuevas generaciones que acceden a los medios informativos son predominantemente visuales. Están educados en el mundo de la televisión y la computadora. Las infografías son muy útiles para presentar información complicada que de otra manera se perdería en un cúmulo de palabras. Esto incluye información numérica, estadísticas, procesos, mecanismos, etc. La principal ventaja es que permite transmitir un gran volumen de información en muy poco espacio y tiempo. ¿Cómo es un gráfico bien diseñado? Sencillo. En primer lugar está la idea, el concepto general. En último lugar la estética, la belleza que consigue atraer la atención.

Decálogo

1) La infografía es buena cuando consigue transmitir en segundos lo que en un texto llevaría minutos.
2) Debe ser completa, pero no profusa. Simple, clara y, sobre todo, unívoca.
3) Una buena infografía no requiere demasiado texto. El exceso de información, roba interés.
4) En primer lugar está la idea clara de lo que se quiere decir. En segundo la belleza. Si alguna falta, el lector lo nota.
5) El título debe ser directo, sintético, y expresar el contenido.
6) El subtítulo debe ser sucinto y proveer la explicación necesaria para entender el cuadro.
7) El espacio interno debe estar estructurado, con un orden de lectura claro y que remarque lo esencial.
8) No debe haber elementos gráficos ni términos técnicos innecesarios.
9) La fuente debe estar siempre presente, en un lugar que no distraiga la atención.
10) Si alguien tarda más que unos pocos segundos en entender un gráfico, es mejor descartarlo y empezar de nuevo.

La infografía es una técnica compleja que requiere sentido visual, y ésto implica capacidad de abstracción y sensibilidad artística. Las imágenes están más cerca de las ideas que de las palabras, por eso es tan preciso tenerlas claras.

En este texto no se intenta avanzar sobre el trabajo del diseñador gráfico, profesional o amateur, sino ofrecer técnicas básicas para el productor de la información, sea profesional de la salud o periodista. En otras palabras, de que manera él o ella pueden transmitirle al departamento de arte datos numéricos, de manera clara y sencilla.

3.7.1 Tipos de infografías

Pueden dividirse en las categorías de gráficos, mapas, tablas y diagramas. Todas ellas son usadas en notas de salud.

A. Gráfico
Presenta información numérica y estadística. Puede ser gráfico de barra, de torta y de fiebre.

- gráfico de barras: funciona preferentemente con unidades y establece una comparación entre ellas.

- gráfico de torta: Está representado por un círculo que supone un todo y se encuentra dividido en partes cuya proporción evoca porcentajes. Estas partes no deben ser muchas, pues el gráfico se vuelve confuso.

- gráfico de fiebre o línea: muestra los cambios, expresados en números en función de una variable, por ejemplo el tiempo.

B. Mapa
Necesario para mostrar la ubicación de un acontecimiento, por ejemplo una epidemia.

C. Tabla
Cuadro en el que se presentan datos descriptivos. Apropiados para comparar tratamientos. Suele ir acompañada de pictogramas que ayudan a la identificación de la información.

Diagrama
Es un gráfico que precisa de mayores habilidades artísticas, ideal para mostrar cómo se ve, funciona o ocurre algo.

Hay elementos comunes a todas estas formas:

- **Título:** debe ser directo, preferentemente sintético, y expresar el contenido del cuadro.

- **Subtítulo:** sucinto y que provea al lector de forma clara y concisa toda la explicación necesaria para la comprensión del cuadro.

- **Cuerpo** (barras, torta, líneas de fiebre): se puede explorar rápido si el espacio está estructurado y contiene sólo retiene lo pertinente. No debe haber elementos extraños que perturben la lectura.

- **Etiquetas** (números, fechas o palabras descriptivas): ayudan a determinar un orden de lectura y discriminar qué es lo esencial y qué puede ir a un segundo nivel de lectura.

- **Fuente** indica de dónde se ha obtenido la información, se ubica en un lugar que no distraiga la atención del lector.

El periodista y profesor de Cultura de la Imagen de la Universidad de Navarra Miguel Urabayén acostumbra a comparar la página completa de un diario o una revista, con su texto y sus imágenes, como una orquesta, donde cada instrumento contribuye con su especial sonido al resultado armónico deseado." Por las dificultades antes mencionadas, no extraña que la sinfónica médica suela andar desafinada.

A visão do médico

Celio Levyman

Médico, Mestre em Neurologia pela Escola Paulista de Medicina
Universidade Federal de São Paulo
ex-Conselheiro e Ex-Diretor do CRM – SP
Conselho Regional de Medicina do Estado de São Paulo.

A informação é um dos princípios capitais da democracia e dos direitos fundamentais dos seres humanos. Ela é a garantia da disseminação do conhecimento, que não pode ser confinado a feudos específicos, e sim espalhado da forma mais compreensível possível.

Quem fornece a informação, via de regra, é a Imprensa, através de seus jornalistas. No caso específico da Saúde, o informante também praticamente sempre é o médico, embora outras formas ou fontes possam ser utilizadas.

Esse tipo de relação, que deveria ser tranqüila e transparente, na prática enfrenta problemas de toda ordem: aparentemente há uma guerra velada entre jornalistas e médicos – embora uns precisem dos outros, fundamentalmente para levar os conhecimentos específicos à população, essa relação é conturbada, e procuraremos enunciar aqui alguns aspectos relativos a essa questão, na visão de um profissional da medicina.

A medicina, assim como inúmeras outras áreas do conhecimento, veio se acompanhando de um crescimento vertiginoso de seus princípios, especialidades e áreas de atuação. O médico do passado, que detinha a maior parte dos conhecimentos e causa saudosismo em muitos, não tem mais lugar nos dias de hoje, não pelas questões relativas ao humanismo e relação com os pacientes, que ainda devem ser mantidas dentro dos princípios mais estreitos da ética profissional, mas por ser impossível deter a enormidade de informações que quase dia a dia se acumulam. Mesmo na sua própria especialidade, e dentro dela na área que mais interessa ao médico, torna-se muito difícil o acompanhamento da evolução dos fatos gerados pelas pesquisas básicas e clínica. Com o advento dos meios eletrônicos, especialmente a Internet, facilita enormemente a atualização contínua do médico, mas ao mesmo tempo pode tornar confuso todo esse turbilhão de dados fornecido.

Dessa maneira, já há alguns anos passou a se desenvolver a epidemiologia clínica, e dela derivou-se a chamada medicina baseada em evidências (MBE): o médico que costumava usar a expressão "na minha experiência" ficou obsoleto. A chamada MBE na realidade é um conjunto de procedimentos estatísticos, em especial a chamada meta-análise, que revisa centenas, às vezes milhares, de trabalhos científicos publicados em revistas científicas qualificadas, ditas indexadas, verificando se realmente um determinado medicamento é eficaz e/ou seguro, assim como um procedimento cirúrgico, um exame e assim por diante. Já é possível perceber que novidades em medicina, rapidamente divulgadas, devem ser vistas com o máximo de critério para serem divulgadas ao público – se para a aplicação pelos médicos o correto é verificar-se o que a MBE informa depois de algum tempo, certa descoberta, digamos assim, colocada na mídia apressadamente pode desde desinformar até levar a esperanças infundadas.

Um aspecto a destacar é a importância por vezes extremada dada às experiências laboratoriais. Fundamentais, elas são à base da futura utilização de seus frutos, caso se confirmem, para benefício de portadores de doenças, e essas descobertas, importantes, costumam ser amplamente divulgadas, sem levar-se em conta o dado importantíssimo que é o da distância "da bancada ao leito", ou seja, do que se achou no laboratório ao tratamento ou diagnóstico efetivo de uma dada doença. Isso gera notícia, mas não necessariamente conhecimento real.

Uma maneira de abordar a questão na óptica médica é uma divisão, talvez artificial, entre a relação jornalismo/saúde entre jornalistas e médicos.

Um olhar médico sobre o jornalista

Antes de comentar especificamente sobre o profissional, creio ser mais justo fazer algumas considerações preliminares sobre os meios de comunicação, sobre os empregadores, enfim.

Rádios, TVs, revistas, jornais, Internet... seria ingenuidade acreditar que não há nenhum tipo de interferência ou interesse desse grupo sobre seus subordinados, ou que há uma total liberdade de imprensa, digamos, dentro de casa. Do mais simples jornal de uma cidade pequena do interior a uma grande rede nacional de múltiplos veículos há algo em comum: são empresas. E das mesmas espera-se que forneçam lucros ao seu proprietário e/ou acionistas. Isso é perfeitamente correto e normal no sistema capitalista. Contudo, em inúmeras ocasiões prospera o exagero e, por que não o dizer, o interesse desmesurado. Como isso ocorre na política, na economia e nas demais editorias, qual a razão do mesmo não poder ocorrer em saúde?

Exemplos não faltam. Talvez dos mais freqüentes seja o que eu chamaria de cadeia em dominó. Pesquisar e fazer uma boa matéria, além de trabalhoso e demorado, é caro. Não raramente uma entrevista dada em uma capital vai se disseminar,não necessariamente através de agências de notícias, para aquele jornalzinho interiorano ou para notas em uma rádio, ou mesmo para o pretenso programa jornalístico de um canal de televisão capenga. E como quem conta um ponto acaba não sabendo aonde termina a história, um renomado médico que conceda uma séria entrevista a um também respeitável órgão de comunicação pode achar seu nome envolvido em uma série de erros lamentáveis no final da linha.

Isso pode perfeitamente ocorrer pela falta pura e simples de dinheiro. Como entrevistar os poucos profissionais locais não gerará o devido impacto, copiar e colar – e nem sempre literalmente e sem revisão – uma matéria mais "digna" elevará o conceito, e talvez as vendas, do veículo de menor porte. Mais grave é o indigno fenômeno do merchandising.

Saúde, e sua vertente mais vistosa, a Medicina, estão sempre presentes na Imprensa. Por causas elementares são assuntos que a todos interessam, e podem desde preencher os espaços vazios de notícias de um final de ano tranqüilo quanto serem matérias de capa certeiras todo ano. São doenças ou interesses prevalentes na população, nada mais lógico que a mesma deseje atualizar-se a respeito, e a repetição de tais temas não causa estranheza. O que efetivamente irrita é que inúmeras vezes uma matéria sobre uma doença, abordando os aspectos principais,como diagnostica-la, quando procurar um médico, etc.,além de entrevistas com especialistas na área,tenha lá no final,ou em um "box" no meio da publicação, o casual lançamento recente de um novo medicamento, com nome comercial e do laboratório, freqüentemente com foto e tudo. E nem sempre os entrevistados sabem disso: muitas vezes forneceram as informações pedidas e se surpreenderam ao se tornarem garotos-propaganda.

Esse tipo de comportamento vai além do comercial e acaba por informar pessimamente a quem deve. Certamente existem as matérias desse tipo que, apesar desses defeitos, acabam por dar informação correta. Mas os meios é que são errados, e não justificam os fins.

Um caso notório ocorreu alguns anos atrás no venerando *The New York Times*: chegou aos editores do periódico que descobertas fantásticas estavam sendo feitas na área do câncer, uma verdadeira revolução, em laboratórios de um dos importantes hospitais afiliados à mítica Harvard Medical School, em Boston. E mais do que rapidamente eles enviaram uma jornalista que entrevistou o responsável pela pesquisa: a matéria foi uma das manchetes da primeira página da edição dominical do NYT. Não é preciso muito para imaginar as milhares de reproduções, comentários e comemorações. Havia sido descoberta uma maneira de se diminuir a proliferação de vasos sanguíneos nos tumores, uma das fontes de sua alimentação e disseminação,a chamada angiogênese, e isso poderia ser a cura da temida doença.

No afã da rápida publicação e de sair na frente de todos, ninguém prestou atenção em um detalhe essencial: os dados eram reais e promissores, mas estavam ainda no estágio experimental em animais de experiência!Muito e muito longe ainda de qualquer estratégia para poder ser ao menos utilizada também experimentalmente em um ser humano. Quanta desilusão e falsa esperança foi disseminada, além dos olhares mais que sarcásticos dos concorrentes do NYT.

Mas o melhor foi quando uma emissora de televisão foi a primeira a chegar ao pesquisador de Boston e lhe fazer as perguntas apropriadas. Sua resposta, dirigindo-se à população, é autoexplicativa: "Se você for um rato, talvez possamos fazer alguma coisa pelo seu caso...".

Tenho um caso pessoal para contar. Existem várias formas de dores de cabeça, classificadas pela Sociedade Internacional de Cefaléias. Além da enxaqueca, da cefaléia tensional e da cefaléia em salvas, as mais comuns, existem muitas outras. Há um grupo denominado cefaléias de esforço, dentre elas as relacionadas ao ato sexual. Essas podem ser malignas,como a ruptura de um aneurisma cerebral durante o intercurso sexual, ou benignas,quando toda a investigação complementar não demonstra nada,e se trata de uma forma especial de dor de cabeça com tratamento específico. Uma vez eu comentei esse assunto informalmente com um jornalista prestigiado e que conheço há algum tempo. Pouco depois um amigo desse profissional, também jornalista, muito inteligente e amigo pessoal me telefona,querendo marcar um jantar. Durante o mesmo, ele quer saber como o tratamento das cefaléias pode melhorar o ato sexual! Alguma coisa saiu errada na conversa entre os dois jornalistas e até hoje o meu amigo me cobra essa informação, alegando que estou escondendo os dados e só os forneci para o primeiro profissional...

Olhemos, então, propriamente o profissional de imprensa. Embora haja uma discussão acentuada sobre se o mesmo deve ou não possuir um diploma superior de formação de jornalistas, considera esse item pouco relevante para a questão Saúde, ao menos. Um bom jornalista deve ser honesto, investigativo (com princípios), procurar as melhores fontes e checar suas informações, ser ético e independente: os demais pontos da profissão podem ser aprendidos de diversas maneiras.

Na prática, existiram já jornalistas plenamente especializados em áreas como direito, medicina, etc. Hoje em dia existem os que são mais ligados a algumas editorias em especial, mas muito pouco especialistas, digamos assim: essa generalização da condição de obter e processar informações ao público pode gerar, mesmo que inadvertidamente, polêmicas. É o caso de enviar um jornalista "latu sensu" que no dia anterior cobriu o trânsito, antes desse eleições e agora vai entrevistar um médico sobre uma determinada técnica ou doença: o preparo para fazer perguntas de real interesse e mesmo compreender as mesmas evidentemente se torna mais complexo, e a chance da própria entrevista acabar sendo dirigida pelo entrevistado pode macular a desejada independência do profissional de imprensa que, despreparado para uma questão científica até por não ter tempo de conseguir maiores dados, termina por reproduzir o que lhe é dito.

O mesmo se aplica à escolha das fontes: as chefias de redação ou editorias possuem as principais e devem repassá-las a quem vai fazer a matéria, mas como pode o profissional "factótum" possuir seus meios de checar ou obter mais entrevistados sobre todos os assuntos?Alguns conseguem, recorrendo a múltiplos expedientes, como amigos, conhecidos, entrevistados antigos, agendas, etc., mas isso é muito diferente de um trabalho sério, como deve ser na questão Saúde, e compromete, muitas vezes, o resultado final.

Há quem tenha proposto inclusive a presença de um médico nas redações: isso pode lembrar censura ao trabalho do jornalista ou alguma outra forma de cerceamento de sua condição profissional, mas não é uma idéia de todo ruim, especialmente se o médico em questão também for ético, possuir relações de fontes confiáveis e atuar especialmente como um consultor, não como um revisor-censor. Talvez seja uma solução paliativa.

Essa questão do médico em redações não deve ser confundida com os médicos-jornalistas ou colunistas, por exemplo. Várias publicações possuem médicos renomados que possuem colunas fixas, outros freqüentemente escrevem artigos como convidados e mesmo há os que também são jornalistas, exercendo uma função que quase não se vê mais. Caso tais médicos sejam efetivamente bons nas duas profissões, sai ganhando a empresa de comunicação, o corpo de jornalistas, os médicos e, naturalmente, a população a ser informada. Acredito que alguns profissionais, não apenas da medicina, como do direito, da economia, de esportes, são salutares.

Também não é demasiado ressaltar que mesmo com um tema de pauta em mãos, sério e de interesse, o resultado poderá pender de maneira muito grande em relação à qualidade de acordo com a forma de trabalho do jornalista. Caso persista o interesse na rapidez e conclusão da matéria, grandes chances de equívocos: em veículos como jornais diários, rádios e TVs, com fechamentos de edição muito céleres, pouco espaço de manobra sobra para uma revisão. Isso tenderia a melhorar, por exemplo, em uma revista semanal ou mensal, mas nem sempre acontece: aí pode ocorrer a suspeita de algum interesse extra jornalístico.

Do mesmo modo há jornalistas que militam, por assim dizer, relativamente ao temário da Saúde: existem os "anti-médicos", os "anti-medicina tradicional", os "pró-medicinas alternativas", os "pró-programas de algum governo", os "contra esse tipo de coisa" e mesmo os que se fixam sempre favorável ou contrariamente a algum ou alguns médicos, profissionais de Saúde ou políticos e/ou administradores da área: essa contaminação por interesses pessoais ou provocados por outras causas certamente gerará material igualmente desproporcional em relação à isenção e qualidade.

A fama do corporativismo médico, da "máfia de branco" – expressão que, aliás, repudio com veemência, pois associa a eventual proteção de um organismo profissional com crime – ainda é muito disseminada, embora cada vez menos a mesma se verifique: mas isso ainda faz com que muitos utilizem esse conceito fluido a interferir na análise de algum tema.

Um lado, provavelmente o mais importante desse tópico todo, é o do paciente. Quantos já me procuraram com matérias recortadas de jornais ou revistas ou contando que viram uma matéria na TV sobre um determinado assunto, e querem aquele tratamento para sua doença que aparecia miraculosamente na Imprensa. E como é difícil demonstrar aos doentes que as coisas não são assim! Quanta frustração...

Certa vez saiu uma matéria sobre determinada doença com o aparecimento de um medicamento que se dizia maravilhoso para a mesma, com fotografia do mesmo, na época disponível apenas no Exterior. Uma paciente minha, bem controlada e tratada com os remédios tradicionais e que dispúnhamos por aqui fez questão de encontrar aquela miraculosa droga: através de uma amiga, conseguiu um frasco provindo da Holanda, pagando muito caro pelo mesmo, e o trouxe ao meu consultório. A bula era ininteligível, mas a droga já era conhecida na literatura médica. Animada com minha autorização, a paciente fez uso da mesma. Uma semana após, me telefona chorando, dizendo que o medicamento importado não fez efeito e que o tratamento "brasileiro" convencional ainda era o melhor... O curioso é que o tal medicamento realmente é eficaz até hoje, e a paciente é que estava do lado errado da curva de Gauss, e não se beneficiou de algo que ajudou muita gente, e que pouco depois de sua importação da Holanda já era fabricado por aqui.

A Imprensa possui algumas coisas compreensíveis, mas que podem deixar de prestar um serviço público por conta de outros interesses. Há algum tempo atendi um paciente em situação de urgência, com provável "overdose" de alguma droga de uso em academia de musculação, que rapidamente evoluiu para um estado de coma, mas não se sabia o que era. Um parente do mesmo, telefonando para os amigos do usuário, descobriu que o mesmo usou uma droga chamada 1,4 butanodiol, o BD, misturado a um energético. Foi o primeiro caso atendido no Brasil, relatado às autoridades competentes e publicado cientificamente; felizmente o paciente se recuperou com as medidas adotadas.

De alguma forma a mídia ficou sabendo, e uma matéria de bom nível, com informações precisas, entrevista comigo e preservação do sigilo foi publicada na *Folha de São Paulo*. Poucos dias depois recebo um telefonema de um jornalista do programa *Fantástico*, da Rede Globo, dizendo que leu a matéria e queria fazer a sua própria para o conhecido programa. Concordei em dar uma entrevista,mas ele impôs uma condição: o programa dominical é assistido por milhões de pessoas,e sendo TV, imagens são importantes – ele queria uma declaração ou mini-entrevista com o paciente, usando as técnicas de esconder o rosto, mascarar a voz, etc. Disse ao repórter que, pelo que conheci do rapaz, dificilmente ele aceitaria dar uma entrevista. De tanto insistir, concordei em tentar intermediar a questão: o resultado não foi outro – o paciente me disse achar realmente importante a divulgação do tema, mas ele e a família ficaram tão traumatizados com o ocorrido, que ele não queria mais

falar no assunto, especialmente para a TV. Retornei com essa informação para o profissional da Globo, que disse que então não seria possível fazer a matéria.

Passado um ano, o mesmo repórter volta a me ligar: recorda que foi ele que entrou em contato comigo por causa do tal BD no ano anterior e me diz que a Globo do Rio de Janeiro havia enviado um e-mail para o Jornalismo da Globo de São Paulo relatando que a droga mais usada naquele carnaval havia sido o BD, tendo havido inclusive suspeita de óbitos. Como um usuário sobrevivente carioca concordou em dar uma entrevista mascarado, ele voltou a solicitar que eu falasse a respeito, constrangidamente, como que para reparar a questão do ano anterior. Pode ser mesmo que,se fosse divulgado o perigo do BD em um programa de tamanho alcance nacional no ano passado, não tivessem ocorrido intoxicações graves e talvez mortes no Rio.

Um olhar médico sobre os médicos

Há médicos que atuam de várias maneiras com relação à Imprensa. Dentre a população geral com certeza a maioria gostaria muito de ser entrevistada, filmada, fotografada; exposta para sair de seu anonimato. Dentre a categoria médica o mesmo fenômeno existe de alguma forma,mas como existem normas rígidas para a comunicação médico-público, há um freio maior a esse respeito.

Existem médicos que jamais se negam a atender um jornalista: seja lá qual for o órgão de comunicação, eles estão a postos para aparecer. Isso não é reprovável de *per se,* apenas uma característica humana. Mas há sub-grupos:os que consideram que aparecendo na mídia terão mais chances de aumentar a clientela ou auferir algum tipo de vantagem em empregos ou postos que ocupam, e um particularmente perigoso, o dos médicos "profissionais de mídia". Tais profissionais midiáticos chegam mesmo a possuir assessores de imprensa, promoverem

eventos sem maior conteúdo científico ou informativo,de livros a simpósios, e assim por diante. Seu objetivo é claro: buscam a propaganda, não através de um pequeno espaço em um indicador médico ou profissional,mas sim via publicidade escondida: afinal, ser constantemente entrevistado e procurado pela mídia, sem nenhuma referência a ser aquilo um informe publicitário ou algo do tipo, vale muito mais que uma propaganda de fato. Ganha credibilidade e possibilidade de isenção, especialmente quanto mais gabaritado for o veículo em questão.

Alguns absurdos chegam mesmo a ocorrer: alguns médicos que sempre estão fazendo "descobertas" ou, pior, viajam tanto a congressos internacionais que fazendo a conta não teriam dias disponíveis para atenderem pacientes... Há cirurgiões plásticos que fazem mesmo pequenas cirurgias ou simulam outras em programas de auditório, existem os que fazem promessas impossíveis da Ciência comprovar quanto à fertilização e vários outros casos.

Por esse tipo de coisas é que o Código de Ética Médica, editado via resolução do Conselho Federal de Medicina, possui artigos específicos relativos à publicidade médica, assim como resoluções dos Conselhos Federal e Regionais de Medicina também abordam o assunto. Como exemplo, cada Conselho deve possuir sua Comissão de Divulgação de Assuntos Médicos-CODAME, que deve divulgar as normas éticas de apresentação à Imprensa para a categoria, informar aos médicos que fazem consultas à instituição sobre se convidados a comparecerem a um programa de TV – por exemplo – estarão violando a ética e mesmo analisar preliminarmente as denúncias de infração às citadas regras, para se resolver se será aberto ou não um processo contra um determinado profissional. Essas normas já foram atualizadas atingindo a Internet.

Mas também há abusos e limitações por parte de tais órgãos regulamentadores, o mais chamativo deles ocorrido no início de 2004: o Conselho Federal editou uma resolução condensando todos os assuntos ligados à publicidade médica, instrumento útil, sem dúvida alguma, eliminando inclusive posições divergentes entre Conselhos estaduais. Contudo, em um de seus artigos, por motivos que restam ignorados, determinava ao médico que, se convidado a dar entrevista, deveria solicitar a matéria antes da publicação ao jornalista para sua aprovação e mandar uma cópia ao Conselho Regional... Aqui houve clara manobra protecionista, sem falar em que uma profissão procurava interferir no modo de condução de outra, caracterizando-se mesmo um ato de censura.

O repúdio a esse artigo foi muito grande, com evidente repercussão nos mais variados órgãos de imprensa, condenando o mesmo, por óbvio, e mesmo dentre os médicos, que no mínimo, para não se sentirem sob a possibilidade de sofrerem uma sanção ético-disciplinar (que varia de uma advertência confidencial à cassação da licença para exercer a profissão definitivamente), passariam a se retrair: não se evitaria apenas a exposição de maus profissionais ou dos midiáticos, mas sim a categoria inteira poderia não mais informar adequadamente a população. Felizmente a repercussão gerada por

esse fato foi de tal monta que fez com que o mesmo caísse por terra.

A procura por fontes médicas confiáveis certamente é difícil. O modo de um médico se apresentar como confiável, digamos assim, à Imprensa, seria sua titulação, ligação com instituições universitárias, hospitalares ou de pesquisa respeitáveis públicas e privadas, aquele profissional conhecido por "notório saber". Mesmo assim,as coisas podem ser complicadas,pois professores universitárias com mestrado,doutorado e livre-docência podem estar defendendo interesses escusos,e um médico não estrelado pode ser uma excelente fonte de onde beber conhecimentos preciosos. Mas a regra geral é válida,e uma consulta à Associação Médica Brasileira e/ou às Sociedades Brasileiras de Especialidades,ou suas regionais estaduais,em geral fornece bons subsídios para a validade científico-profissional de um dado médico. Deve-se levar em conta que tais instituições, privadas, muitas vezes escondem acirradas lutas políticas e mesmo de mercado, mas em geral são as referências mais evidentes.

Os Conselhos de Medicina não servem para isso: embora sejam o repositório das informações infracionais e outras, seus dados são sigilosos: podem no máximo informar se um cidadão é médico e qual seu número de inscrição e vice-versa. Vale a pena fazer um breve relato de como se dá a formação médica básica e a do especialista e seu registro como tal.

Após se formar em uma faculdade de medicina reconhecida pelo Ministério da Educação, o recém-formado concorre a uma vaga em um programa de Residência Médica. Há duas maneiras de ser um especialista oficialmente no Brasil: fazer a Residência credenciada, ao cabo da qual o médico receberá um certificado com o título de especialista, ou fazer uma residência não-credenciada ou estágio, prestar um concurso de provas na Sociedade de Especialidade a que se propõe fazer e, se aprovado, também receber o título. Com o título em mãos,o mesmo deve ser levado ao Conselho Regional de seu Estado para registro no cadastro de especialistas, quando essa qualificação será inscrita na sua carteira profissional.

Existe, evidentemente, uma situação muito curiosa: os médicos mais antigos, alguns ainda professores titulares, outros já aposentados, geralmente situados na categoria do "notório saber", muitas vezes foram mesmo fundadores das Sociedades de sua especialidade e não possuem título de especialista, e conseqüentemente não o registraram no Conselho de Medicina. Vários deles ainda são muito procurados seja por ainda se manterem em atividade, mesmo fora das universidades públicas, aonde a aposentadoria é compulsória aos setenta anos; seja por terem exercido cargos públicos como Ministros ou Secretários da Saúde e assim por diante. Mas a regra da consulta às bases de dados dos mais jovens, que prestaram concurso para o título de especialista ou fizeram residência credenciada provavelmente não encontrará o nome dos mesmos, embora tenham sido os formadores de muitos que possuem tais títulos. Nesse caso deve valer o bom senso, e há uma história,dentre muitas, que pode ser ilustrativa em casos como esse.

Na década de 1930 graduou-se em medicina, na Harvard Medical School, um jovem chamado Harold Wolff. Muito inteligente e dedicado, especializou-se em Neurologia pelos métodos considerados à época válidos nos Estados Unidos, foi à Europa obter mais conhecimento, inclusive à Rússia e, retornando à Harvard, tornou-se assistente da mesma e comandou um laboratório de pesquisas que forneceu muitos dividendos à ciência médica, dentre eles a primeira constatação dos mecanismos básicos de uma das doenças mais freqüentes na Humanidade, a enxaqueca: Wolff não apenas demonstrou laboratorialmente fenômenos de constrição e dilatação de vasos sanguíneos nesta forma de dor de cabeça, como introduziu com metodologia científica o primeiro medicamento realmente efetivo nas crises, a ergotamina. Publicou inúmeros trabalhos científicos, foi um dos fundadores da Academia Americana de Neurologia e, convidado, assumiu a cátedra de Neurologia do Weill College of Medicine da Cornell University, em Nova York, aliás, o primeiro que teve como nome da cátedra Anne Parish Titzell, uma das mais importantes da América do Norte e de todo o mundo. Freqüência certa em congressos, formou gerações de neurologistas, forneceu subsídios para várias áreas de pesquisa e treinamento. Foi, enfim,um dos grandes nomes da Neurologia americana e mundial.

Na década de 1960, ainda em atividade, já vigorava nos Estados Unidos um sistema de credenciamento pelo equivalente à Sociedade de especialidade brasileira, o "Board", que após várias e difíceis provas certificava aquele médico como especialista perante uma banca examinadora e dava a ele o referido certificado (esse sistema, com algumas modificações, como a educação médica continuada, ainda está valendo). Um de seus assistentes perguntou ao já mais que conhecido e venerado Professor Wolff: por que ele não obtinha sua certificação pelo "Board"? A resposta, mesmo que aparentemente arrogante, não poderia ser outra: "Mas quem é que vai poder me examinar?"...

Essa é a situação de grandes nomes da Medicina: sua fama não lhes dá imediatamente o crédito irrestrito de guardiões da ciência, mas o bom senso e a consulta a algumas fontes podem esclarecer algumas dúvidas e se fazer bom uso da informação de pessoas muito experientes.

Um tema atual e que pode ser complexo, tanto que recentemente os Conselhos de Medicina vem tentando regulamentar essa área, embora isso seja evidentemente muito complicado, é o advento e popularização da Internet. Suponhamos um médico mal intencionado, que deseja divulgar títulos e experiência que não possui e pretende angariar clientela: se for hábil e contar com auxílio de profissionais na criação de uma página na rede, pode obter credibilidade frente à população e facilidade no acesso aos mecanismos de busca para exibir o que não possui, e isso pode passar como um crédito a um jornalista mais apressado. Mas controlar a Internet é censura,e nessas situações,caso um determinado *site* pareça atraente como fonte ou base de matérias,vale a consulta a quem de confiança.

Falamos dos médicos que podem fazer de tudo para aparecer na mídia, mas existe o oposto: os mais jovens, recém-formados, que terminaram há pouco a residência e encontram apenas emprego na rede pública. Não raras vezes trabalham em hospitais que possuem renome, ou estão em algum local aonde ocorreu um fato jornalístico: desde o nascimento de sêxtuplos até um criminoso que fuzilou outro internado na UTI, ou até mesmo a internação em caráter de urgência de alguma personalidade, antes de ser transferido para um centro de maior renome (coisas do Terceiro Mundo...).

A Imprensa procura avidamente informações e raramente o médico que atendeu aquele caso específico declara alguma coisa, e muitas vezes o próprio hospital permanece em silêncio.Há regras de informação pouco precisas para funcionários públicos, muitas vezes com punições assustadoras,tais como a demissão a bem do serviço público,o que impede aquele profissional de jamais trabalhar em uma instituição governamental,e isso faz com que impere um silêncio,em parte por ignorância das regras legais,em parte por efetivamente haverem dispositivos que jogam, dependendo da instituição, a responsabilidade de informar para a diretoria, para a assessoria de imprensa ou mesmo para a Secretaria de Saúde.

Nas instituições privadas muitas vezes existem regras semelhantes, e as mais rigorosas e ciosas de seu nome também limitam a exposição individual de algum médico: ou é a própria assessoria de imprensa ou equivalente, que acionada por algum órgão de comunicação, que indica um profissional da mesma para dar uma entrevista, ou se limitam aos boletins médicos, resumidos e de compreensão fácil, assinados pelo médico assistente e pelo diretor responsável, por exemplo. Muitos casos já aconteceram em que os profissionais ditos midiáticos fizeram verdadeiras festas de entrevistas coletivas e informações contraditórias, especialmente quanto mais famoso for o paciente. Essa, pois, em meu modo de ver, é uma medida salutar.

Novamente recorro a alguns exemplos: o falecido ex-presidente Ronald Reagan foi baleado, e levado para o hospital mais próximo. Todo seu atendimento se deu ali, e o mesmo recuperou-se. Algum tempo depois, os médicos que o atenderam publicaram um trabalho denominado "Estava de plantão na sala de emergência e meu paciente foi o Presidente !" ou um título semelhante. Nesse artigo eles relatam que mesmo em uma instituição preparada (aonde vai o Presidente dos EUA são destacados hospitais para ficarem de prontidão), é razoável imaginar-se que dificilmente vai se tornar realidade uma situação como essa. Uma equipe está de plantão e, subitamente, entram homens do Serviço Secreto, da polícia, assessores, jornalistas e o paciente, o próprio Presidente, ferido à bala...

O mais interessante nesse tipo de relato é que os comportamentos são semelhantes, mesmo em países diferentes: a equipe de emergência, passado o impacto inicial, passa a agir profissionalmente, e certamente é a mais apta a lidar com casos de urgência como esse. Mas logo começam a chegar à emergência chefes de serviço e médicos mais velhos e conhecidos, que há anos não freqüentam aquele lugar, para ver, opinar e tentar assumir o caso... A vaidade não é privilégio de nação alguma.

Outro artigo semelhante e com o mesmo teor foi publicado por médicos italianos que atenderam o Papa João Paulo II quando o mesmo também foi baleado.Em ambos os artigos os médicos tentam traçar estratégias de como lidar com pacientes "VIP": manter o funcionamento normal da instituição, seguir a hierarquia, deixar as informações com quem é especializado nisso, etc. Mas todos reconhecem que na prática,quando uma coisa dessas ocorre, ninguém fica atento a tais normas...

Por outro lado, se a situação não for emergencial, como as cirurgias cardíacas do ex-presidente americano Bill Clinton e do Primeiro-Ministro britânico Tony Blair, ou mesmo em casos brasileiros, é mais fácil controlar as informações e fornece-las de modo correto.

Não se deve esquecer que no caso dos tais boletins médicos lacônicos ou de médicos que pouco informam, existe um princípio ético fundamental: o sigilo profissional. O médico é proibido de dar informações a respeito de seus pacientes, mesmo frente a um Juiz de Direito: é o chamado "segredo de confessionário". A única alternativa para que ele possa romper esse muro é se o próprio paciente o autorizar ou, se esse se encontrar em coma,por exemplo, a família ou outro responsável legal der o devido sinal verde.

O Brasil passou por um trauma nacional em que jornalistas e médicos tiveram participação fundamental: acabou-se o regime militar e foi eleito o primeiro presidente civil, ainda sob as regras da ditadura, Tancredo Neves. Por um desses acasos incompreensíveis, na véspera da posse o mesmo passa mal e tem que ser operado em Brasília. O quadro se agrava e o mesmo é transferido para São Paulo, aonde vem a falecer. A confusão de informações fornecidas pelos inúmeros médicos que atenderam Tancredo e o afã compreensível dos jornalistas em conseguir o máximo de dados dava um quadro totalmente incompreensível para quem estava de fora, mesmo sendo médico. E o país literalmente ficou em suspenso durante a agonia do presidente eleito, enquanto os políticos discutiam quem deveria assumir o posto no caso de óbito,o que veio a acontecer. Os fatos todos daquele período dos anos 1980 deixaram tantas marcas que informalmente, entre os médicos, quando um caso se assemelha a uma confusão como a ocorrida naquele caso, acaba-se dizendo que um dado paciente pode "tancredar", um neologismo nem um pouco elogioso...

Dentre os não-médicos coloco uma situação especial, que pode incluir médicos também, que é o exercício da chamada "medicina alternativa". No Brasil são reconhecidas oficialmente pelo Conselho Federal a homeopatia e a acupuntura, e algumas universidades pesquisam a medicina tradicional chinesa e a fitotorapia. Mas essa é uma área de especial complicação:há uma procura grande pela população pelas técnicas ditas "alternativas".

Um editorial do final dos anos 1990 do prestigiado *The New England Journal of Medicine* colocava essa questão da maneira que julgo mais correta: não existe medicina alternativa ou ortodoxa, apenas medicina. Caso um determinado método, por mais estranho que possa parecer aos médicos "tradicionais", passe pelos mecanismos de validação científica das demais formas de diagnóstico ou tratamento em ciência médica, ele deixa de ser "alternativo" ou "ortodoxo", passando a fazer parte de uma coisa apenas: a Medicina.

Não obstante, ocorrem exageros. Como exemplo, em meados dos anos 1990 foi criado por conta própria um Conselho Federal de Terapia. A guisa de informação,conselhos e ordens profissionais tem que ser criados por lei federal, aprovada pelo congresso e sancionada pelo presidente,e esse ato é publicado no Diário Oficial da União. O tal Conselho de Terapia,sabe-se lá como,começou a publicar resoluções no Diário Oficial sem que nenhuma lei o tivesse criado,e colocou sob sua regulamentação e fiscalização desde a homeopatia,a acupuntura,a psicoterapia e a fisioterapia até o jogo de búzios, o tarô, a cromoterapia e a dança do ventre! Os Conselhos de Medicina denunciaram o fato ao Ministério da Justiça, responsável pelo Diário Oficial, que publicou errata e inutilizou a validade legal daquelas resoluções. Mas isso assusta, pois só serve como lei o que sai publicado no Diário Oficial, e eis que é publicada alguma coisa sem "pai" algum! Foi instaurada sindicância pelo Ministério, que nada apurou. O tal Conselho não se fez de rogado: alugou uma casa em região nobre de São Paulo, local bastante visível e movimentado, colocou uma placa com o brasão da República e deixou estacionado um carro com a inscrição "fiscalização", além de fazer um campanha de outdoors pela cidade toda. Os Conselhos de Medicina juntamente com o Ministério Público Federal tiveram que mover uma ação civil pública,que tanto indignou o Juiz Federal que a julgou,que liminarmente ele mandou parar com aquilo, sob pena de pesadas multas e prisão.

Mesmo assim existem muitos médicos e não- médicos que exercem as mais variadas "terapias", muitas vezes de modo combinado, e só atendem pacientes particulares. Isso configura infração legal, exercício ilegal de profissão, propaganda enganosa, etc. Mas mesmo com denúncias a Justiça é lenta para julgar casos individuais, pois não há peritos oficiais de algo de que não existe apenas médico para opinarem como peritos, mas jornalistas e órgãos de comunicação voltam e meiam dão um valor incomensurável a métodos que chegam às raias do absurdo, como recentemente se viu com pessoas que dizem não se alimentar de nada, apenas da luz solar e gozarem de boa saúde, ou da urino terapia, auto-explicativa. E há jornalistas que dão valor a isso...

Considerações finais

A comunicação entre médicos e jornalistas, é um princípio importantíssimo. A informação médica não pode e não devem ficar limitada a seus profissionais, pois além de um direito, é mais do que um serviço obrigatório do profissional médico bem informar a seu paciente individualmente ou de modo coletivo, via imprensa. Isso deve ser feito sem intenções mercantis ou mesmo vaidade, e sim ligado rigidamente aos princípios éticos, cujas normas podem por todos ser obtidas nos Conselhos da classe, que também podem esclarecer casos especiais e pontuais.

O jornalista que cobre todas ou muitas áreas tem grandes chances de entrevistar uma fonte errada e conseqüentemente dar informações também equivocadas ao público – sua responsabilidade, do ponto de vista ético, é a mesma do médico. Uma maior especialização de jornalistas ou a presença de um médico nas redações são pontos abordados e polêmicos, mas que talvez possam ser um tipo de solução. De qualquer modo, agir com prudência, checar dados antes de publicar ou colocar no ar alguma coisa é um meio relativamente simples de conseguir credibilidade a uma dada matéria:a questão do tempo nos órgãos de imprensa diários é um dado a complicar mais a situação, mas cabe aos profissionais de imprensa, e não de medicina, procurar os melhores meios de aliviar esse tipo de situação.

Jornalismo e Saúde podem e devem anda juntos. Obedecendo a princípios, honestidade, responsabilidade e conhecimento, todos saem ganhando, em especial a sociedade, que é a real beneficiária dessa relação que deve ser sempre aprimorada.

Capítulo 4

Del interés público al interés del público (Temas)

Los médicos valoran la información por la trascendencia; los periodistas por su interés público, los empresarios por la capacidad para atraer. Cómo congeniar estas posiciones en bien de la salud pública. Análisis de temas claves.

¿Qué temas médicos aparecen en los medios? A simple vista, pareciera que todo es lo mismo. Mirando en detalle, surgen los matices. Algunas notas hablan de la vida, otras de la muerte. Hay historias de esperanza y de tragedia, de injusticia y de solidaridad, de discapacidad –dolor- vejez, y de belleza-vitalidad-consumo; de lo que la medicina puede y debe hacer, y también de lo que debería abandonar.

Si se sigue buscando, se encontrarán notas de medicina secundarias a eventos. En la sección Política, cuando explican la naturaleza de la enfermedad o el tratamiento que recibe una persona pública; en Policiales, cuando se describen los hallazgos de la autopsia tras una muerte dudosa; en Turismo, en el recuadro que recomienda las vacunas necesarias para el viaje. En los suplementos dominicales más profundos, cuando el especialista en salud es llamado a participar de notas sobre temas como el derecho al aborto o a la muerte digna.

En las próximas páginas, se dibuja un panorama general y se ofrece el análisis de cuatro temas: medicamentos, calidad médica, medicinas alternativas y complementarias, y HIV-Sida.

4.1 Los temas más importantes, los más atractivos, los más polémicos, y los olvidados

¿Cuáles son las notas más importantes? Los médicos valoran la información por la trascendencia. Los periodistas por su interés público. Los empresarios (de uno u otro lado) por lo que venden o por su capacidad para atraer público.

La disparidad de criterios puede observarse también en el tratamiento de los temas. Analicemos una cobertura clásica de los diarios, como es un transplante de órganos. El paciente y sus médicos solo concentran la atención de los medios el día de la cirugía. No parece ser noticia lo que es verdaderamente importante: si el paciente está vivo o no, y en qué estado, a los cinco años de recibir el órgano trasplantado. Rara vez se profundiza en el aspecto jurídico que está detrás de las largas listas de espera y por lo general se prescinde del análisis de cuánto dinero se hubiera ahorrado apostando por la prevención en los casos que es posible. La razón de esto es que números y leyes no generan emoción.

El brasileño Alberto Dines, presidente del Instituto do Desenvolvimento do Jornalismo, critica otro aspecto: el espíritu de la efeméride que hace que, por ejemplo, en el día mundial de la lucha contra el sida los medios "muestren su poder de fuego y su capacidad movilizadora y al día siguiente se olviden del que tal vez sea el mayor desastre de la historia de la humanidad." El virus no tiene feriados, ni descanso, ni se deja impresionar por los discursos, destaca Dines. Construir la salud es un trabajo de todos los días, pero la solución, no es repetir temas. Es, agrega Dines, que la información sobre salud sea presentada de forma de dejar residuos.

Lo que divulga la prensa es una pequeña parte de lo que a diario llega a las redacciones. Y lo que llega, una parte infinitesimal de lo que ocurre en el mundo. ¿Cómo se seleccionan? Los investigadores catalanes Juan Rodés y Antoni Trilla afirman: "El periodismo carece de metodología científica. Los factores que influyen en la selección de noticias son varios: características del medio, oportunidad relativa, competencia con otras noticias e imitación de otros medios (efectos cascada). Es una cuestión intuitiva y depende casi enteramente de la visión que los editores tienen de los intereses de su público." De esos mismos factores depende su enfoque. No se anuncia de la misma manera el lanzamiento de un medicamento en un diario local, donde la noticia es recibida por potenciales consumidores, que en una revista económica donde es leído además por potenciales accionistas.

Existen además diferencias regionales. Un estudio mostró que en una de cada cuatro notas médicas publicadas en Chile, el tema era la relación entre la salud y el medio ambiente (Santiago es una de las ciudades más contaminadas del mundo) mientras que salud y desarrollo eran el tema prioritario en Bolivia. En Ecuador, en tanto, cuando se hizo una encuesta entre jóvenes acerca de cuáles temas les interesaba tener más conocimientos, uno de los más citados fue el alcohol: cómo reconocer a un alcohólico, que hacer si se tiene en casa una persona con esa enfermedad.

"Las notas de salud y ciencia figuran habitualmente entre las diez más leídas del sitio online del diario La Nación, y aunque temas como el colesterol, obesidad y terapia de reemplazo hormonal suelen ocupar el tope del ranking, contra la creencia difundida en las salas de redacción, hay otros más "difíciles" que también capturan el interés del lector", asegura la jefa de la sección, la periodista argentina Nora Bär. Es por eso que la pregunta "¿cuáles cree que son los temas o enfoques que interesan más al lector?" tiene múltiples respuestas.

Cuando indagué en a un grupo de periodistas brasileños - por medio de un cuestionario de respuestas cerradas - hubo unanimidad en cuanto al interés de la población por los problemas de salud pública, por ejemplo un brote de dengue en la región. Wilson Gasino, del Jornal de Londrina lo explicó así: "Los temas de salud pública tienen mayor fuerza e interés porque hacen parte del día a día. En el área de investigación hubo una cierta pérdida de credibilidad los últimos años en función de informaciones contradictorias y que cambian a cada momento". Otra respuesta marcada entre las preferidas, fue enfoques temáticos y énfasis en personas y servicio. Un ejemplo de ello sería una nota de obesidad, con un test fácil de hacer sobre índice de masa corporal, tablas de calorías, un gráfico donde se comparen los medicamentos que ofrece el mercado y guías con información sobre centros de tratamiento. El último lugar del ranking de interés lo ocuparon, para los periodistas brasileños que consulté, las polémicas científicas.

En los medios, los editores generales son los que tienen la última palabra. Siendo generalistas, sus opiniones no siempre coinciden con las de los editores de sección, que son especialistas. ¿Qué enfermedades son más importantes para ellos? ¿Las más graves? ¿Las incurables? ¿Las nuevas? Un estudio británico contabilizó la cantidad de artículos publicados en tres periódicos (The **77**

Guardian, Daily Mirror y Daily Mail) del Reino Unido en relación a enfermedades y lo comparó con el número de muertes necesarias para ganarse el lugar en la prensa. Así, mientras que pareciera que hacen falta 4.444 muertes por cigarrillo para que salga un artículo sobre tabaquismo, y 1.375 para que los editores se animen a publicar una nota sobre enfermedades mentales, la relación disminuye mucho para las enfermedades nuevas: 22,5 para sida y 1,5 para la enfermedad de Creutzfeld- Jacob, la variante humana de la enfermedad de la vaca loca.

Otra forma en la que los editores clasifican las noticias es en base a los supuestos intereses del destinatario: temas femeninos, temas juveniles, temas para empresarios, temas para jugadores de golf. Las primeras notas sobre el sida, cuando esta enfermedad aún no tenía ni nombre, y los afectados eran todos homosexuales, fueron publicadas en la prensa gay de Estados Unidos. La primera fuera de ese circuito, y que noticiaba el informe científico donde se describían cinco casos, fue la publicada por Los Angeles Times: era un tema de interés local, ya que todos los enfermos eran de la zona. Recién un mes después, los diarios The New York Times y Washington Post reconocieron que ahí había un tema que podía interesarle a sus lectores.

Los medios hacen las notas para el público que tienen, pero de manera periódica se despiertan, vencen la inercia, e intentan hacer productos a gusto del público que quisieran tener. Si el departamento de marketing asegura que una revista de información general está atrayendo sólo público masculino, la reacción del director es previsible: pedirá a sus editores un par de notas "más femeninas". Es decir, siguiendo la lógica antes mencionada: belleza, o hijos.

La clasificación por nicho tiene límites temáticos generados en parte por prejuicios enraizados, pero también en investigaciones de mercado. La mujer es la principal consumidora de temas de salud en general, pero los programas femeninos que se emiten en todo el mundo se apoyan en la que se ha llamado "la divina trinidad": menstruación, obesidad y menopausia. "Los médicos no le dan importancia a las quejas de las mujeres", justificó la presentadora Isabel Vasconcellos del programa brasileño "Saúde Femenina". Se sabe, sin embargo, que los asuntos que le interesan no son sólo femeninos. Ella es la que administra la salud del marido, los hijos y los padres. Además – se descubrió – tiene cerebro. Y piensan..

En las revistas de información general se ha detectado otro fenómeno peculiar: las notas de medicina se dividen entre las de prevención y las de alta tecnología. La periodista brasileña Ruth Elena Bellinghini hace la siguiente crítica: "Falta lo del medio, lo que hay entre evitar una enfermedad, y tener que recurrir a la alta tecnología. Cómo administrar una enfermedad que apareció a pesar de todos los cuidados". Su colega Heliete Vaisman agrega otra crítica: "Las historias de salud sólo venden – se alega- si tienen un final feliz, si muestran un camino positivo a seguir, si son "lea la receta" para una legión de personas ávidas por soluciones fáciles para problemas que van desde la uña encarnada hasta el mal de Alzheimer. Quien pretenda recorrer el camino realista y mostrar, además de ese lado el otro, y el reverso del reverso, es considerado aguafiestas..."

El interés de los jóvenes es un área de estudio importante para las empresas periodísticas, que invierten bastante dinero en sondear sus intereses. La curiosidad tiene un motivo: ellos representan el futuro, los que van a permitir la permanencia del medio. "¿Qué le vamos a preguntar a los adolescentes si ellos no saben lo que quieren?" me señaló incrédula una editora amiga en Buenos Aires. "Contesto hace una década consultas de adolescentes, y las preguntas no han variado", asegura el psiquiatra y periodista brasileño Jairo Bouer. "Son básicamente de tres tipos: las preocupaciones típicas del inicio de la vida sexual, las transformaciones del cuerpo, y las dificultades de relacionamiento", enumera.

Para los adultos, intentar entender el mundo de sus hijos es un desafío mayor que el de hacer diarios para marcianos. Contra lo que podría esperarse, las fronteras del futuro, como órganos de repuesto, clonación, células tronco parecerían no ser un tema de interés para los jóvenes, según las encuestas. En Brasil, hicieron un estudio sobre las cartas de lectores publicadas de adolescentes y jóvenes menores de 25 años y la mayor parte eran preguntas sobre cuestiones psicológicas, seguidas por las de sexualidad, y en tercer lugar las de salud en general. Dentro de éstas, la mitad correspondían a estética y problemas de la piel. La nutrición y los ejercicios físicos ocupaban el 20%. El embarazo estaba en cuarto lugar, salud reproductiva y sexual en el quinto y enfermedades de transmisión sexual en sexto. No parece que la nueva generación quiera dar sorpresas.

Encuestas de este tipo ayudan a definir los temas que publican os medios, pero el interés declarado del público no manda de manera absoluta. Encuadrándose en la filosofía del medio, es el editor de cada sección el que selecciona lo que considera significativo, lo que se dice de cada tema. La cúpula editorial vuelve a intervenir para decidir (en algunos casos, de manera democrática, en otros no tanto) qué merece ocupar la tapa y qué apenas una noticia corta, o qué aspecto se destaca para el título. Los criterios allí son personales, racionales en algunos casos, viscerales en otros. Un consejo que da el periodista argentino Jorge Fernández Díaz, ex director de la revista Noticias, es que cada editor debe preguntarse a si mismo si pagaría el precio del ejemplar sólo para leer la nota que pretende publicar.

Proponer temas en base a las cartas o llamados que llegan de los lectores es otra estrategia. "Existen paradojas", refiere Lucia Helena Oliveira directora de la revista Saúde, de Brasil. "Las notas que generan más contactos por parte de los lectores no son, según muestran nuestras encuestas, las más leídas. Cuando queremos subir las ventas, ponemos en la tapa una nota de corazón. Las enfermedades, y los problemas más comunes, como gastritis también venden. La neumonía asiática es importante, pero no vende revistas".

Una ya vieja discusión es si los medios tienen que divulgar lo que la gente quiere (o los estudios de marketing o índices de venta o comentarios on line indican que la gente quiere) o lo que la gente necesita. Llevando como lema estas dos respuestas, el mundo de la comunicación se divide en Montescos y Capuletos. De forma general podría decirse que unos se atrincheran en las empresas periodísticas y los otros en las universidades. Las excepciones a esta rivalidad son escasas. "Es necesario que el periodismo sea sensible a los intereses y necesidades de los lectores, y que al mismo tiempo muestre aquello que de otro modo las audiencias no sabrían", propone conciliador el sociólogo Silvio Waisbord, de la Universidad Rutgers de New Jersey, EEUU.

Preguntas más comunes

¿Qué temas quiere la gente?

Psicólogos y sociólogos relacionan varios niveles de necesidades que las personas buscan satisfacer a través de los medios. A cierto nivel, los medios ayudan a la necesidad de supervivencia. Eso motivaría, por ejemplo, a los jóvenes con vida sexual activa a buscar información sobre cómo prevenir el HIV aunque ya no parezca ser una noticia para nadie. En un segundo nivel, las personas buscan mantener o mejorar la calidad de esta supervivencia. Las notas que enseñan maneras de alimentarse mejor, a controlar la presión arterial o a elegir un tratamiento médico, sirven a esto y gratificarían mucho a las personas porque tienen aplicación inmediata. Hay temas que satisfacen otra necesidad humana: la de diversión. En este terreno entran muchas noticias vinculadas a la sexualidad: proporcionan conversación y estimulan el pensamiento.

¿Qué temas son los más importantes?

Si se acepta el rol creciente de los medios en la salud pública, los temas más importantes son los que difunden de normas de prevención y detección precoz de enfermedades. Enfermedades comunes como el cólera o la deshidratación continúan diezmando a la población sin que se vea una respuesta suficiente en los medios. Los problemas cardiovasculares amenazan pasar del 5to al primer lugar de importancia en el 2020. Prevenirlos requiere difundir información sobre la dieta, el ejercicio, el hábito de fumar y el manejo del estrés. En segundo lugar, según prevee la Organización Mundial de la Salud, estarán los problemas relacionados con la salud mental. Los medios pueden, y deben, ayudar a enfrentarlos y a aceptarlos.

¿Qué temas ofrecen más retorno para los médicos (fuentes)?

Esta respuesta no es única. Hay oleadas, modas. A finales de la década de los 90, el HIV-sida convirtió a los infectólogos en estrellas. Pasaban la mañana en el hospital, pero la adrenalina corría por la tarde, cuando se dedicaban a dar entrevistas periodísticas. Años más tarde, el panorama mudó. A inicios del 2000, ya ofrecían garantía de micrófono sólo los temas que tocaban la vanidad. Así, los especialistas en obesidad, dermatología, sexualidad y – no por casualidad -psiquiatría concentraban los flashes, mientras que los oncólogos, para citar sólo un ejemplo, sólo eran requeridos en el caso de que una celebridad confesara su enfermedad.

¿Qué temas son los más complicados?

No hay obstáculo técnico que no se pueda saltear con paciencia, esfuerzo y una buena colaboración experto – periodista. En temas de alto contenido social, hay dificultades ideológicas. El consumo de drogas, por ejemplo, es abordado por los medios, de cuatro maneras diferentes:

* aterrorizante, centrada en los problemas que genera,
* moralista, condenándolo como un comportamiento antisocial y autodestructivo,
* técnico científico, con datos y estadísticas, y
* policíaco, carente del costado médico.

Todos estos enfoques tienen sus limitaciones y cualquiera haya sido el tenor adoptado, no es raro que el medio después reciba críticas.

4.2 Particularidades de algunos temas

4.2.1 Medicamentos

Pareciera que no se puede salir satisfecho de un consultorio médico sin una receta. Los humanos tienen fascinación por el consumo de drogas y esa necesidad vital se ha trasladado a la prensa. La información correcta sobre este tema, ya sea sobre nuevos productos o nuevos usos de productos viejos, y la difusión de fármacos poco conocidos es hoy juzgada imprescindible por el paciente-consumidor. Pero hay otras explicaciones de por qué los remedios generan tantas notas periodísticas

La mayoría de los países restringe la publicidad de remedios en los medios masivos. Las empresas farmacéuticas entonces los divulgan a través de noticias. Esto no adquiriría el sentido que tiene si sólo funcionara como apoyo, y fuera exclusivamente el profesional el que decidiera el uso de los fármacos. Pero es sabido que no es así. La automedicación es una cuestión cultural, que abarca desde el té de hierbas que hace la vecina, hasta antibióticos potentes. El gobierno finge que el consumidor no se automedica; el farmacéutico finge que el que expende los productos es siempre un diplomado y lo hace únicamente cuando le presentan una receta médica, y los medios - la mayor parte del tiempo - fingen que está todo bien. Pero no lo está.

"La publicidad puede estar contribuyendo a la reducción de la tolerancia al desconfort, al aumento de la conciencia de los signos corporales como problemáticos, y la preferencia para soluciones rápidas", escribieron el psicólogo Mark Thompson, y el médico Steven Freedman en CW online. Su opinión se refería fundamentalmente a la realidad norteamericana, donde sí está permitida la publicidad de productos éticos directo a los consumidores. De acuerdo a un informe de la Fundación Familia Kaiser, el incremento en la inversión publicitaria tiene como respuesta un aumento en las consultas médicas por condiciones tratadas por drogas que reciben publicidad en ese período. La prensa, es evidente, tiene un lugar destacado en la era de los pacientes –consumidores (ver capítulo 8).

Un grupo de medicamentos de gran importancia para los medios de comunicación, y viceversa, es el de las "lifestyles drugs", fórmulas que no están destinadas a curar enfermedades sino a mejorar la calidad de vida. Incluye una gran cantidad de fórmulas entre las que se cuentan drogas para la calvicie, cremas antiarrugas o promotores de la erección. Por su relación con el hedonismo, siempre encuentran espacio en los medios, y tienen en ellos los principales divulgadores. Los analistas de mercado estiman que conjurar la vejez dará más dinero que dilatar la finitud de la existencia.

La industria tiene otras puertas que se abren, y pocos conocen lo que hay atrás de ellas. Un punto importante a ser destacado es el hecho de que aunque la ciencia avanza a pasos cada vez más rápidos, el número de productos farmacéuticos con ingredientes totalmente nuevos cae. En este panorama, el área de biotecnología seguirá recibiendo mucha difusión porque es la que promete traer a los botiquines productos nuevos, y se confía que la genómica pueda renovar la oferta de medicamentos. ¿Qué se espera que salga de allí? Sustancias con costos relativamente elevados que, a diferencia de las actuales, serán diseñados casi a medida, para grupos humanos pequeños. Su financiación a través de programas estatales o privados va a ser muy discutida.

La cobertura de noticias que involucra medicamentos suele tener visos de propaganda, pero no siempre es así. La prensa divulga también cuando fallan, cuando dañan, cuando faltan, cuando sobran, cuando cuestan demasiado caros, cuando son falsos, y cuando se los retira del mercado. Los efectos colaterales, las publicidades encubiertas y la manipulación de datos por parte de investigadores y empresas, por ejemplo, ya ocuparon muchos centímetros, sobre todo en la prensa norteamericana. Otras áreas de turbulencia para las industrias son las relacionadas con el aspecto económico como la política de precios, o el acceso por parte de la población carente.

Los peores titulares más negativos aparecen sin duda cuando se divulgan muertes por un medicamento. La respuesta más habitual de los laboratorios fabricantes es que "ese deceso se sitúa dentro de los parámetros esperados", o que el paciente en cuestión tenía tal o cual factor de riesgo. Todo suele ser verdad. La prensa y los médicos entrevistados deben sin embargo preguntarse: ¿Será que en las notas que realizó en ocasión del lanzamiento se hizo el hincapié necesario en las contraindicaciones o los efectos indeseables posibles?

El dinero que mueve la industria dentro de los hospitales es también oro en polvo para una cobertura crítica. El diario The New York Times le dedica con frecuencia espacio a los conflictos éticos, por ejemplo aquellos relacionados con el hecho de que las empresas les pagaran a los médicos por cada paciente que estos conseguían enrolar en un estudio clínico. "Los pacientes se han convertido en commodities, comerciados por empresas de ensayos y médicos" escribieron Kurt Eichenwald y Gina Kolata en un amplio informe, que demoró 10 meses de investigación, y en el que fueron escudriñados miles de documentos de la industria.

En la prensa de países como Brasil o Argentina hay tradicionalmente más complacencia en estos aspectos, pero la cobertura debería aumentar, ya que los ensayos en humanos, no paran de crecer. Sólo la ayuda de la prensa investigativa, que controle que los involucrados adhieran estrictamente a las normas éticas y, al mismo tiempo, realizadas por periodistas inteligentes capaces de hacer una cobertura equilibrada a esta fase imprescindible de la investigación, puede impedir que los individuos sean, o se sientan, ratas de laboratorio.

Todo indica que la presencia de los productos farmacéuticos va a aumentar en los medios. Por interés del público, pero también del sector que podría verse obligado a un mayor contacto con los ciudadanos en los próximos años En un escenario global de menor protección a las marcas, mayor presión por la transparencia y excesiva competencia comercial, las empresas van a valorar tener a los periodistas como aliados.

 **Fue noticia: Dos historias de éxito (para la industria)**

"Si todavía no hay una canción popular sobre el Prozac", se leía en las páginas del British Medical Journal "pronto la habrá". Este fármaco había entrado a la historia como el mejor fruto del matrimonio industria-prensa.

No debe existir medio alguno que no haya dado espacio a este antidepresivo. Algunos lo alababan, otros no, pero lo que era importante: se hablaba. Algunos se ceñían a los hechos, otros especulaban, y no faltaban los que querían mostrar un enfoque original y se preguntaba qué significaba esa pastilla para la humanidad que daba sus primeros pasos en la posmodernidad.

El libro "Listening to Prozac" del psiquiatra Peter Kramer se mantuvo bastante tiempo en la lista de best sellers del The New York Times. Psicofarmacología y filosofía, mezclada con casos reales fueron parte del atractivo. Poco después, en las propias tapas, las revistas TIME y su competidora Newsweek aseguraba que la ciencia permitirá cambiar su personalidad con una píldora. Un medicamento que era, según los medios, "tan familiar como un Kleenex, y tan aceptado socialmente como el agua mineral". Unas notas que en un primer momento hicieron referencia a unos casos de suicidio relacionados con su ingesta, no opacaron su brillo.

Esta historia tenía muchos atractivos. Los misterios de la mente, el secreto de la sonrisa permanente, y el enfrentamiento deportivo entre los seguidores de Freud y los que piensan que los problemas de la vida pueden resolverse con buena voluntad y una ayudita de la química. La felicidad podía por fin comprarse. Peter Pan y Campanita tenían razón: todo puede lograrse con fe, coraje y polvo de estrellas.

Cuatro años después, otro hito, superó al anterior. El Viagra. El producto era tan atractivo que el principal trabajo de los encargados de Relaciones Institucionales de Pfizer en los años que siguieron a su lanzamiento fue direccionar los pedidos de la prensa. El diamante azul nunca dejó de ser noticia, inspiración de viñeta humorística o tema de editoriales hasta de los medios más serios. Siguiendo el padrón del Prozac, esta otra "píldora maravillosa" (ver capítulo 3), se introdujo en las secciones de economía, policiales, y conversaciones con celebridades. Llegó a reemplazar a las mujeres bonitas en la publicidad de autos. Y en más de un país fue mencionado por políticos que prometían al pueblo levantar la autoestima nacional.

Fue noticia: Dos historias de éxito (para la prensa)

David Willman, de Los Angeles Times ganó el premio Pulitzer en 2001 por una investigación que le llevó dos años, y que profundizaba en la aprobación fraudulenta de siete drogas que causaron la muerte de más de 1000 pacientes. Su investigación mostró que una categoría de evaluación acelerada llamada "fast track" permitió la aprobación de drogas de las que los propios especialistas sospechaban efectos deletéreos severos. Aunque esta vía rápida fue creada para drogas que podrían salvar condiciones muy graves, había sido usada en provecho de las empresas para sacar al mercado con menos estudios, una cantidad importante de antialérgicos, analgésicos, antiácidos y antibióticos.

Otro caso modelo fue realizado en un periódico norteamericano de apenas 60.000 ejemplares, el Tallahassee Democrat. La periodista Paige St. John desconfió de la explicación del hospital por la muerte de una mujer tras una cesárea, investigó y desnudó la trama que ocultaba los defectos de diseño de la bomba que dispensaba el anestésico. Su investigación fue trabajosa. Primero, descubrió a dos grupos médicos independientes que ya habían emitido alertas sobre estas bombas de infusión; después, un informe de difícil acceso en el que las propias autoridades sanitarias reconocían 141 muertes relacionadas con las mismas. En Internet encontró más casos, y con la ayuda de la familia de la víctima que originó su investigación consiguió documentos claves. La parte más difícil fue encontrar expertos que quisieran declarar. Hasta que encontró una tesis doctoral canadiense, que la condujo a unos investigadores que llevaban años alertando del problema y que nunca habían conseguido ser escuchados.

4.2.2 Calidad médica

Cuando el cirujano Ernest Amory Codman hizo lo impensable – medir y publicar qué grado de éxito o fracaso tenía con sus propios pacientes – arruinó su carrera. Sus colegas dejaron de mandarle pacientes y la sociedad científica a la que pertenecía casi lo despide. Pero eso ocurrió en el Boston de principios de siglo XX. Ahora, no sólo los médicos están un poco (sólo un poco) más dispuestos a investigar, sino que la prensa está presionando cada vez más por la transparencia. Atrás de eso hay consumidores cansados de conocer mejor la performance de sus coches, que la de sus médicos.

¿Cómo pueden ayudar los medios a sus lectores a la hora de elegir un médico? No alcanza con que un paciente amigo salga vivo del quirófano para afirmar que su cirujano es bueno. Ni tampoco sería cierto lo contrario. La bibliografía científica registra distintas maneras de medir calidad médica. Una de ellas clasifica la mala atención en tres grandes grupos: sobreuso, infrauso y mal uso. Explicado de manera simple, sobreuso es cuando se medica o interviene de más. Infrauso, cuando el tratamiento no llega al paciente que lo necesita, y mal uso cuando llega al paciente equivocado. Una evaluación así está por lo general fuera del foco de la prensa. La amputación de la pierna equivocada sería el caso límite del mal uso, y la única considerada noticia en sentido clásico.

Los medios, hasta no hace tanto, difundían sólo lo mejor y lo peor, las proezas y los errores. Pero en su nuevo rol de consumidor, el paciente exige otro tipo de información. Y los medios se la están dando. En 1973, Newsday fue pionero al publicar las tasas de mortalidad de los hospitales de Long Island, mostrando que las chances de salir vivo de una cirugía de by pass era 9 veces superior en el hospital considerado "el mejor" si se lo comparaba con el último de la lista. En 1991, el mismo medio y el mismo autor (David Zinman) hizo una lista similar, pero de los cirujanos.

Cuando en la revista Noticias de Argentina decidimos hacer, por primera vez, un ranking nacional de calidad hospitalaria enfrentamos grandes dificultades. Ni el ministerio de Salud, ni la secretaría de Defensa del consumidor, ni la Asociación Médica daban información. Un velo denso cubría hasta los centros estatales o universitarios. Sabíamos que los grandes grupos económicos propietarios de hospitales privados gastaban mucho dinero midiendo la calidad médica que ofrecían, pero éramos concientes de que no son amigos de difundir esos dossiers. Y no encontramos ningún "arrepentido" con ganas de hacernos llegar esa información. (Años más tarde, la nota se repitió con más éxito, gracias a la existencia de un órgano certificador de calidad asistencial).

La revista US News and World Report publica cada año el ranking de los mejores hospitales de EEUU, y la revista Le Point lo hace de Francia. La elección de las categorías que destaca la prensa no es casual: entre las cirugías, la de incontinencia urinaria pensando en las lectoras, y la de ligamentos para los hombres más jóvenes, por ejemplo. La evaluación se hace en base a múltiples fuentes y es una obviedad decir que en el mundo desarrollado hay más disponibilidad de datos oficiales. Pero lo que interesa aquí es el rol activo de los medios. Los periodistas envían unos cuestionarios a los centros médicos. Y esperaran la respuesta. En las dos publicaciones, el número de respuestas fue creciente con los años, debido a que ambas mencionan explícitamente en sus páginas si el hospital colabora o no enviando información.

Los errores médicos son un tema clásico de la prensa, en general tras la denuncia por parte de una víctima. O sea pocas veces. No debiera ser así. La Asociación norteamericana de Periodistas de Salud, destaca que en EEUU un paciente de hospital tiene un 6% de chance de sufrir un error cuando le administran su medicación. Error no quiere decir, la mayoría de las veces, que al enfermo le dan morfina en lugar de aspirina. Pero sí que no recibe toda la medicación que necesita, o reciben la que no necesita. Y entre las causas están que el personal escribe mal la prescripción, o la lee mal, o se olvida de algo, o hace mal las cuentas. Si sorprende es justamente porque los hospitales en general, y los médicos en particular, guardan celosamente esta información.

El The New York Times resaltó esta cuestión en su primera plana en el año 1976, y a partir de entonces el tema recibe atención en los Estados Unidos en forma periódica. Hay estudios que muestran que en un hospital escuela clásico, errores médicos prevenibles afectan cada semana a dos pacientes. Por supuesto, la mayoría no son casos graves, pero se ha calculado que revertir cada error cuesta en promedio 2000 dólares en tratamientos que de otra manera serían innecesarios. De hecho, muere más gente por errores médicos que por accidentes industriales. Y este

84 fenómeno podría ser global.

Enfrentando numerosos e inusitados obstáculos de naturaleza corporativa, la prensa ha encontrado otras formas de abordar estos temas. Una investigación de Datafolha, Instituto dependiente del diario brasileño Folha de Sao Paulo, recabó la opinión de más de 2000 médicos para una comentada nota sobre los peores planes de salud del país. Los médicos evaluaron a los mismos por parámetros que iban desde interferir en el tiempo de internación o no respetar el periodo pre operatorio, hasta restringir exámenes o dificultar el cobro de los honorarios. El New York Daily News hizo una comentada serie de seis notas sobre "Los 15 médicos con más demandas de Nueva York". El 2% concentraba el 30% de las condenas.

Con un enfoque totalmente diferente, la periodista Lisa Gubernick, del Wall Street Journal, hizo una gran nota apenas con su propio dolor de espaldas. La cuestión es que ella misma visitó ocho especialistas, y obtuvo por supuesto ocho opiniones diferentes. Y ocho tratamientos. Más allá de la anécdota, puso en evidencia que incluso en las ciudades importantes del Primer Mundo, los pacientes reciben una sorprendente variedad de tratamientos para la misma enfermedad. En enfermedades crónicas, se estima que las chances que tiene un paciente de recibir el cuidado adecuado son apenas del 60%.

Hay quienes piensan que la prensa debería modificar la cobertura de los errores médicos, dejando de personalizarlos en un individuo, ya que la mayoría de las veces, cuando se amputa la pierna equivocada, se dosifica mal una droga o se diagnostica mal no hay un único responsable. Centrar las historias en personas con nombre y apellido no contribuye a mejorar el sistema. Pero ayuda a destacar el tema, y a vender diarios.

4.2.3 Medicinas complementarias y alternativas

Los consumidores de salud las requieren, los planes de salud las ven como alternativas baratas, los hospitales comenzaron a aceptarlas, o al menos a estudiarlas. Y la prensa?

El tema de las medicinas alternativas o complementarias es encarado en los medios con la misma pasión y falta de objetividad que un partido de futbol. Hay diferencias entre los medios, y también entre los países. Hace unos años, un estudio publicado en el British Medical Journal, señalaba que del total de las notas de salud, la proporción que hacía referencia a medicinas complementarias era considerablemente mayor en el Reino Unido (15%) que en Alemania (5%). Curiosamente, en las primeras, y en contraste con la actitud mostrada en las notas médicas en general, las de medicina complementaria eran muy positivas.

Fitoterapias, homeopatía, acupuntura, medicina ayurvédica. La divulgación seria de estos temas enfrenta grandes dificultades. El escepticismo hacia las terapias naturales no es filosófico. Al fin y al cabo, hasta hace poco la industria farmacéutica se limitaba a tratar de fabricar sustancias que la naturaleza ya sabe hacer sin necesidad de una fórmula escrita. Pero la escasa credibilidad y universalidad de los pocos estudios que existen sobre las terapias naturales es un motivo para la desconfianza. Además, la preparación técnica y certificación de los profesionales que las utilizan es más variable y difusa que la de los médicos apegados a la tradición científica.

En nombre de los consumidores, médicos y periodistas tienen la misma necesidad de información sobre este tema. Y juntos pueden hacer mucho por incorporar criterios de calidad, profundizar en la idoneidad de los fabricantes, investigar publicidades que puedan ser engañosas y alertar sobre efectos colaterales e interacciones. Según el brasileño Isaac Epstein: "Los medios pueden ayudar a aguzar el sentido crítico. Los más peligrosos no son los que venden aguas mila-grosas, sino los que dicen tener evidencias que en realidad no lo son." Los primeros, se aproximan a cultos, por lo general familiares, que obedecen a otras razones (ver capítulo 6).

Cada vez que se quiere cruzar las fronteras entre las dos medicinas se hacen olas. Los editores de la revista de la Universidad Federal de São Paulo (Unifesp) también recuerdan un record de cartas cuando fue anunciado el funcionamiento de un grupo de estudio en homeopatía en su escuela de medicina. La revista The New England Journal of Medicine generó un revuelo entre sus lectores después de definir a la medicina alternativa como "irracional y peligrosa". "Lo que más separa de la medicina alternativa, en nuestro punto de vista, es que no ha sido probada científi-camente y que sus promotores nieguen que esto sea necesario", escriben Marcia Angell y Jerome Kassirer. . . Ya es hora que la comunidad científica le quite la libertad a las medicinas alternativas. No puede haber dos tipos de medicina: convencional y alternativa. Sólo hay medicina que ha sido probada adecuadamente, y la que no, medicina que funciona, que puede funcionar o que no funciona. Una vez que se ha probado que funciona, ya no debería considerarse alternativa."

Una de las pocas excepciones al tratamiento periodístico habitual está en el curriculum vitae del bioquímico y periodista Terry Monmaney de Los Angeles Times. Monmaney convenció a sus editores a realizar una investigación poco habitual en los diarios. Llegó a contratar los servicios de un laboratorio analítico con experiencia, y confirmar los resultados más controvertidos mediante el análisis en un segundo laboratorio. "Decidimos hacer ensayos con la hierba de San Juan, muy usada para la depresión, porque habíamos encontrado una gran falta de información científica objetiva en relación a la calidad" dijo Monmaney. "Después de mucha investigación, dice Mon-maney, encontramos problemas serios con la calidad de muchos preparados." El resultado se publicó en una serie de cuatro notas cuyo título general es elocuente: "Alternative Medicine: The $18 Billion Experiment" (Medicina alternativa, el experimento de 18.000 millones de dólares).

Desde el punto de vista periodístico, la fuerza de las medicinas alternativas no reside en el negocio sino en los testimonios que ofrecen quienes creen haber sido curados tomado una in-fusión de raíces o inyectándose veneno de serpiente. Lamentablemente los medios, aun aquellos que no les tiemble el pulso al contrariar mafiosos peligrosos, pocas veces se animan a enfrentar creencias populares.

4.2.4 Sida

Los medios están consiguiendo informar que el sida puede llevar a la muerte?, preguntaba el site brasileño Observatorio da imprensa (www.observatoriodaimprensa.com.br) a fines del año 2003. Entonces, el sida ya no era un asunto nuevo en la prensa. Pero la pregunta no carecía de actualidad.

Como en ninguna otra enfermedad, las cámaras estuvieron presentes desde los comienzos de la epidemia, dos décadas antes. A pesar de ello, un 63% de las 370 personas que votaron en la urna electrónica contestaron NO. Si esto es así, el mundo está en problemas.

La gran emergencia del sida creó retos sin precedentes para los periodistas: cómo transmitir el mensaje, cómo evitar los propios prejuicios, cómo afrontar la desigualdad, la pobreza, el sexismo. El uso de eufemismos, para no herir la sensibilidad del público, puede haber tenido su peso en el aumento de casos. Salvo excepciones, los periodistas decían "'contacto íntimo'" cuando debían decir "'sexo anal'".

A lo largo del tiempo, los abordajes pasaron por muchas transformaciones. En un primer momento, el sida era tratado como la "peste gay", que sólo atacaba a hombres homosexuales. Después pasó después a ser retratada como enfermedad de artistas para, recién en una tercera fase, mostrar que podía afectar a cualquier persona. El último período la mostró como un problema de negros y pobres.

Tal desplazamiento observado en los medios de comunicación, encuentra paralelo en la propia transformación de la configuración del sida en términos médicos, epidemiológicos y socioculturales y la transformación del concepto de "riesgo", propio de los años 80, en "vulnerabilidad", utilizado en los años 90. Recién cuando el sida se configura como una pandemia, la concepción de "grupos de riesgo" avanza hacia "comportamientos de riesgo", en la que el individuo es responsabilizado por la prevención o no de la enfermedad. A partir de 1989, el concepto de vulnerabilidad que no se limita al comportamiento personal sino que abarca el contexto social. Según la investigadora brasileña Rosana de Lima Soares, los medios de comunicación no divulgaron los conceptos de "comportamientos de riesgo" y "vulnerabilidad" con la misma intensidad con que habían divulgado los "grupos de riesgo", y la propia sociedad no los ha incorporado tan ampliamente.

La aproximación de los periodistas a las personas comunes es, tal vez, la principal tendencia en el final de la década de 90**. Hubo un cambio de página cuando los reportajes y artículos periodísticos pasaron a contener historias humanas, hechos cotidianos de la vida de todos aquellos afectados por la enfermedad.. Empiezan a ser noticia, no apenas outsiders y famosos, sino mujeres casadas o niños, que no buscan culpables, sino que reclaman de la mala atención de los convenios de salud o de las dimisiones indebidas de seropositivos. Cuando, de la preocupación por la vía de contagio, se pasa a asumir que el "riesgo" ha pasado a ser de todos, es cuando aparecen fotos con nombres, edad y profesión de los seropositivos. Los textos pasan a privilegiar aquellos que están "viviendo con SIDA", sin enfatizar a que "grupo de riesgo" pertenecían.

El éxito inicial de los medicamentos anti-retrovirales que, aunque no permitían la cura, alentaban por primera vez a tener esperanzas fundadas, desplazó la relación de los seropositivos con la sociedad. Aquellos que antes no podían decir que eran portadores del HIV se empezaron a ser manifestar. Aumentaron los artículos con pacientes asintomáticos y el enfoque predominante de los textos fue el cambio de calidad y perspectiva de vida después del uso del cóctel. La ciencia estaba ligada a la salvación, en oposición al pecado. El uso del cóctel de drogas anti retrovirales, en esos artículos de 1997, es relatado como renacimiento, retorno a la vida, con una fuerte connotación religiosa relacionando la mejora obtenida a una resurrección o milagro.

En la cobertura del HIV-sida, los medios mostraron desde el comienzo grandes diferencias, y no solo por discrepancias morales o religiosas como podría esperarse. La investigadora Dulcília Schroeder Buitoni, de la Universidad de San Pablo, analizó cómo tres revistas (una dirigida a mujeres adolescentes, otra a mujeres adultas, y una masculina) habían tratado el tema. En las dos primeras (Capricho y Marie Claire) encontró un discurso valiente y pedagógico. En la masculina, (Playboy), casi silencio.

** Macedo analizó 192 artículos sobre sida publicados en el año 1997 en siete diarios brasileños (Folha de S. Paulo, O Estado de S. Paulo, O Globo, Jornal do Brasil, Jornal da Tarde, Correio Braziliense y Gazeta Mercantil). Allí encontró que podían definirse cuatro grupos temáticos: Estado (salud pública), Ciencia (tratamientos y test), Personas (seropositivos con nombre ficticio) y Sociedad civil (Instituciones, conexiones arte-SIDA). En un análisis anterior, del período 1994-95 sólo había registrado tres grupos temáticos: Estado, Ciencia (ambos se mantuvieron) y Homosexualidad.

Capítulo 5

La influencia de los medios

> Qué ocurre cuando la prensa mete la nariz en
> el cuidado de la salud y la práctica médica?
> Puede salvar vidas, inducir cambios, vender
> productos, crear ídolos o destruir credibilida-
> des. Momentos brillantes y vergonzosos.

Las noticias satisfacen un instinto humano básico: la curiosidad. Conocer lo que pasa más allá de la propia experiencia y tener información de aquello que no se puede ver por los propios ojos también ofrece seguridad, pero esto a veces sólo se valora cuando ese flujo de información es bloqueado.

En periodismo médico, tal vez más que en otros, los datos son recibidos no solo intelectual-mente, sino en una matriz más profunda de deseos, miedos y valores. Por eso, su gran influencia.

Aquí se analiza cómo la prensa modificó hasta los hábitos sexuales de las personas en función de la preservación de la salud, de qué manera el conocimiento científico modificó la relación médico-paciente, y cuál es el camino para que una empresa sienta el efecto de la actividad pe-riodística, en el precio de sus acciones en la Bolsa de valores. Pero no se limita a eso. Se cuenta cómo las mujeres empezaron a extirparse los pechos innecesariamente, tras la mastectomía de Nancy Reagan. Se ofrecen éstos y otros ejemplos para dar idea del impacto de la información médica sobre los ciudadanos en particular y sobre la sociedad en general. Se discute no solo el efecto que puede causarle a un médico ser noticia, sino también las consecuencias para una persona – célebre o anónima – de hacer público su estado de salud.

5.1 Impacto de la información masiva de salud en las personas

Por más racionales que sean, los periodistas de salud siempre creen firmemente en el poder sanador de la información. Y tienen historias y cifras para justificar su fe.

Hay enfermedades en las que nadie piensa hasta que no entran a la pauta de los medios. Y estos sólo muestran su poder de fuego cuando hacen lo que saben: contar historias. La tragedia de una mujer que llevaba dentro de su vientre un niño sin cerebro impulsó en Brasil el debate para ampliar las situaciones en las que los médicos tienen permitido interrumpir un embarazo. En Argentina, tres años antes, un caso igual había dado gran empuje a una decisión de menor contenido ideológico, pero de mayores consecuencias sanitarias: la difusión de que existía una manera de prevenir esta anomalía mediante el consumo diario de ácido fólico. Algo que pare-ce difícil de imponer, pero que ninguna política pública había logrado. No solo eso: aunque la recomendación científica ya llevaba años, los propios médicos comenzaron prescribírselo a sus pacientes recién en esa época. Cuando las desdichas humanas fueron recogidas por la prensa.

El HIV-Sida es la enfermedad más mediática de la historia, y donde la prevención es una decisión **88** personal que se debe tomar cada día. En el año 1996, cuando se calculaba que más de 600 000 personas en Estados Unidos estaban infectadas con el virus HIV o enfermas de sida, más del 60 % de los estadounidenses encuestados manifestaban no conocer personalmente a nadie infectado o que hubiera muerto de sida, pero la mayoría sabía bastante del tema. Dos terceras partes decía haber obtenido la información a través de la televisión, y más de la mitad reconocía haber accedido a ella por los periódicos. Menos de uno de cada cinco sabían de la enfermedad por sus médicos.

Encuestas de este tipo hay varias, de distintos países, pero el verdadero impacto social no se puede medir en conocimiento, sino en las consecuencias de las noticias recibidas, y ahí es donde la prensa norteamericana puede sentirse orgullosa. El 71 % de los encuestados afirmó haber hablado con un familiar sobre el tema; el 55% dijo haber cambiado su comportamiento para mejorar su salud, el 49 % había hablado con su pareja sobre un tema relacionado con el sexo, y el 43 % había consultado á un médico u otro tipo de personal sanitario. El periodismo, y el de salud no es la excepción, puede proveer de algo único a la cultura: información confiable y precisa que los ciudadanos necesitan para ser libres.

Los efectos concretos que provocan las noticias sobre temas médicos son difíciles de medir. Estudios en memoria e información por ejemplo, muestran que los telespectadores retienen más que los oyentes de radio o lectores de diarios. Otra manera es evaluar hasta donde llega la información en la red social del receptor. Un estudio Internet and American Life Project del Pew Research Center mostró que en el año 2009 la mitad de las búsquedas de información de salud en Internet eran hechas para terceros, y casi seis de cada diez personas que usaron medios digitales para informarse en temas de salud, cambiaron después el enfoque con el que cuidaban su salud o la de algún allegado. Por otra parte, dos tercios comentaban sus hallazgos con otras personas, fuera de forma real o virtual. O sea, el efecto no se limitaba a los usuarios de medios digitales. Además, este estudio del impacto social de Internet mostró que la gente confía en sus redes virtuales como antes lo hacía en las sociales: el 41% habían leído el comentario o la experiencia de otras personas con su mismo problema en su blog, website o red social.

Es realmente difícil discriminar la influencia de una fuente de información sin considerar contaminación por otras. Además, es complicado disociar si el medio impone tendencias, o apenas las refleja. Se estima que hay una correlación positiva entre el grado de conocimiento de las enfermedades (sus factores de riesgo, formas de prevención y tratamiento), y la tasa de adopción de hábitos saludables por la sociedad. Se acepta que individuos más y mejor informados adhieren a comportamientos preventivos, y reaccionan mejor ante una enfermedad. Los efectos probablemente se obtengan lentamente, y eso no siempre es malo. Suponer lo contrario obligaría a pensar que un error aislado genera catástrofes.

El aumento en el diagnóstico precoz del cáncer de mama y la disminución del tabaquismo son los dos ejemplos clásicos a favor de esta idea. Hay estudios que demuestran que para cada dólar invertido en información sobre salud, se ahorran US$ 2,3 en tratamientos e consultas. Sin embargo, esta opinión sobre la influencia de los medios dista de ser unánime. Dicen Brown y Walsh-Childers: "Aunque los medios informativos son fuentes importantes de información de salud, tanto para los individuos a nivel personal como para los hacedores de políticas, pocos estudios, por no decir ninguno, han investigado explícitamente el nexo entre la cobertura informativa y las consecuencias positivas o negativas para la salud, tanto a nivel individual como dentro de la política sanitaria".

La Organización Mundial de la Salud (OMS) es una institución que ejerce su poder básicamente a través de la difusión masiva. La OMS adoptó en el año 1978, el objetivo de'" promover la **89** salud'", que plantea un cúmulo de cambios individuales, de grupo y multitudinarios, tendientes a la adopción de estilos de vida saludables. El concepto incluye también el estimulo a los ciudadanos para que desarrollen su capacidad de control sobre los servicios de salud. Por definición, la promoción de la salud debe alcanzar sus fines por persuasión, no por coerción. Para eso, los medios son socios obligados.

Desgraciadamente, la divulgación de temas médicos es una moneda de dos lados: quien no sabe nada está más cerca de la verdad que aquel cuya mente está llena de errores. Lograr que el mensaje sea bien decodificado por los receptores es el gran desafío que preocupa (o debería preocupar) a médicos y periodistas por igual.

Hace unos años, por ejemplo, una nueva terapia fue ampliamente difundida como una panacea contra el cáncer incluso por un medio tradicionalmente cauteloso como el The New York Times. Numerosas personas se ofrecieron de voluntarios para que se investigasen estas drogas (inhibidores de la angiogénesis) en humanos. Científicos de MD Anderson Center de la Universidad de Texas se preocuparon por las expectativas y, junto a profesionales de la Universidad Emory encararon entonces un estudio* acerca de las actitudes de los pacientes. Gran sorpresa! los que se habían informado leyendo el diario tenían expectativas más realistas -ya que conocían bien el propósito y las limitaciones del estudio - que los que llegaron por vía de sus médicos!

Una reflexión surge rápida: no todos los consumidores de información de salud son lectores del The New York Times. Pero el numeroso público de los programas populares es aún más importante desde el punto de vista sanitario, porque las poblaciones más carentes dependen más de la televisión para cuidar su vida y la de sus familiares. En Brasil, los médicos hablan de una patología que bautizaron de "síndrome del Fantástico", en referencia a un programa dominical muy popular. Los síntomas de ese síndrome varían de semana a semana ya que los lunes, en las guardias aparecen pacientes temiendo tener las enfermedades que se difundieron en el programa del día anterior. Afirman que se trataría de una reacción psico sintomática, más que de casos no debidamente reconocidos.

Los asesores de prensa emplean distintas técnicas para amplifican la influencia de una nota de sus clientes. Una de ellas es acompañarla por testimonios de pacientes, lo que le otorga una fuerza especial. Esta práctica es realizada por las ONG hace mucho tiempo. Cristina López Mañero, quien ha profundizado en la difusión mediática del dolor destaca: "Aunque el dolor y el sufrimiento constituyan en su origen un mal, es susceptible de ser transformados en un bien, y la información a través de los medios puede, y debe contribuir a esa tarea. Ese bien consistirá unas veces en mitigar un mal, otras en prevenirlo, o en darle sentido y contribuir a su aceptación". Para ella, la información es además un factor de integración que une, a quienes sufren entre sí, y también con quienes no padecen. "Aunque cada paciente piense que su sufrimiento es incomparable e insustituible, y aunque efectivamente es así en sentido subjetivo, la información y la comunicación con los demás hace que el doliente no se sienta tan aislado en la soledad que impone el dolor."

* Un equipo de investigación ética analizó las notas publicadas durante tres años en los diarios The New York Times, Boston Globe y Chicago Tribune y entrevistó 100 voluntarios del estudio clínico. Las notas eran ampliamente favorables: solo una de cada cuatro se limitaba a dar los datos sin valoración. De los pacientes, casi la mitad (47%) se habían enterado del tema por los medios y el resto por sus médicos. La proporción de los que entendía perfectamente el alcance de la investigación era cinco veces superior entre los primeros, comparados con aquellos que habían sido informados por sus médicos.

Cuando se presenta una historia, cuando se describe un caso único, el impacto emocional es mayor. Pero como efecto colateral, el equilibrio se pierde. La difusión mundial que tuvo el caso Sampedro, un español parapléjico que se suicidó frente a las cámaras, pudo llevar a muchos a la visión de que la vida no tiene sentido para los discapacitados. Y para la mayoría de ellos, esto no es cierto. Aún en una nota que pretende ser equilibrada, entrevistar a dos personas, una sana que toma aspirinas todos los días y otra que tomó apenas una y le produjo una hemorragia digestiva, puede conducir a la conclusión equivocada de que este remedio le hace mal a la mitad de los que lo consumen.

Si el testimonio es ofrecido por una persona socialmente reconocida, la influencia es aún mayor. Si se difunde el esfuerzo de un paciente que lucha por la vida, es probable que los anónimos se contagien de la valentía del famoso. "Si el brujo de la tribu se enferma, deja de ser brujo pero ayuda a hacer sentir bien a los demás", explica el psico-oncólogo argentino José Schavelzon. El tratamiento correcto de esa historia es, por supuesto, esencial para que las consecuencias no sean negativas. Los medios están plagados de menciones vergonzosas, y en este caso la influencia es negativa. Qué habrán sentido pacientes y familiares cuando el corresponsal en Buenos Aires de un diario extranjero quiso decir "de manera creativa" que un futbolista argentino estaba internado en una clínica psiquiátrica. El cronista usó las siguientes palabras: "Rodeado de pacientes que se consideran Napoleón Bonaparte o el Papa Juan Pablo II, el ex astro de fútbol Diego Armando Maradona envió enfáticas felicitaciones al presidente venezolano Hugo Chavez por la victoria en el referendo."

Cuando se habla de la influencia de los medios, no se puede dejar de destacar su capacidad para generar lazos de comunicación. Las columnas de consulta, por ejemplo, ofrecen oportunidades únicas que no se encuentran en el consultorio médico, no solo por falta de tiempo de los profesionales sino también muchas veces por timidez de los pacientes. Según el estudio brasileño "A Mídia como consultorio", cada mes los distintos medios del país reciben unas cuatro mil preguntas, y las respuestas publicadas son leídas por muchos más. Casi uno de cada cuatro adolescentes las consideran la parte más interesante de diarios y revistas, y sólo uno de cada diez de los 708 alumnos encuestados declaró que no las leía nunca. De los que las leen, el 45% afirmaron haber seguido los consejos recibidos. Una tasa de éxito entre los jóvenes que debe parecerle milagrosa a sus propios padres.

El rol del info entretenimiento

La línea que separa la realidad de la ficción se ha venido desdibujando en los últimos tiempos, donde se hizo evidente que, los programas de entretenimiento se nutren de los de periodismo, y viceversa.

Las enfermedades, desde siempre, tienen un papel privilegiado en la ficción. Lo que interesa aquí son aquellas escenas divulgadas por la TV que acaban teniendo un aspecto educativo. La serie de televisión ER, transmitida en todo el mundo, inició una discusión sobre la distribución de agujas a adictos, más animada que el anuncio de la discusión parlamentaria sobre el tema. Algunos episodios fueron tema de tesis académica, como aquel en el que una víctima de violación preguntaba en el hospital qué podía hacer. La escena en la que se mencionan las píldoras para contracepción de emergencia dura menos de un minuto. Pero en la semana que siguió, el número de espectadores que conocían la existencia de un tratamiento que permitía evitar el embarazo después del sexo sin protección había subido del 50 al 67%. De éstos, los que sabían que se trataba de píldoras también había aumentado de un 10 a un 33%. Es decir, de los 34 millones de espectadores que tuvo ese episodio, al menos cinco millones de personas oyeron ese día por primera vez sobre contracepción de emergencia.

La investigación, llevada a cabo por Princeton Survey Research Associates mostró también que de aquellos que habían declarado conocer del tema aún antes de la emisión, el 63% habían adquirido la información en la TV y sólo un 11% de los profesionales de la salud. Además, la mayoría de los 1000 televidentes habituales entrevistados dijeron que aprender sobre temas de salud era una de las razones por las que miraban la serie, la razón principal en uno de cada cuatro. Y la influencia era real: uno de cada ocho decían que habían contactado a su médico por alguna cuestión que habían visto en ER.

Los reality shows, podrían incluso tener más poder que la ficción pura por su capacidad de modificar actitudes, creencias y comportamientos. La primera edición del Big Brother Brasil demostró el compromiso de sus participantes en la campaña contra el dengue. La serie Folego (Aliento) mostró la lucha de un grupo de voluntarios que decidió parar de fumar. "Me hizo ver que yo podía vencer esa batalla", declaró una de las fans del programa que cambió el cigarrillo por las caminatas. "Cuando vi un pulmón negro en la pantalla, dije 'Basta' y abandoné inmediatamente mis tres atados diarios", declaró otro seguidor. Los reality show realizados en hospitales, con médicos y pacientes como estrellas voluntarias, ya llevan años en el mercado televisivo (por su naturaleza particular son tratados en el capítulo 6).

En las telenovelas, la identificación de la audiencia con los personajes es muy marcada. En Venezuela y España, el cáncer de mama de un personaje, Cristal, motivó un llamativo aumento en las consultas médicas. En Brasil, la secretaría de Salud llegó a registrar un aumento de donación de médulas de 20 para 200 por mes en la época en la que un personaje de la novela tenía leucemia. Los problemas derivados del uso de drogas, el alcoholismo y el sida están entre los temas más abordados, pero "De corpo e alma" concientizó sobre la importancia de donar órganos en una época en el que en ese país había mucha desconfianza hacia la procuración de órganos cadavéricos. La dimensión de lo que se ha llamado "marketing social" con el que se comprometen cada vez más los guionistas es infinita.

5.2 Peligros ocultos

La información, aún veraz, puede influir de forma equivocada. En los años 80 se había demostrado que la gente creía que era más posible morir en un accidente de coche que de un enfisema pulmonar, mientras que las estadísticas mostraban lo contrario. Pero noticias de accidentes hay todos los días.

En el año 97, cuando ya los temas de medicina eran parte del menú de los programas noticiosos, una coalición de ONGs estadounidenses solicitó una campaña nacional anti mitos, al detectar que las mujeres temían al cáncer de mama por encima de todo, e ignoraban amenazas más reales. Sólo el 9% de las norteamericanas centraba sus temores en las enfermedades cardíacas o cerebro vasculares, aunque estas últimas mataban cada año más mujeres que la suma de las 16 causas siguientes incluyendo todas las formas de cáncer, diabetes, sida y accidentes. Y solo una de cuatro sabía que el tumor de pulmón, y no el de mama, era en ese momento el número uno en el ranking de mortalidad femenina por cáncer. El problema residía en el espacio dado por la prensa a cada uno de estos temas.

La gente desconoce que hoy la mitad de los casos de cáncer se curan, porque son justamente los otros los que siempre se comentan – en muchas ocasiones aún nombrados como 'una larga y penosa enfermedad'. En este contexto, la difusión de las historias de cura es el antídoto para enfrentar una de las secciones más antiguas de los periódicos: los anuncios necrológicos.

Dar información implica riesgos. Es obvio que aunque el emisor difunda un mensaje igual para todos, cada uno de los receptores lo asimila de manera diferente. Es ejemplificador el caso de una periodista que compartió con los lectores del Washington Post sus preocupaciones personales: "En las últimas dos semanas, yo parecía ser la personificación de los titulares médicos de los diarios!", escribió Cynthia Gorney. Se refería a dos noticias que la habían afectado en forma directa: una en la que se anunciaba que la terapia de reemplazo hormonal tenía más riesgos que beneficios, y otra que concluía que la artroscopía de rodilla no era efectiva. "Imaginen el efecto que eso causa en una paciente operada de rodilla y que hace el tratamiento hormonal. Sobre todo si la rehabilitación no es tan rápida como una quisiera".

Gorney describe allí lo que muchas otras personas sienten: el agobio por la "incertidumbre de la sobre-información". Aún si racionalmente ella sabía que su caso personal no coincidía de manera exacta con las condiciones en las que se hicieron los estudios - la investigación sobre la intervención de la rodilla se hizo con hombres mayores de 50, y las hormonas que ella recibía no eran las mismas que habían sido utilizadas en el estudio - la sospecha ya estaba instalada.

Gran parte de la prensa vive de sembrar dudas, aún donde no debiera. Son los medios que asumen que "noticia es lo que alguien no quiere que se publique, el resto es propaganda". Cuando se da la coincidencia de que los medios son sensacionalistas y los temas controvertidos, la balanza se inclina todavía más. Hace unos años, la posibilidad de que una vacuna pudiera causar autismo -- cuestión que no contaba con fundamentos científicos -- fue divulgada en los tabloides británicos. Investigadores de la Facultad de periodismo de la Universidad de Cardiff sondearon la opinión de la gente sobre este tema. La mayoría sabía que algunos científicos relacionaban la vacuna con el autismo, pero erradamente creía que había bastantes evidencias a favor de esa hipótesis. Los investigadores no dijeron que los diarios eran una basura que desinformaba sino, educadamente, atribuyeron la desinformación a la tendencia de los medios a dar los dos lados de una historia, aunque eso signifique dar peso igualitario incluso a la minoría que divulga un mito. "Aunque los medios traten de equilibrar los puntos de vista, a la gente le cuesta valorar el volumen de evidencias de cada lado." Tiempo después se haría público que el asunto todo sería un fraude.

Estas situaciones ocurren cada día. Algunas son estudiadas. Cuando una gran masa de italianos cayó en las redes de Di Bella y la terapia no probada contra el cáncer que llevaba su nombre, un grupo de oncólogos y psicólogos investigó las opiniones, los sentimientos y las actitudes de 1300 pacientes que se atendían en trece ciudades italianas diferentes. Ochenta y ocho por ciento de los encuestados habían oído hablar del método por los medios (televisión /radio: 62%, diarios: 26%) y sólo 5% citaban médicos. Lo interesante del caso es que el público se dividía de forma bastante pareja entre quienes decían que sus esperanzas de curar habían crecido (52%) y quienes se sentían más confundidos (48%).

La historia íntima de cada lector es probablemente lo que más afecta la comprensión del mensaje y lo que más escapa al periodista. Cierta vez entrevisté a la primera mujer argentina que se había sometido a un examen genético de riesgo de cáncer de mama. Era el año 1997, y poco se sabía entonces de la conveniencia de recomendar o no ese test. Su oncólogo me había aclarado que él no aprobaba la idea de que su paciente se hiciera el test, apenas la toleraba. En esas condiciones, me intrigaba saber si había sido la gran publicidad que la genética estaba teniendo en los medios lo que la había impulsado.

Mi primera sorpresa, al hablar por teléfono con esta abogada de 49 años, fue que ésta aceptara recibirme para hablar y sacarse fotos ese mismo día. Mayor fue mi sorpresa cuando me aclaró **93** que el resultado de la prueba no iba a estar hasta la semana siguiente. Comprendí la situación recién en el diálogo personal. Allí me contó que independientemente del resultado, ella ya lo había decidido: iba a sacarse el pecho que le quedaba. La otra mama le había sido extirpada años atrás, tras una mamografía donde se habían visto unos puntitos "sospechosos". "Mi mamá murió de cáncer", me dijo. "Ella nunca se había controlado, y cuando le detectaron el tumor no hizo nada por detenerlo. Yo no voy a repetir la historia."

Tal vez su caso sea extremo. Pero ese día comprendí cabalmente cómo los esfuerzos por poner cautela en una información pueden ser vanos, frente a una historia de vida que no admite vuelta atrás. Desconocemos a todos y cada uno de los que recibirán la noticia, cómo los afectará una imagen, qué decisiones tomarán después de oír una declaración que nosotros elegimos. Con el tiempo uno se habitúa a convivir con el peso de esa responsabilidad.

Hay una tendencia natural a asumir que ofrecer información correcta ya significa que ésta llegue a todas las personas de manera igualmente correcta. Gran error. Lo de mi entrevistada puede parecer un caso único. Sin embargo, los seis meses que siguieron a la mastectomía de Nancy Reagan, (1987), las cirugías que conservaban la parte sana de la mama se redujeron en Estados Unidos nada menos que un 25%. Las mujeres, sobre todo las de bajo nivel socioeconómico, querían desprenderse de sus pechos enfermos con la extirpación total. No importaba el tamaño ni la gravedad del tumor. Consideraban que lo que era mejor para la esposa de un presidente, iría a serlo para ellas.

5.3 Interpretaciones erradas, o cuando la información no sirve para nada

Las interpretaciones erradas son un efecto indeseable frecuente de la información. Un relevamiento de la Fundación Familia Kaiser, relacionada a la Facultad de Salud Pública de la Universidad de Harvard da una pauta de lo que ocurre. De los 1200 adultos que respondieron a la encuesta sobre temas de salud que habían salido recientemente en los medios, un 45% afirmó haber leído notas sobre terapia hormonal en el climaterio, pero sólo un 35% pudieron identificar correctamente cuáles habían sido las conclusiones. Extrapolando a la totalidad de la población informada, miles de personas habían entendido cualquier cosa.

Para el profesor Fernando Dias de Avila Pires, del Instituto Oswaldo Cruz de Río de Janeiro, el hecho de que los conocimientos sean difundidos actualmente más por los medios de comunicación de masa que por la educación escolar formal provoca una red de nociones desordenadas y aleatorias. Así, ideas independientes, no digeridas ni concatenadas, coexisten de forma tal que nociones contradictorias son asimiladas de forma sincrética, poco organizada e no sistematizada. "La mente humana – prosigue - tiene dificultades en convivir con la duda, pero es capaz de abrigar, simultáneamente, ideas contradictorias. Sistemas anacrónicos u opuestos son combinados, sincréticamente, como complementarios. Hasta científicos habituados a cuestionar los fundamentos de su disciplina no aplican el mismo método crítico cuando se trata de escoger un tratamiento médico."

Que el contenido se entienda bien es un paso necesário, pero no por eso se debe esperar que la información produzca los cambios adecuados, y de manera inmediata. De los lectores de este libro, todas personas supuestamente bien informadas, quien lleve una vida ciento por ciento saludable, que tire la primera piedra. Los conocimientos teóricos, altamente cognitivos, raramente se traducen en una acción concreta en la gran mayoría de las personas. El consumo de tabaco puede no ser un buen ejemplo, ya que la información sobre sus efectos nocivos parece una bala de goma cuando ya se ha levantado la fortaleza de la adicción. Pero se ha visto también que abandonar el sedentarismo, disminuir el consumo de azúcar o poner el brazo para recibir de manera periódica la vacuna antitetánica, requieren de algo más que del conocimiento de su importancia.

Miedo, placer, pereza, olvidos...las cuestiones de índole personal no son las únicas. El contexto social en el que se recibe una información incluye educación, grupos de referencia, representaciones populares. Aunque la gente busque información en la prensa para guiar sus decisiones más personales, por ejemplo tomar o no una vitamina, es probable que las ponga en práctica sólo cuando coinciden con sus intenciones previas. Una recomendación que no encaja en el marco de referencias es rechazada.

Los mitos, por ejemplo, estructuran el pensamiento y son quizás la pared más difícil de franquear. Hay miles de creencias falsas que atañen a la salud, aún en las camadas más educadas. Que las vitaminas dan energía, que la aspirina es inocua, que los antitranspirantes producen cáncer de mama, que las pulseras ionizadas alivian el dolor articular, que las hamburguesas de Mc Donalds tiene carne de gusano. Son fenómenos de la comunicación humana más complejos de lo que se suele suponer, muchas veces portadores de un mensaje simbólico difícil de descifrar. Al rumor de que la carne de McDonald's es de gusano , se le ha atribuido el simbolismo de que todas las hamburguesas son veneno, que la corporación lo sabe, y continúa con su campaña de intoxicación alimenticia por puro placer capitalista.

Muchas creencias parecen resistir a las desmentidas, y si mueren es para revivir más tarde, cambiadas. El rumor de la carne de gusano de las hamburguesas mutó, y ahora circula un texto que atribuye a este alimento ser el causante del mal de Alzheimer. No es casual: la ciencia aún no tiene una buena explicación para esta enfermedad y la inquietud no aplacada es un caldo de cultivo.

En salud hay mitos comunes a distintas culturas. Creer que los engaños nacen de la ingenuidad de quienes creen en ellos, y de la maldad de quienes los generan, es demasiado simple. Eso no explica, entre otros aspectos, porqué algunos permanecen en el tiempo, y porqué otros se volatilizan rápidamente. La imposibilidad de verificación no es la causa: su fortaleza reside en ser portadores de un mensaje oculto, altamente simbólico.

Existe una leyenda urbana que cuenta la siguiente historia. Un joven conoce a una chica en un bar, sale con ella, y despierta al día siguiente en un departamento vacío con su billetera intacta pero con una cicatriz en la espalda. Va al hospital, y le dicen que le han quitado un riñón para transplantar. Los médicos, cada tanto vuelven al tema desmintiéndolo. Jamás periodista alguno ha podido encontrar un damnificado, pero pasan los años y nada hace morir esa historia. La lógica de las explicaciones no tiene fuerza suficiente para hacer mella en el valor social del rumor. Las ideas compartidas por un grupo, por más irracionales que parezcan, refuerzan la pertenencia. Cada grupo tiene sus creencias.

El desmentido siempre es menos atractivo que el rumor, y el refutador no consigue nunca cortar la cadena, porque el grupo siempre encuentra un canal. Las creencias sin fundamentos son mucho más que una mentira. Por eso, no alcanza con desenmascararla para hacerlas desaparecer. Es un mercado negro de la información difundida hasta por no creen en ella, "Me dijeron que.. pero yo no lo creo".

La larga vida de los errores

En la información médica, los errores no son humanos: son inadmisibles. Dosis equivocadas, nombres de medicamentos mal escritos, tratamientos mal explicados, ... hay quienes creen que a los periodistas que se equivocan por haber leído los datos a ritmo de cierre deberían juzgarse con la misma severidad que a los cirujanos que operan la rodilla equivocada y adjudican a la prisa el haber puesto al revés la radiografía. Son los que sostienen que error publicado es error consagrado, una bomba que echa por la borda años de prédica sanitaria.

No todos son tan exigentes. En el sondeo que realicé entre médicos brasileños, un 44% aceptó tolerar que se publicaran errores en las notas de salud, al menos en igual medida que en otras secciones, por tratarse de un tema técnico. Esto fue así aunque un 55% aceptara que las notas tienen influencia media o alta en las decisiones de sus pacientes. ¿Porqué tanta condescendencia? Un motivo puede ser que los médicos no pierden de vista que la información de los medios es sólo uno de los elementos que utiliza la gente para adoptar o dejar de adoptar una determinada conducta. Otra explicación posible, es solidaridad, ya que saben que los periodistas no son los únicos que digitan las letras erradas cuando ponen las manos en la computadora.

Un grupo de geriatras canadienses, cansados de perder tiempo en desmentir a sus colegas, analizó una por una cincuenta columnas escritas por médicos en once diferentes periódicos. La conclusión fue que el término de matasanos , común en algunos países para referirse coloquial-mente a los médicos, podía estar bien puesto: un 28% daba consejos potencialmente graves para la salud, otro 22% deslizaba cuestiones críticas que no quedaban claras y un 14% expresaba opiniones, por lo tanto discutibles, como hechos aceptados. En una carta llena de ejemplos la médica Ann McPherson expresó: "Yo leo las columnas que escriben mis colegas de los diarios re-gularmente. Primero, para estar un paso delante de mis pacientes; segundo, para ver a qué errores pueden estar expuestos."

Los médicos también, como el resto de los humanos, se equivocan frente a cámaras. En el programa Fantástico, de la televisión brasileña, el médico –periodista - escritor Drauzio Varela declaró que se podía evitar la proliferación de mosquitos del dengue adicionando una cuchara de sopa de lavandina a cantidades variables de agua parada. Es más, hizo una demostración de ese procedimiento. Días después, un entomólogo realizaba la experiencia propuesta por Varela en su laboratorio, frente a las cámaras del noticiero Jornal Nacional. Las lentes de aumento mostraron que las larvas continuaron vivas y, por tanto, en breve estarían volando y transmitiendo la enfer-medad. Lamentablemente, los dos programas no iban destinados al mismo público con lo cual la desmentida debe haber tenido el mismo efecto que el cloro en el agua infestada.

Los "erramos", "fe de errata" o "aclaración" que aparecen a veces en los medios escritos (jamás en radio, TV o medios digitales) puede ayudar a dar una patina de credibilidad al medio, pero ya nada hacen sobre la lectura original. Su influencia es nula. Veamos el ejemplo de una nota titulada "O apaga rugas" (El borra arrugas) publicada en la revista brasileña Veja. Se trataba de una nota de medicina que proponía un tratamiento con una droga llamada isotreonina. Pero había sido tratada con la liviandad propia de las notas de belleza, porque este era el objetivo: atenuar arrugas y mejorar la textura de la piel. La periodista hacía referencia a los conocidos efectos adversos de esta droga (alteraciones en el hígado, malformación del feto si la usuaria está embarazada, etc), pero afirmaba.: "Esas reacciones adversas no amenazan a quien usa la isotreonina para rejuvenecer la piel". Aunque agregaba cuatro líneas más tarde "ningún dermatólogo serio receta la sustancia sin someter al paciente a un examen de sangre." ¿No es una contradicción? O será que sugiere a los lectores pedirle la receta a un dermatólogo poco serio, para no tener que pincharse ya que, igual, el remedio no hace nada? En la edición de la semana siguiente, el correo de lectores publicaba una carta de una profesional del Centro de Vigilancia Sanitaria alertando sobre lo que la nota debería haber dicho. ¿Cuántos la habrán leído?

Las retractaciones casi no existen en el mundo digital. En la web, los errores no se corrigen, se borran sin dejar rastros. Quién leyó lo equivocado, perdió. El alcance de los errores es, a veces, difícil de evaluar y de prever. Claude de Ville de Goyet, del programa de coordinación de emergencia en desastres de la OPS/OMS se vio obligada a escribir una carta pública titulada "Paren de propagar mitos!" Según ella, en la cobertura de todos los desastres naturales, desde terremotos a huracanes o inundaciones, se repite el error de decir que los cadáveres constituyen un riesgo mayor de enfermedades. El resultado social de esta creencia es la disposición precipitada de los cuerpos, lo que quita a la población del derecho de identificar, honrar y enterrar a sus muertos. Junto con ello, la falta de certificado de defunción los hace perder beneficios legales y financieros. "Debemos trabajar con los medios para informar bien al público, y que los deudos puedan recibir los cuerpos de las víctimas en un ambiente libre del temor infundado a una epidemia….No constituyen un riesgo público de cólera, fiebre tifoidea u otras plagas… de hecho son una amenaza menor de que si estuvieran vivos". Lo mismo podría decirse de mucha gente, no?

5.4 Enfermedades mediogénicas

Este término fue inventado por quienes creyeron necesario definir la existencia de un nuevo grupo de enfermedades: las patologías causadas por los medios masivos de comunicación. Y no se trata de dermatitis de contacto a la tinta del periódico, epilepsia gatillada por el estímulo de las imágenes televisivas, ni el estrés multimedia. Son los males, físicos o psicológicos, que no existirían si no hubiese personas con la manía de informar.

Ahora se la llama ciber-condría, pero la moda de acusar a los medios viene de antes. Un ejemplo es la gran cantidad de gente que considera a las revistas de belleza y moda únicas responsables por la existencia de los trastornos de la alimentación, principalmente anorexia y bulimia. En una ocasión fui a una reunión multidisciplinaria del servicio de adolescencia del Hospital de niños Ricardo Gutiérrez de Buenos Aires, en la que se iban a discutir las causas de la anorexia. Estaban invitados a compartir la mesa un psicólogo, un hebiatra, una publicista y yo, que ese día representaba a "la prensa". Mejor hubiera sido ir con chaleco antibalas. Intenté debilitar las acusaciones de la platea como partícipe necesária de la muerte de varias mujeres mencionando el ejemplo de la emperatriz Sissy, anoréxica famosa que no compraba revistas todas las semanas y, aún si lo hubiera hecho, vivía en tiempos que no hacían prever el exhibicionismo corporal actual. No sirvió. Mostré cifras sobre la alta tasa de obesidad que afecta a la población que consume nuestros productos. Los rostros no perdían dureza ante mis argumentos defensivos. No logré contradecir la hipótesis de la causalidad mediática, pero intenté reducir la condena con datos que, a mi entender, lograban relativizar nuestra culpa. Eran los resultados de unos trabajos de investigación neuroquímica que podrían explicar en términos biológicos, la propensión de algunas personas a negarse uno de los placeres de la vida. Pero era evidente: nada iba a convencerlos de la importancia de las otras causas. Satanás aparecía cada semana en los quioscos de periódicos.

La acusación a la prensa como generadora de modelos insanos es un fenómeno mundial. La Asociación Médica Británica quiso discriminar realidad de prejuicio y encomendó un estudio a su comité de educación. La conclusión fue que si bien "los medios pueden jugar un rol significativo, gatillando la enfermedad en individuos susceptibles, también puede ejercer acciones positivas en la auto estima juvenil y promoción de hábitos saludables". En Estados Unidos, el investigador Steven Thomsen, de la Brigham Young University investigó concretamente si las mujeres que leían revistas de salud y fitness usaban más métodos insalubres que las que leían revistas de moda. Su conclusión, publicada en el The American Journal of Health Education, fue que las **97** mujeres jóvenes que ya tienen trastornos de la alimentación van hacia estas publicaciones para apoyo. "Estas revistas serían más un factor perpetuador que causal", escribió Thomsen.

Hay quienes creen que la prensa ha llegado demasiado lejos. Esta situación está magníficamente descrita en "The catcher in the rye" (El cazador oculto) de J.D.Salinger:

"Me puse a leer una revista que alguien había dejado en el banco de al lado, creyendo que me iba a ayudar a olvidarme por un rato del señor Antolini y de mil cosas más. Pero la nota que empecé a leer me hizo sentir peor todavía. Trataba sobre hormonas. Explicaba cómo tenía que tener uno la cara, los ojos y ese tipo de cosas si las hormonas le funcionaban bien, y yo no encajaba para nada con la descripción. Tenía exactamente el aspecto del tipo que, según el artículo, tenía las hormonas a la miseria. Así que me entré a preocupar por mis hormonas.

Después me puse a leer otra nota que explicaba cómo darse cuenta si uno tenía cáncer o no. Decía que si a uno le salían llagas en la boca y no se curaban rápido eran señal de que probablemente tenía cáncer. Hacía dos semanas que tenía una llaga en la parte de adentro de los labios, así que me empecé a imaginar que tenía cáncer. ¡Esa revista sí que te levantaba el ánimo! Al final dejé de leer y salí a caminar un rato. Creí que en un par de meses me iba a morir de cáncer. En serio. Estaba convencido. De más está decir que la idea no me hizo sentir eufórico."

El epidemiólogo Melvin Benarde es uno de los convencidos del poder enfermante de la prensa, y el título del libro en el que expresa sus ideas no utiliza el don de la sutileza: "You've Been Had!: How the Media and Environmentalists Turned America into a Nation of Hypochondriacs" (Lo han agarrado! Cómo los medios y los ecologistas convirtieron a los Estados Unidos en una nación de hipocondríacos). Benarde denuncia la existencia de una pandemia de enfermedades "mediogénicas" cuyo síntoma principal es tenerle pánico a todo, desde las grasas animales hasta los teléfonos celulares, las botellas de plástico, el horno a microondas, el café, el azúcar y hasta el agua muy caliente. "Una epidemia de ansiedad, causada por años de alarmas persistentes." No es de extrañar que ese fenómeno se haya exportado. Seis de cada diez médicos consultados en San Pablo, Brasil, coincidían con esta afirmación, y reconocían que podía extrapolarse a los brasileños, sobre todo a los de las clases sociales más altas.

Si esto es así, ¿en qué se está equivocando la prensa? Benarde critica la tendencia a utilizar como fuente los trabajos científicos preliminares que son presentados como definitivos. No siempre es culpa de los periodistas, reconoce, sino de prominentes figuras médicas o políticas, con intereses comerciales concretos, que promueven la situación. Contra la manipulación irresponsable de las ansiedades populares, Benarde ofrece una solución: alfabetismo científico.

El alfabetismo científico es un fin loable, que debe ser perseguido, pero sin duda tendrá sus límites. Siempre se debe estar preparado para encontrar irracionalidad hasta en personas que consideren la racionalidad su punto más fuerte.

Impacto en la relación médico-paciente

La proliferación de notas de salud democratizó, de alguna manera, el acceso a la información médica. La información es poder, y el poder altera las relaciones.

¿Cómo cree que los medios afectan
la relación de los pacientes con sus médicos?

La empeora: 54,1%
La mejora: 19,7%
No cambia: 13,1%
No se: 13,1%
(encuesta personal a 60 médicos del HIAE de San Pablo, Brasil)

La relación médico-paciente tiene una particularidad: es asimétrica. El médico es quien posee conocimientos especializados y pericia clínica, y el paciente cuenta con la experiencia vital de la enfermedad. En el estilo de esta relación se basa gran parte del efecto terapéutico del tratamiento, y por eso debería ser preservada.

El infectólogo argentino Horacio Lopez, está entre los que piensan que la irrupción de temas médicos en los medios mejora el contacto que tiene con sus pacientes. "La relación médico/paciente puede ser afectada en forma variable ya que entre ambos aparece un tercero que es el comunicador social. Al tener más información, el paciente muchas veces demanda más. Creo que esto está bien y es también una oportunidad para los médicos, que podemos ayudar al paciente a diferenciar sobre la información de buena o mala calidad y profundizar así una mejor relación entre ambos." Su connacional Jorge Belardi, cardiólogo, está en cambio entre los que no ven en la práctica diaria una alteración significativa en la relación médico-paciente "excepto que a nivel de los medios se instale una duda sobre el tratamiento y que alguna nota diga que ese tratamiento es el incorrecto", aclara. "Hay muchos ejemplos de esto, pero uno de mi especialidad es que se hable de angioplastía versus cirugía y que el paciente operado o angioplastiado encuentre una nota diciendo que lo mejor es lo que no se le practicó".

La masificación de la información está horadando el paternalismo en la relación. Si antes dominaba el médico, y el paciente adoptaba una actitud pasiva, la posmodernidad dio lugar a dos nuevo modelos: el paciente consumidor, y el usuario final de la medicina (ver capítulo 8). Por ahora, todos estos esquemas coexisten. El tiempo dirá si estos brotes de independencia significan que el paciente ya es adulto, o estaba transitando una crisis de la adolescencia.

El paciente consumidor tiene, a priori, más elementos para juzgar a su médico. Puede comparar si lo que lee o escucha coincide o no con lo que él recibe como tratamiento. Conoce sus derechos y sabe que tiene autonomía total para aceptar o rechazar indicaciones. Evalúa, compara, cuestiona, opina y su consentimiento es indispensable para hacer un tratamiento. En los países en los que el paciente debe pagar por la atención sanitária la información le sirve para proteger su bolsillo. Podría decirse que la pelota está de su lado.

A pesar de eso, la práctica clínica no cambió tanto como se especulaba. La mayoría de los pacientes desea recibir información amplia sobre su enfermedad, pero sólo una minoría desea participar activamente en la decisión terapéutica. Siguen queriendo que sea el médico que se responsabilice por ella.

5.5 Cambios en la práctica médica

Muchos cambios en la atención médica tienen su origen en la agenda mediática. Hay hospitales que abrieron departamentos de planificación familiar como consecuencia de la lucha por los derechos reproductivos que se libró fundamentalmente en los medios (Y cuando había manifestaciones a la vieja usanza, los más esperados no eran los activistas sino los reporteros gráficos). A veces no se trata de periodismo en el sentido estricto, sino de lo que los norteamericanos llaman "media advocacy", campañas centradas en la comunicación para ganar la opinión pública. La entrada de las cámaras de TV a los manicomios también potenció, y sigue haciéndolo, el movimiento en contra de la internación y a favor de los hospitales de día y la reinserción de los enfermos a la sociedad.

Quizás el momento en el que más adrenalina corre por la sangre del periodista de salud es cuando consigue que los flashes iluminen uno de los puntos más oscuros de la profesión que cubre día a día: cuando los médicos se creen con derechos ilimitados sobre los cuerpos ajenos. Hay decenas de ejemplos. Los más interesantes, a los efectos de este libro, no son aquellos crímenes que siempre fueron noticia, sino las deficiencias del sistema que no suelen ser detectadas. Es conocido el caso de Irlanda donde recién en el año 2000, y después que la prensa difundiera que los hospitales vendían glándulas humanas provenientes de autopsias sin consentimiento de los deudos, los médicos cambiaron sus prácticas. Hasta entonces, esa profanación destinada a la fabricación de hormona de crecimiento, era una práctica normal. El documento con las nuevas reglas lo explicaba así: "la práctica actual en autopsias se desarrolló muchos años atrás, en una época en la que la práctica médica era paternalista y los principios de consentimiento informado estaban menos desarrollados."

Otros cambios son más graduales, suma de efectos individuales que como gotas que caen una tras otra, modelan las políticas públicas y las prioridades de investigación. El ejemplo más evidente es la historia del HIV-Sida. A comienzos de los noventa, la cobertura permanente de la tragedia ayudó a crear la presión necesaria para aumentar los fondos de investigación, tanto lo invertido por empresas privadas como por gobiernos. Esta fuerza popular fue utilizada por los activistas también para convencer a las autoridades norteamericanas de la necesidad de liberar la comercialización de la primera droga contra el sida, el AZT, antes de que se completaran los ensayos clínicos. Una llamativa ruptura de las reglas. Así, aunque a los afectados les pudo parecer que se estaba tardando siglos, el tiempo que pasó entre la detección de los primeros cinco casos, el aislamiento del virus, el desarrollo de un test diagnóstico y la primera terapia farmacológica que permitió mantener a raya el virus, constituyó un record de la historia de la medicina. Los medios fueron el catalizador.

Cuando las cámaras son convocadas a participar de una lucha, hay veces en los que los médicos toman armas del mismo lado que sus pacientes. Pero en otros se enfrentan, y prima el corporativismo en su peor expresión. El caso más claro es el de los errores médicos. En la literatura científica, el tema empezó a tomar fuerza después de la segunda guerra mundial, y nuevamente después de dos grandes estudios publicados en 1978 y 1991. Pero estos no generaron cambios en la práctica médica de magnitud comparable a los que se sucedieron a la cobertura de lo que parecía ser una epidemia de errores a comienzos de 1995. El incidente más prominente fue la revelación en los Estados Unidos de que la columnista de salud del Boston Globe, Betsy Lehman, había muerto por sobredosis de quimioterapia en un tratamiento de cáncer de mama en el renombrado Dana Farber Institute. La Asociación Médica Norteamericana, alarmada, lanzó una contraofensiva diciendo que los errores eran aislados y el porcentaje de tratamientos positivos, era extremadamente alto, incluso con casos casi milagrosos. Pero en octubre del 96, con la participación de una Fundación Nacional para la Seguridad del paciente, quedó bastante claro que el término "aislados" no era el más preciso para definir la situación.

Estos temas tienen drama, interés humano, y cada nota origina muchas otras. La divulgación en televisión de una serie de notas sobre muertes por anestesia pudo haber estado atrás de la decisión de la Sociedad Nortemericana de Anestesiólogos de formar un comité de seguridad del paciente. Otro hito ocurrió en 1980, tras el escándalo que siguió a la muerte en un hospital de la hija de un periodista del The New York Times que terminó con la limitación de horas de trabajo de los residentes.

La comunidad de bata blanca llegó a estar muy preocupada, insistiendo que la difusión de estos temas hace más mal que bien, porque destruye la reputación de la clase médica. En Gran Bretaña, tres estudiantes de medicina se tomaron el trabajo de analizar si realmente la imagen que ofrecía la prensa escrita de sus futuros colegas estaba pasando por una transformación nada favorable. La primera evidencia que encontraron fue que el número total de artículos sobre médicos había aumentado casi al triple en veinte años (1980 / 2000). Algo estaba pasando. Pero si bien es cierto que para su desconfort el número de notas negativas sobre médicos sumaban el doble que las positivas, la buena noticia era que ese porcentaje no había cambiado con el paso del tiempo. Es decir, en la visión de los medios los médicos eran malos, pero no eran peores que los de antes. ¿Qué influencia tenían estos periódicos sobre sus lectores?, se preguntaron. A pesar de esa clara ofensiva mediática, "el 89% del público está satisfecho con la manera con la que los médicos hacen su trabajo", concluyeron apelando a las encuestas.

A los medios se les atribuye la capacidad de crear ídolos de barro y destruir credibilidades. Se los acusa también de errar el camino de promover la salud y tomar la ruta del fundamentalismo sanitario. "Cuando oigo las críticas por parte de los médicos, intuyo que en ellas se oculta un cierto resentimiento por haber perdido la exclusividad del conocimiento", reflexiona la periodista argentina Nora Bär. Quizás se pueda pensar en la prensa de salud, en los términos que Freud se refería a la ciencia "tiene muchos enemigos declarados, y un número mayor de enemigos ocultos que no pueden perdonarle por haber debilitado la fe …. La reprueban por habernos enseñado poco, y dejado en la oscuridad un número mayor de cosas. Pero se olvidan lo joven que es."

5.6 Consecuencias para las fuentes

A las palabras ya no se las lleva el viento. Se distribuyen o repercuten en el mundo digital y su ruta puede ser rastreada, comparada y dirigida. Es posible monitorear el tráfico virtual para ver cómo y donde se encuentra el contenido que uno a generado. En un site, el término *engagement*, o participación del usuario, da una idea sobre cuán interesadas están las personas en un contenido determinado. Hay herramientas analíticas para seguir los repost, retweets y menciones del contenido en otras redes virtuales. Actualmente se habla bastante del puntaje de sociabilidad, que mide cuán efectivamente una persona contribuye a las charlas y motiva a otras personas a distribuir sus consejos.

Cada día surgen nuevas herramientas que vuelven el mundo más transparente. En www. quarkbase.com es posible indagar si lo que uno ha divulgado genera referencias y enlaces en la web. En http://search.everyzing.com, es posible rastrear si el nombre de una persona fue mencionado en TV, podcast o video. En youtube.com se puede saber si alguien está haciendo comentarios sobre una persona o producto. Las empresas contratan servicios externos o destinan una parte de su personal y presupuesto a analizar en que medida lo divulgado por los medios modifica la opinión pública respecto a sus productos o servicios . Hoy la pregunta ya no es qué se puede hacer sino cuánto cuesta. Por eso, en el caso de las personas físicas, por razones económicas, el misterio es mayor.

¿Cuánto valen 30 segundos de fama? Hay varias maneras de medir la eficiencia de un departamento de relaciones públicas y una de ellas es, dinero. Hace unos años, el departamento de prensa de la Universidad Federal de San Pablo, calculó que la comunicación con 40.000 periodistas le rendía en media 11 citas periodísticas por día, 4200 por año. Si ese espacio fuese pago, y contabilizando apenas los medios impresos, le hubiera costado a la institución unos cinco millones de reales. Y el efecto, por supuesto, no sería el mismo.

La industria estimula la aparición de notas periodísticas para aumentar la demanda, sobre todo en época de vacas flacas. En Brasil, en un año económicamente muy malo, en el que las corporaciones farmacéuticas encogieron un 4%, las ventas de las "lifestyle drugs" (medicamentos de estilo de vida), que habían recibido mucha difusión periodística crecieron un 20%. "En 2003, el brasileño comió menos pollo, sacó el yogur del menú, o atrasó el pago de la cuenta de luz, pero la venta de remedios para adelgazar, aliviar la tensión premenstrual, impedir la caída del cabello o pimentar la vida sexual continuó firme y fuerte", informó el diario 'O Estado de São Paulo'.

Gonzalo Torres Argüello, director de Asuntos Públicos de Productos Roche de Argentina enumera lo que buscan, y suelen conseguir, las empresas farmacéuticas que tienen presencia constante en los medios.

* hacer conocer un producto para generar demanda.
* posicionarlo de una manera determinada.
* llegar al paciente pero también al médico, obras sociales, empresas de medicina prepaga, y autoridades de salud para que conozcan las alternativas terapéuticas que requerirán los afiliados.

El objetivo de llegar al cliente potencial no siempre se consigue en un primer intento. En una ocasión, un laboratorio farmacéutico organizó una conferencia de prensa para comunicar el lanzamiento de una píldora para tratar la gripe. La organización fue impecable, la convocatoria, inmejorable. Era otoño, el momento indicado para que ese tema tuviera máxima difusión y los líderes de opinión más importantes de la ciudad estaban presentes para hablar sobre esa droga nueva. La mayoría de los periodistas, sin embargo, tenían otra preocupación en la cabeza.

Ese mismo día había salido en los diarios que el gobierno no estaba dando la vacuna antigripal gratuita a los ancianos y otros grupos de riesgo, como se había anunciado. Esa noticia, íntimamente relacionada con lo que se quería divulgar, cambió el eje de la discusión. Al otro día, para decepción de la empresa, la nueva píldora antigripal era una noticia menor, perdida en el tema central que se había instalado: la falta de vacunación gratuita.

A diferencia de las grandes empresas, los médicos y pacientes entrevistados carecen de estructura para evaluar los efectos de sus apariciones públicas. En el momento que se colocan frente al grabador, se embarcan en un viaje con destino desconocido. En el caso de los médicos, hoy es aceptado que la exposición se traduce en más pacientes y más influencia profesional. "Nuestros clientes nos cuentan que después de una nota, las personas llegan con el recorte del diario al consultorio", refiere Eugenia de la Fuente, de la agencia de prensa Paradigma.

Un médico está condenado a la frustración si cree que por aparecer en la prensa una mañana, le lloverán llamados esa misma tarde. Sólo si tiene un nuevo tratamiento para ofrecer, o es el único en realizar una cirugía en la ciudad, atiende gratis lo que otros cobran caro, o promete virtualmente milagros tendrá chances de que los lectores, oyentes o telespectadores saturen las líneas telefónicas . Pero cuando cumple alguna de estas premisas, da lucro.. "Meses y meses después de haber divulgado la existencia del Laboratorio del Sueño, que investiga las causas y el tratamiento del insomnio, el teléfono directo de aquel servicio sonaba todo el día. Los que no duermen más son los psiquiatras responsables del programa" refiere Flavio Tiné, asesor de prensa del hospital de Clínicas de San Pablo, Brasil.

La fama, en los médicos, dura más que un minuto. Jorge Tartaglione, el médico que estuvo por detrás de exitosos programas de la productora de televisión Cuatrocabezas, coincide: "Después de cada emisión de 'Código de tiempo', un programa periodístico-documental con historias reales sobre fobias, adicciones, transplantes, y sida entre otros temas, recibíamos más un centenar de e-mails. Pero incluso ahora, mucho tiempo después de la última emisión, todavía hay personas que recuerdan el programa y quieren el teléfono de los médicos que aparecieron.

En el Hospital Fernández de Buenos Aires, la gente quería atenderse por los médicos que salieron en "E24" que se filmó en su área de emergencias." Horacio López, director de un centro de infectología muy prestigioso que es consultado cada vez que la gripe o algún otro virus circula por la ciudad de Buenos Aires, califica al impacto de aparecer en la prensa como "favorable" y cree que esto es así porque tanto él como su equipo tienen como regla no hablar de lo que no saben y tratar de no sobre exponerse. "En mi experiencia, depende en gran medida de quién comunica y qué se está comunicando - opina el cardiólogo argentino Jorge Belardi. Pero en términos generales he tenido dos impactos, siempre inmediatos y muy poco a largo plazo. Los pacientes, en general, se sienten muy orgullosos y en la comunidad médica, en general, predominan la crítica y los celos."

El rédito máximo lo obtienen, por supuesto, los "médicos estrella de la televisión". El obstetra brasileño José Bento de Souza fue tapa de la revista 'Veja São Pablo' por cobrar la consulta el doble que otros médicos famosos y cien veces más caro que el sistema público de salud y, aún así, atender 100 mujeres por semana. Su cuidada imagen pública, que incluye conducir alternadamente un BMW negro y una lustrosa moto Harley – Davidson, contribuyen al glamour entre sus fans. "Hay médicos que van a los medios para poner su consultorio de moda", refiere Jairo Bouer, un psiquiatra multi-mediático ídolo de los adolescentes brasileños. "En mi caso ocurre lo contrario: mi actividad en la radio, la televisión y el diario me saca tanto tiempo que apenas puedo atender el consultorio una tarde por semana. Y como soy conciente que, a diferencia de mis colegas, no tengo tiempo de hacer cursos de actualización, cobro menos que ellos."

Existe otro grupo de profesionales que, en cambio, pierden con la exposición. En la mayoría de los casos, se trata de médicos que por falta de conocimientos intentaron aprovecharla en forma equivocada. Aún haciendo todo bien, el profesional puede tener problemas legales, si sus hospitales o colegios profesionales consideran que hablaron o mostraron más de la cuenta. No son raros tampoco los inconvenientes laborales abonados por la envidia y generados por quienes hubieran querido estar en su lugar. La pérdida de prestigio por la sospecha de recibir beneficios extras por defender una terapia en detrimento de otra, es también una posibilidad.

El acto periodístico deja igualmente su marca negativa en la reputación de un médico cuando éste es requerido, pero se niega a hablar. Si los medios publican que la persona fue buscada pero no encontrada, o una vez contactada no quiso hablar, se siembran dudas. Que crecen si la situación es reiterada. Todo lo misterioso levanta sospechas.

5.6.1 Los pacientes y la fama.

¿Qué pasa con las personas cuya historia clínica es divulgada por los medios? Enfermedad, dinero y amante son – no necesariamente en ese orden – cosas difíciles de esconder. Más aún si hay un periodista cerca.

En general se acepta que si hay una entrevista voluntaria que se realiza en condiciones de respeto, puede tener efectos beneficiosos. En palabras del experto en psicooncología José Schavelzon, "El hacer pública la propia enfermedad tiene un efecto positivo, es un sistema de defensa que permite distribuir el riesgo, una catarsis que releva emocionalmente."

Aparecer como una figura ejemplar ejercería efecto terapéutico sobre los pacientes porque combate la depresión. Ese beneficio no lo pueden constatar los periodistas porque después de la publicación de la nota no suele haber un nuevo contacto con estas fuentes. "Creo que es una forma de cortar con esas historias, una vez que alcanzan su objetivo en papel impreso", evalúa la periodista argentina Jimena Castro Bravo.

Las pocas veces que el contacto posterior existe, suele ser muy estimulante para el cronista. Una de las 350 historias que le tocó a la periodista registrar mientras trabajó para la sección Medicina de la revista Noticias de Argentina fue la de un hombre de 40 años que había estado la mitad de la vida en una silla de ruedas, pero iba a poder volver a caminar por un sistema de estimulación eléctrica. Una cámara fotográfica de la revista registró sus primeros pasos. Después, él llamó a la periodista emocionado. "En mi pueblo se agotaron los ejemplares y todos me llamaron para felicitarme". Su titubeante paso bajo los reflectores lo había transformado en héroe.

Castro Bravo recuerda con emoción otro caso, el de una periodista que jamás había llegado a ver su nombre impreso en un medio importante. Cuando dio su primera entrevista, era porque su fin se acercaba por un cáncer y quería defender públicamente el derecho a una muerte menos medicalizada. En esos momentos esa cuestión se debatía en el congreso por una ley que se llamó popularmente "de muerte digna". Contó su historia en una entrevista, pero al desgravarla nadie era capaz de quitar siquiera una coma a su relato. Así que con su permiso, el texto completo fue publicado en primera persona, con su firma. "Un manifiesto de una paciente terminal que se opone a que los tratamientos médicos invadan sin piedad sus últimos días", decía el epígrafe de la foto. Después de una vida dedicada a dejar su mensaje en publicaciones de poca tirada pudo, sobre el final de la vida, transmitir sus ideas a decenas de miles de personas. "Nunca pensé que mi mensaje iba a llegar a tanta gente" dijo, al llamar a la redacción al día siguiente entre sollozos. Su final llegó, pero sin esa asignatura pendiente.

Aparecer en la prensa también tiene su costo emocional, por eso difundir la vida privada de personas anónimas obliga, en cada caso y sobre todo si son menores, a una reflexión legal y ética. Por recibir un transplante, o ser operado frente a las cámaras, la vida de personas que no eran públicas se transforma. A veces la fama dura sólo un día, pero aún así deja su marca. En algunos individuos, el cambio es imperceptible. Otros, se convierten en personajes: son aquellas personas que de noche abren medio dormidos la puerta de la heladera, se ciegan con la luz, y dan una conferencia de prensa.

Muchos que llegan a los medios llevados por una enfermedad dejan el anonimato para siempre, escriben libros autobiográficos y convierten su tragedia en profesión y fuente de recursos. La militancia alrededor del HIV está llena de ejemplos, pero no es el único. Es habituar conocer afectados de cualquier tipo de mal para quienes divulgar el dolor que sienten les da sentido a sus vidas. Ana Paunero, cuando estaba a cargo de la oficina de prensa del Hospital de Pediatría Pedro Garrahan de Buenos Aires me contó cómo vio transformarse a algunos padres de niños que esperaban un órgano para trasplante. Sometidos durante semanas al asedio periodístico, como parte de las campañas para aumentar la donación, ante un desenlace fatal en lo primero que pensaron fue, precisamente, en la conferencia de prensa que debían ofrecer.

Los periodistas y la salud global

Escribe Paula Andaló
Periodista. Ex Editora de Información Pública
de la Organización Panamericana de la Salud (OPS).

El Síndrome Agudo Respiratorio Severo (SARS), la denominada "primera enfermedad del siglo XXI", se expandió en menos que canta un gallo. En 2003 se registraron 8.460 casos y 799 muertes en siete países del sudeste asiático y en Canadá. La expansión podría haber sido aún mayor. Pero con el SARS se demostró que, cuando se ponen a andar los sistemas de información y vigilancia global, un virus puede ser acorralado. Mecanismos que seguramente funcionan por compasión, o tal vez por temor a que la enfermedad llegue a territorio propio. Ante una amenaza global, una respuesta global, acciones relativamente nuevas en salud pública.

El concepto de salud global surge de un fenómeno mayor: la globalización. Una palabra controversial que implica, entre otras cosas, la armonización de las reglas de juego del mercado, la reducción de las barreras comerciales, la formación de un mercado internacional de capital, el aumento del número de empresas que operan en muchos países, y la velocidad cada vez mayor con que se difunden la tecnología y el conocimiento. La globalización se asocia además con la aparición progresiva de redes y organizaciones que permiten multiplicar los contactos.

La cuestionada globalización seguramente traiga riesgos y oportunidades para la salud, y los brotes emblemáticos como el SARS así lo demuestran: una de las redes que ella misma genera, el tránsito humano, disemina el virus; otra de sus vías, la rápida circulación de la información, logra contenerlo.

El proceso para llegar a la situación actual fue lento. Aunque las pestes, el cólera y las plagas de toda índole devastaron continentes enteros en distintas épocas, pasaron muchos siglos hasta que el mundo se reconociera como un todo que, entre tantas otras cosas, también compartía enfermedades. Fue recién a mediados del siglo XIX, con el crecimiento del comercio internacional, que los estados comenzaron a percibir a las plagas como una amenaza que cruzaba fronteras y controles aduaneros sin necesidad de papeles, de las que había que ocuparse de una forma diferente.

Con el espíritu de luchar en conjunto contra estos flagelos, once países del continente americano fundaron en 1902 la Organización Panamericana de la Salud (OPS). La fiebre amarilla, el paludismo, la viruela y la peste –enfermedades que viajaban de polizontes en los depósitos de los barcos- representaban en aquél momento los desafíos más urgentes. En 1948, tres años después del fin de la Segunda Guerra, se crea la Organización Mundial de la Salud (OMS), con la participación de 192 estados que se comprometieron a promover la salud para todos los habitantes de este planeta. Hubo hechos concretos: campañas continentales y masivas de vacunación lograron erradicar la polio de América (el último caso se registró en Perú en 1991), y la viruela a nivel mundial en 1973.

Pero fue en forma definitiva en 1981, con la llegada de la entonces mal llamada "peste rosa", cuando la conciencia colectiva sobre una amenaza global tomó forma. El VIH fue el primer virus clasificado que tenía dimensiones potencialmente globales. Un equipo de científicos de los Centros para el Control y la Prevención de Enfermedades de los Estados Unidos (CDC) logró, gracias a un trabajo digno de Sherlock Holmes, llegar al "paciente 0": un tripulante de una aerolínea canadiense que cubría rutas entre África y Norteamérica y que –con decenas de parejas de su mismo sexo al año- fue un verdadero puente transmisor. La epidemia de sida y sus víctimas famosas pusieron al hombre frente a frente con un riesgo distinto, y lograron finalmente llamar la atención de los medios de comunicación de todos los rincones sobre un mismo tema de salud, quizá justamente por su espectacular carácter mundial.

En 1997, la publicación *America's Vital Interest in Global Health* menciona por primera vez el concepto de "salud global", y lo define como "problemas de salud, inquietudes y temas que trascienden las fronteras nacionales, que pueden ser modificados por circunstancias o experiencias en otros países y que son mejor abordados con acciones y soluciones colectivas". A la vez que el mundo se vuelve interdependiente y que la salud de las personas influencia la salud de las economías nacionales, los países han ido reconociendo la importancia de la salud global.

El término salud global, que empieza a sonar poco a poco en el habla coloquial, no es lo mismo que "salud internacional". En este sentido, la palabra internacional está limitada exclusivamente a las áreas de frontera, mientras que la palabra global tiene un ritmo planetario, abarca afecciones que no sólo cruzan puntos fronterizos sino también regiones y continentes. A la luz de esta nueva especialidad de la salud pública, nacieron entidades como el Fondo Global de Lucha contra el Sida, la Tuberculosis y la Malaria, que aporta fondos para acorralar a estas tres devastadoras enfermedades en el mundo. O el Global Health Council (que, curiosamente cambió su nombre original, National Council of International Health, con el que nació en 1972), que participa de campañas globales, también con ideas y dinero. Muchas de las más recientes medidas sanitarias necesitaron de un consenso internacional, regional, continental y hasta mundial, muchas veces con estos organismos como facilitadores, que se benefició de los mecanismos generados por la globalización.

¿Qué rol cumple el periodista especializado en salud en este escenario? Los periodistas, especialmente en esta área, funcionan como agentes de cambio. La cobertura de los temas de salud encierra la necesidad de una ética especial: la audiencia, el lector, el público, esperan información confiable, explicación veloz y clara, esperanzas sin falsas promesas. Las personas tienen derecho a estar bien informadas.

Muchas veces es difícil tener una mirada que trascienda lo nacional desde el escritorio de una redacción. Es difícil prestarle atención a epidemias remotas, salvo que tengan un impacto en víctimas, que sean espectaculares, extrañas,

únicas. Pero es sin dudas un ejercicio necesario en este engranaje global que se delinea en el escenario mundial del siglo XXI.

Lo exótico, como sinónimo de lejano, ya no existe. El mundo está comunicado de una forma nueva, veloz, que no da respiro. El Virus del Nilo llegó de África a Nueva York y Connecticut en un vuelo sin escalas. El SARS tampoco necesitó visa para entrar a Canadá, proveniente de China.   Ya sea por aire o a través de contactos íntimos que antes eran impensados, la rapidez de expansión de una enfermedad supera cualquier imaginación. Pero la velocidad a la que circulan las noticias es un arma que se puede usar para luchar contra la misma enfermedad. Gracias a esta velocidad, el epidemiólogo Carlo Urbani, de la OMS, pudo advertir que estaba frente a una extraña y nueva enfermedad a la que luego definirían como SARS y así salvar miles de vidas (aunque él mismo murió a causa del mal del que fue primer testigo).

En esta red internacional, el periodista especializado en salud es clave. Porque definitivamente los temas de salud involucran a todas las personas: no importa la edad, nacionalidad, color, credo, lugar de origen. La salud y sus contracaras representan la vida. La información es un derecho y más aún, es una de las herramientas que las personas tienen en su camino cotidiano por lograr una vida mejor. Queda por cuenta de empresas, editores, directores, medios y todos los involucrados en el proceso de la información, tomar conciencia de su propio rol. Darle a la salud el espacio de primera plana que no sólo se merece cuando corre sangre a la vuelta de la esquina.

Cada vez más se define a la salud como un concepto que abarca a todos los seres humanos, que forma parte del bienestar y hasta del desarrollo económico de una sociedad. Sin embargo, una palabra tan básica, tan carnalmente ligada a la esencia de los individuos, no siempre se entendió como un bien común. Legado de los dioses, milagro divino, en manos de alquimistas y barberos, la salud se tenía o no se tenía, pero en ningún caso era algo que se pudiera alcanzar. Hoy, es un derecho ciudadano, motor del desarrollo, producto de decisiones políticas e individuales. Sin dudas, algo está cambiando.

Capítulo 6

Ética de la información médica

Las preguntas que debe hacerse todo aquél que quiera comunicar temas de salud, y algunas respuestas.

Ninguna actividad está libre de que sus trabajadores cometan abusos. El periodismo médico, mucho menos. Violar el derecho a la intimidad, confundir información con show o publicidad, decidir con el poder de un juez pero sin sus atributos, o sencillamente recibir beneficios por divulgar u ocultar algo son, lamentablemente, acciones que ocurren cada día.

Existen dos tipos de transgresiones morales que pueden llevar a cabo quienes trabajan en los medios. Las que ocurren por violación de un principio en la que el agente es consciente de la incorrección de su acto, y las que se cometen por cumplir precipitadamente con algún principio determinado, sin advertir que éste puede estar en conflicto con otro. Ambas son tratadas en las páginas que siguen. De las primeras, se profundiza sobre todo el lado oscuro de la relación entre el comunicador y sus fuentes. Para las segundas, se ofrecen algunas pautas para no caer en ellas por error o juicio prematuro. De manera concreta, se introducen en este punto algunas ideas perturbadoras relacionadas al marketing del temor.

El periodista médico debe ser consciente de que emite juicios de valores en todo momento: cuando decide qué temas publica y cuando elige cuáles son útiles, convenientes y satisfacen los intereses de los lectores y cuáles quedan afuera, cuando determina qué asuntos son aptos para la comunicación pública y cuáles pertenecen al ámbito privado. En esas situaciones, los periodistas actúan como jueces. El objetivo de este capítulo es invitar a la reflexión, a partir de ejemplos reales.

El tema de la ética de la información está sin duda directamente ligado a la autonomía del periodista. Quién es el responsable cuando se difunde un error, cuando se difunde una mentira, cuando se trasviste un anuncio publicitario en información periodística? Algunos medios toman el toro por las astas y realizan una investigación posterior, generalmente a cargo de quien ocupa la figura del ombudsman. La búsqueda de culpables solo es efectiva si conduce luego a una mejora del sistema.

Situaciones difíciles habrá siempre, y el periodista perfecto es una utopía. En el libro de Víctor Cohn, "Ciencia, Periodismo y público" un respetado periodista científico y profesor de medicina es citado diciendo: "Sé que escribí notas en las cuales he explicado o interpretado los resultados erróneamente. Escribí notas que no tienen las desmentidas que debería haber escrito. Escribí notas bajo presión competitiva, que luego se volvió claro que no debería haberlas escrito. Escribí notas cuando no había preguntado, porque no sabía lo suficiente como para preguntar". ¿Quién esta libre de estos pecados?

6.1. La relación con las fuentes. Intereses

La relación con las fuentes constituye una danza, que se baila de a dos. Nadie quiere dar un mal paso. "Todo el mundo debe ser consciente de que alguien está intentando venderles algo en todo momento. Quizás está ofreciendo algo de máximo interés para el lector, pero quizás no. El público tiene que estar atento." Estas palabras fueron escritas por alguien que conoce bien el paño: George Lundberg, director durante 17 años de la revista de la Asociación Médica Norteamericana (JAMA) y posterior director de Medscape, un sitio web para profesionales y público.

¿Quiénes tienen mercadería para "vender"? Muchos. Instituciones que dependen de la prensa para consolidar su imagen, profesionales que quieren un rédito rápido en su agenda de pacientes, políticos que necesitan votos, empresas y accionistas del lucrativo mercado de la salud y la calidad de vida, y muchos otros.

Intereses ocultos que generan desvíos en la información existen a todos los niveles. La ética no siempre está a la altura de la competencia profesional, no existe algo que se llame honestidad académica, no hay una voz que se pueda considerar a priori exenta de intereses. La actuación de las autoridades sanitarias, por ejemplo, está influenciada no solo por la corrupción, sino por la presión de grupos políticos, operadores económicos, e intereses de otros ámbitos. Y eso se traduce en cifras que se ocultan, tragedias que se manejan entre bastidores, o negligencias que se disimulan. "Si un asesino lo mata, es homicidio. Si la FDA[1] lo mata, es apenas cautela", dicen en los Estados Unidos.

Los que venden a los medios manzanas relucientes por fuera -pero podridas por dentro- son muchos. De las inverdades difundidas nacieron algunas obras maestras de la distracción mediática. A tal punto que algunas de ellas son objeto de estudio. Como cuando con el sugestivo título "La epidemia de notas de gripe", el semanario British Medical Journal divulgó el análisis de un conjunto de notas publicadas por los medios ingleses en relación a un supuesto brote de influenza. La conclusión: todo no había pasado de ser.... una movida política. Y no es la epidemia que muchos piensan: ésta ocurrió a comienzos del año 2000.

En Europa, el virus de la influenza Sidney A fue en aquél entonces protagonista de titulares catastróficos. "El bug del 2000 británico llegara a su máximo esta semana, mientras el país enfrenta la peor epidemia desde 1989, cuando murieron 29.000 personas", anunciaba The Mirror. Diferentes diarios situaban entre 4.000 y 20.000 el número diario de consultas sobre gripe al teléfono de ayuda médica oficial, el NHS Direct. El ministro de Salud habría afirmado, según publicó el Daily Telegraph: "Si los niveles actuales de influenza no llegan a un pico pronto, podríamos estar dirigiéndonos hacia la peor epidemia de la década". Ese mismo periódico destacaba con indignación que en un hospital "el brote de gripe sólo dejó 11 camas libres en cuidados intensivos". Pero la realidad era que el brote de gripe no era tan grave.

Algunos periodistas, concretamente del diario The Independent, se comenzaron a preguntar: ¿Por qué se declaró una epidemia que no es epidemia? ¿Para qué se necesitan camas extras? ¿Por qué se están cancelando cirugías programadas? Sus colegas del The Observer intentaron una respuesta. "La razón por la que el gobierno estaba agrandando la epidemia de gripe es simple. Informes del Servicio Nacional de Salud (NHS) sugerían que las cirugías electivas se estaban retrasando porque no había suficientes camas." Frente a eso, agentes del gobierno habrían llamado a los diarios con la noticia de la gripe antes de que el propio NHS fuera noticia.

---

1 Sigla de la Food and Drug Administration: Ente regulador de los medicamentos y dispositivos médicos de los Estados Unidos

En general, gobiernos, instituciones y empresas suelen estar alineados, pero no siempre es así. En la Argentina, por ejemplo, en el invierno del 2004, el Ministro de Salud acusó a "ciertos laboratorios farmacéuticos" de ejercer "terrorismo sanitario", según destacó el diario Página 12. Con esto insinuaba que se estaba inflando el impacto de la enfermedad a través de los médicos formadores de opinión que hablaban con la prensa. "Hay un Club de la Gripe cuyo único objetivo es vender vacunas", acusaba el ministro. El profesor de la Universidad Metodista de San Pablo, Wilson da Costa Bueno, habla en términos similares: "Tenemos un poderoso lobby que, no raramente se vale de procedimientos espurios para manipular la opinión pública. Esta acción puede determinar el sigilo o control de la información, y esta presión no se ejerce únicamente sobre los medios de comunicación de masa, sino que se extiende a las revistas científicas y a los propios profesionales de la salud". El público sin embargo, espera que la prensa independiente no se convierta –por desconocimiento técnico - en un espectador pasivo de una guerra de intereses particulares.

Entender qué hay detrás de cada anuncio es una tarea difícil y trabajosa. Y, con la creciente precarización laboral, los periodistas no están atrás de los hechos sino de las manecillas del reloj. Lo cierto es que la falta de tiempo para investigar es un factor de riesgo para desarrollar el mal de la desinformación provocado por las fuentes. Si el periodista es de aquellos que esperan que las noticias lleguen, que no sale a buscarlas, no podrá evitar que muchas de ellas correspondan a intereses particulares. Un buen periodista no cubre la información, la descubre.

Un conocimiento crítico de las fuentes significa saber qué aportan, qué omiten y qué grado de interés tienen. Después es necesario verificar, sopesar y completar esta información. Algunos medios consideran que el periodista especializado es quizás el que más reconoce y puede desenmascarar los puntos ocultos de sus interlocutores. Pero a su vez es el que tiene una relación con las fuentes más estrecha, una relación simbiótica que no siempre es conveniente romper. El entrevistador calcula con frecuencia el costo y desventaja de contrariar con una nota a sus contactos habituales, ya que son relaciones altamente productivas.

Existen otras situaciones en las que son las empresas periodísticas las que plantean situaciones embarazosas. El caso clásico es cuando el área comercial es permeable a la opinión editorial de los anunciantes, e invita a la redacción a pensar de la misma manera. Esta "opinión" puede ser explicada de diversas maneras, pero levantar la pauta publicitaria de la que depende el medio, ante una nota crítica ya difundida o en preparación, es una práctica corriente de muchas empresas y gobiernos. Francisco Mezquita Neto, presidente de la Asociación Nacional de Diarios de Brasil (ANJ) y director del diario "O Estado de São Pablo" tiene una idea al respecto." Entre la redacción y la publicidad no se puede crear una pared. Pero tampoco hacerla desaparecer del todo. La ética ayuda a crear esa línea."

Comunicar exige compromiso con la verdad. La independencia periodística tiene en última instancia, una carta de oro: el valor de una publicación depende de la cantidad y calidad de sus lectores. Y muchos anunciantes necesitan relacionar su imágen a medios serios.

Recuadro
El lado Oculto

El siguiente texto fue escrito, a mi pedido, por un conocido intermediario entre fuentes de información y periodistas.

"Los periodistas no se compran......en efectivo !!! Pero un pasaje en clase ejecutiva, mas un hotel 6 estrellas en un destino interesante (no importa lo mas mínimo si en ese lugar hay investigación o no), mas unas cenas en restaurantes Relais & Chateaux, pueden constituir el precio de una nota importante...

Es difícil hacer circular dinero en efectivo en una redacción: pasa por muy pocas y privilegiadas manos, y a la corta o a la larga hay problemas. El método más prolijo de los periodistas/hombres de negocio es tener su programa de radio o televisión por cable (mejor). Allí invitan a todo el mundo, hacen periodismo bastante bueno, y reciben numerosos auspicios, pero no los tienen por la calidad del programa sino por trabajar en algún otro medio más influyente. Las empresas lo toman como un "subsidio cruzado" ya que saben que el auspicio del cable va casi todo al bolsillo del periodista. Este sistema no es tan desprolijo como darle cash al comunicador, y por otra parte, ésta es una práctica difícil de ser autorizada en la mayoría de las empresas. ¿Para qué sirve? Lo principal es que saben que ante una noticia desfavorable, tienen "amigos" dentro de las redacciones influyentes para pedirles una mano.

Hay otra cuestión. Debo confesar que en varias ocasiones me ha dado vergüenza ajena la actitud de algunos medios, considerados serios, cuando manejan los viajes como premios: envían periodistas a Estados Unidos aunque no sepan inglés, a su vez éstos no asisten a las charlas previstas, y vuelven a la redacción con la carpeta para que otro periodista "cumpla" y haga la nota.

No obstante, gracias a Dios, el sistema se cuida a sí mismo. Se puede engañar a algunos todo el tiempo, o a todos algún tiempo, pero no a todos todo el tiempo. No creo que las conspiraciones mediáticas sean sustentables en el tiempo."

6.2. Qué difundir y qué no.

En temas médicos se da la aparente paradoja que hechos verdaderos que son potencialmente importantes exigen una dosis extra de cautela antes de difundirlos. Don Drake, un antiguo presidente de la Asociación norteamericana de Periodistas científicos decía que si un día se anunciaba "la" verdadera cura total del cáncer, él iría a ser el último en cubrirla. Prefería perderse la "gran noticia" a engañar de forma periódica a sus lectores con anuncios prematuros. Una actitud que es aplaudida por muchos médicos, pero no por todos. ¿Qué se puede o se debe publicar? Esta es la cuestión. Si el comunicador acepta autocensurarse, la segunda pregunta es dónde debe trazar la raya. Sea donde sea, siempre se pueden cometer errores.

Este asunto es eje de discusiones en todas las reuniones de periodistas científicos. Aquí, a modo de ejemplo, se ofrecen preguntas y opiniones, algunas de ellas polémicas, sobre cuatro problemas típicos del periodismo médico: anuncios prematuros, exhibición del dolor, publicidad encubierta y shows hospitalarios.

6.2.1. Anuncios prematuros

-- Doctor, ¿leyó el diario de hoy? ¿Puede servirme eso a mí?
--Si Usted fuera una rata, tal ver podríamos hacer algo por su caso.

Una de las situaciones más tristes para el periodista es cuando recibe llamadas de familiares de personas enfermas que piden "el teléfono del especialista de la nota de cáncer", si "el especialista" es un investigador que sólo ha presentado al público una experiencia promisoria en ratas. Aunque se haga partícipes a los lectores que un descubrimiento antecede en muchos años a un tratamiento, y que en ciencia lo que hoy es una verdad rotunda, mañana puede ser mentira, aunque se comparta con la audiencia que aunque sean serias, las investigaciones de unos científicos pueden quedar descalificadas por otros tan serios como ellos, la gente - para decirlo en términos coloquiales, "entenderá" lo que quiera. O lo que pueda, ya que en situaciones extremas se aferrará al recorte de diario como si fuera una tabla de salvación.

Los medios de comunicación trabajan a veces con verdades científicas puntuales, que pueden o no ser representativas del saber médico del momento. Si el comunicador no es capaz de ponerse en el lugar de quien está sufriendo y participar afectivamente de su dolor, es muy difícil que pueda entender la situación que puede generar con un anuncio prematuro o de poca utilidad. Cuando la fuente de una información preliminar es una publicación científica, un congreso o el anuncio de un médico con fundamentos débiles, la autocensura previa debería ser, en opinión de algunos, la mejor decisión. Aún así eso lleva a preguntarse cuál es el nivel mínimo de evidencias exigible para comunicar a los ciudadanos un avance. ¿Pruebas de laboratorio? ¿Ensayos en animales? ¿En humanos? ¿Cuántos casos constituyen una verdadera prueba de que el tratamiento funciona? ¿Alcanza con que sea presentado en un congreso o es imprescindible que haya sido publicado en una revista cuyo control lo ejercen los pares? En ese caso, ¿será que es mejor dejar afuera del conocimiento público información potencialmente vital porque alguien, tal vez no exento de intereses, la ha despreciado?

Otra opción es publicar todo, describiendo las limitaciones, y confiar que la gente sea racional, siempre. Y asumir los malos entendidos como un riesgo inevitable de la libertad de prensa. Aunque las palabras sean elegidas una a una con mucho cuidado, la ansiedad del público puede desteñir los tonos convirtiendo el blanco y el negro en un gris homogéneo. La información es una semilla que cae en un terreno abonado por experiencias personales o del entorno, es guiada por el conocimiento intuitivo, y la evaluación que se hace de ella no es racional, es afectiva.

Las opiniones están divididas. Vladimir de Semir, director del Observatorio de Comunicación Científica y Médica de la Universidad Pompeu Fabra de Barcelona ha sido uno de los impulsores de un código de ética que considere estos casos. "Nos podemos imaginar la cantidad de mensajes que se están lanzando a la población a través de los medios de comunicación que generan expectativas, que crean confusión, que resultan anecdóticos, pero que impactan en un público muy sensibilizado por todo aquello que tiene que ver con la salud y el bienestar personal. Estamos ante un problema grave, una gran dificultad de transmisión de cultura científica a la sociedad."

Otro problema podría residir en que los medios son vistos como un escenario importante, pero efímero. Si ofrecen una noticia rimbombante basada en estudios preliminares, y años después se verifica que esa línea de investigación no condujo a nada, ni el medio ni el periodista perderán su prestigio; si, por el contrario, un hecho anunciado de manera prematura con bombos y platillos alcanza su día de gloria verdadera, los editores de la publicación podrán aprovechar este hecho casual para recordarle a los lectores que "siempre somos los primeros". Así, anunciar de más es lo más conveniente. Para el editor, pero no para su público.

6.2.2. La exhibición del dolor y el respeto a la privacidad

El respeto hacia un enfermo puede evidenciarse a veces en la sensibilidad para apagar el grabador o retirarse cuando sea conveniente, la discreción para no revelar más de lo necesario, o la prudencia a la hora de interpretar el dolor y darle formato periodístico. Pero la pasión por la información suele aplastar horrorosamente estos principios.

Un ejemplo clásico es la salud de las celebridades. El interés popular es innegable, y aunque quienes viven una vida pública parecen invitar a entrometerse en su privacidad, es cuestionable pensar que este límite deba cruzarse. Con el avance de las tecnologías, la capacidad de los medios de atravesar paredes es por supuesto cada vez mayor. No es un tema de qué se puede, sino qué se debe. Cuando la falta de compasión se une a la presión laboral, el resultado suele ser lamentable.

Los problemas éticos no desaparecen si la persona accede voluntariamente a las preguntas del periodista, o incluso busca la difusión de su caso. Sólo cambian. Cuando un ser humano accede a contar su vida, sus dolores y temores, merece el máximo respeto pero eso no impide analizar las motivaciones que lo llevan a desnudarse frente al mundo. Muchos pacientes recurren a la prensa conducidos por el altruismo (ver capítulo 2). Otros, simplemente están cumpliendo su parte en una transacción comercial: a cambio de ello reciben exposición pública, tratamiento médico gratis o directamente dinero. Es correcto difundir esa noticia? Hay muchos casos donde los conflictos éticos se tornan más complejos. Un ejemplo: una persona de bajos recursos necesita un nebulizador. La producción de un programa de televisión hace una nota y se lo regala. Es solidaridad? O se está encubriendo la "compra" del testimonio? Hay transgresiones morales abiertas, y otras más difíciles de juzgar.

6.2.3. Publicidad encubierta

Cuando Raimundo Ambrosio terminó de recorrer 49 kilómetros al frente de la antorcha olímpica en su paso por Río de Janeiro, el hecho fue registrado por la prensa. "Una gran sonrisa en los labios alejaba cualquier señal de cansancio", describió el cronista. Con el cuerpo pintado, plumas verdes y amarillas, y cargando el arco y las flechas en su espalda, el indio acaparó los medios, y tuvo reflejos para sacar provecho: "Pueden anotar ahí: ginseng, marapuama, coco de cupuacú, guaraná de Amazonia y No de cola. Es el Viagra del Indio", promocionó sin pagar el espacio el vendedor de hierbas medicinales. Orgullo cultural o mensaje publicitario?

Pelé era la cara del Viagra en todo el mundo y no escondía por su propio interés que lo hacía a cambio de un abultado cachet. Pero en la mayoría de las situaciones, la transacción comercial es un secreto a voces. Los ejemplos de publicidad encubierta son tantos que lo difícil no es encontrarlos, sino elegirlos

La publicidad encubierta no tiene la mala imagen que debería. Los periodistas que aceptan beneficios a cambio de divulgar productos o servicios, los médicos que tienen a la autopromoción como único objetivo, los profesionales que venden en lugar de informar, y los académicos que hacen la carrera de modelo publicitario de delantal blanco no se esconden. Pero por su propio bien, la sociedad debería ocuparse más de este asunto.

A veces, la frontera no la cruza ni la fuente consultada para la nota ni el periodista, sino el medio en el que se divulga la información. Como relata el médico brasileño Celio Levyman en el site Observatorio da imprensa: "En más de 20 años ya tuve innumerables experiencias con las formas más variadas de medios. La revista Veja me buscó muchas veces para hablar de uno de los asuntos de mayor interés de la población, que son las cefaleas crónicas. Aparte de mí, fueron oídos otros colegas de gran respetabilidad. Y resultó un texto claro, informativo, que estaría bien en todo si no fuese un detalle: en la página principal, en el medio, aparecía "por casualidad" el embalaje y el frasco de un nuevo medicamento.... Pero ninguno de nosotros, entrevistados, se había referido a ese medicamento, mucho menos a su nombre comercial con derecho a foto y todo lo demás. En resumen, me sentí un 'garoto-propaganda'' (modelo) no remunerado de aquella droga. La nota, en su base seria, apenas usó nombres conocidos en el área para dar credibilidad al citado medicamento. ¿Eso es o no es publicidad?"

Con mentes brillantes por detrás, separar información de publicidad se torna difícil. Pero es necesario. El prestigio de ambas profesiones está en juego.

6.2.4. La nota médica como show

La salud, o mejor dicho su falta, ayuda a los canales de televisión a conseguir los puntos más altos del rating. Los impulsos voyeuristicos que llevan a las personas a presenciar el sufrimiento ajeno no serán estudiados aquí. Las razones psicológicas que justifican la existencia (y el éxito) de programas como "Trauma: Life in the E.R.", "ICU", "Hospitals" y "Hopkins 7/24" que llegan vía cable a los cinco continentes así como las innumerables versiones locales merecen sin duda un estudio aparte. Sobre lo que, a modo de ejemplo, me interesa aquí llamar la atención es sobre la TV nosocomial, donde la sangre es real, y el sufrimiento también, ¿Cuáles son las motivaciones que impulsan a los médicos, en su rol de proveedores de información, a participar? Un show hospitalario es tal vez un caso extremo, entre otros motivos por la cantidad de profesionales de la salud que involucra. Pero los conceptos pueden ser usados como marco de referencia para evaluar otras situaciones en las que la nota médica es explotada como show.

Cuando hace unos años un prestigioso hospital pediátrico de Chicago aceptó que se filmase a lo largo de dos meses un reality show en sus instalaciones, sus autoridades declararon que tenían como objetivo mostrar que la reconocida importancia que el Memorial Childrens Hospital la da a la investigación científica no impide que el personal se involucre con los dramas humanos. Ese era el fin. Los medios eran escenas crudas, impactantes, emotivas.

¿De qué se habla en los bastidores de este nuevo formato televisivo que en los últimos años entró a los hogares de todo el mundo y que a las productoras trae rating, polémica y facturación publicitaria?. ¿Por qué los hospitales se prestan a lo que para muchos es la banalización del acto médico? ¿Por qué aceptan difundir situaciones que hasta poco tiempo atrás estaban protegidas por el secreto profesional? Las respuestas son muchas.

El ex-vicepresidente de la Fundación Cardiológica Argentina y director médico de "E24" - que fue filmado en la guardia de emergencias del Hospital Fernández de Buenos Aires dice: "la televisión es a veces la única manera que tenemos de entrar en un hogar, mejor dicho, a miles de hogares para llegar con nuestro mensaje de promoción de la salud. Pero hay que hacerlo de una manera que la gente mire el programa, que no cambie de canal", justifica Jorge Tartaglione. **113**

En las reuniones internas que anteceden a la decisión de llevar adelante este tipo de programas se declaran varios motivos más.

* Porque la TV es muy poderosa para comunicar el valor y las necesidades de un hospital, y conseguir fondos públicos y privados.
* Porque ayuda a reclutar pacientes para las instituciones y los médicos que aparecen.
* Porque mostrar a los médicos como héroes mejora la autoestima del personal, y de la profesión en general.
* Porque aumenta el conocimiento del público y eso permite reajustar las expectativas de lo que se puede hacer o no.
* Porque observar el dolor ajeno contribuye para que el receptor acepte sus propios sufrimientos.
* Porque difundir el sufrimiento pueden ayudar a prevenir las situaciones que conducen a él.
* Porque mostrar la muerte es necesario, en una sociedad hiper-medicalizada que perdió el contacto con el final de la vida.
* Porque estimula sentimientos solidarios que fomentan la donación de órganos y sangre o trabajos voluntarios.
* Porque otros lo hacen.

Podría decirse entonces que entran las cámaras y llueven beneficios. Los opositores arrojan, en cambio, un temporal de críticas que caen como piedras sobre los médicos involucrados. Estos son acusados de no tener escrúpulos, respeto por los pacientes, trabajar para el bronce, y varias debilidades más. En el mejor de los casos, se acepta que persiguen buenos fines, pero no se les justifican los medios.

La producción hiperrealista brasileña en la que voluntarios se sometían a cirugías plásticas frente a cámara, o la serie norteamericana en la que los individuos se transformaban quirúrgicamente para parecerse a sus ídolos, son extremos de la categoría que tienen pocos defensores. Pero aún en los formatos más tradicionales del género, es discutible que mostrar el sufrimiento sin acompañar las escenas de una reflexión adecuada ayude a provocar cambios positivos en la población. "La exhibición televisiva de un muchacho en un intento de suicidio, en el momento en el que la ambulancia lo encuentra con la tripa saturada de pastillas y alcohol y la cuerda todavía enrollada en el pescuezo es obscena", sintetizó la crítica de televisión Adriana Schettini.

Como en otras cuestiones, para llegar a un consenso habría que huir de los extremos y tal vez el punto en el que sería más útil concentrarse es hasta dónde se puede llegar con el show. Los límites van mudando con el tiempo. Tómese el caso de Lucia Bunghez, una rumana a la que le extrajeron el mayor tumor del mundo, que pesaba 80 kilos. Su caso hubiera sido considerado una noticia de interés popular en todos los tiempos, aún antes de que existiera la televisión. Pero ¿qué se hizo con esa noticia en los tiempos modernos? Algo más que pasarla de boca en boca. La mujer fue operada por un equipo de médicos rumanos y norteamericanos, subvencionados por... el canal Discovery Health. A cambio de filmar la operación, claro.

6.3. Las ocho reglas del informador

Los terrenos anegadizos son muchos, y siempre aparecen nuevos. En términos generales, podría alcanzar con respetar lo que Bill Kovach y Tom Rosentiel proponen en el libro "The Elements of Journalism: What Newspeople Should Know and the Public Should Expect" (Elementos del periodismo: Qué debería saber la gente de los medios, y qué debería esperar el público):

* La primera obligación del periodista es decir la verdad.
* Su lealtad debe ser para los lectores. Se debe mantener independencia de las fuentes.
* Su esencia es la disciplina de la verificación.
* Debe servir como un monitor de poder.
* Debe funcionar como un foro para el compromiso y la crítica pública.
* Debe luchar para hacer interesante y relevante lo significativo.
* Debe hacer noticias comprensivas.
* Se le debe permitir a los periodistas ejercer su conciencia personal

Fracasar en cumplir estos objetivos es muy fácil. No hay dudas de que al público hay que decirle la verdad, pero como se ha señalado en páginas anteriores, contar todo no es siempre el mejor servicio a la sociedad. La cuestión pasa por cuánta y qué verdad se divulga. El periodista selecciona qué hace público y qué es inconveniente. Y puede equivocarse.

Otras veces se descarta información por considerarla irrelevante. Y ahí la verdad sufre otra mordida. El problema no es reducir, sino engañarse en los criterios. Las verdades a medias pueden beneficiar a pocos, y hacerle daño a muchos. He aquí un ejemplo.

Investigadores de la Facultad de Medicina de la Universidad de Harvard analizaron más de 200 notas periodísticas de diario y televisión publicadas en Estados Unidos . Todas se referían a tres medicamentos, dos relativamente nuevos y uno antiguo pero con nuevos usos. El estudio, publicado en el The New England Journal of Medicine encontró que la cobertura mediática omitía los riesgos y sobre estimaba los beneficios. Concretamente, apenas la mitad mencionaba los efectos adversos, y solo el 60% incluía análisis numérico de los beneficios. El investigador Stephen Soumerai, líder del Grupo de Investigación de la Política de Drogas de la universidad consideró estas cifras preocupantes. "Los medios son reconocidos como una fuente clave de información sobre beneficios y riesgos de los medicamentos", afirmó. El estudio también encontró que en general no se hacía referencia a los lazos financieros entre los expertos médicos consultados y la industria. "Hay quienes piensan que si los medios no informan a los consumidores sobre los posibles conflictos de intereses es porque la independencia de las fuentes no es total."

La relación del periodista con la verdad tiene otro lado débil, muy conocido por sus fuentes habituales. Se le atribuye a la antropóloga Margaret Mead el haber impreso, para ahorrarse trabajo, el siguiente formulario:

```
The New York Times
229 West 43rd Street
New York 36, New York

To the Editor:

In your issue of _____, you quote me as saying
_____. What I actually
said was _____.

                                           Margaret Mead
```

(Al Editor del The New York Times: En su edición del ...., me citan diciendo....
Lo que realmente dije fue.... Margaret Mead)

Existe en algunas redacciones un cargo de periodista, que es el encargado de chequear la información. Su rol es confirmar, generalmente de forma aleatoria, la veracidad del contenido. La ausencia de <u>verificación</u> es, lamentablemente, otro asunto de todos los días. Así como un sujeto sano es aquél que no ha sido exhaustivamente examinado, una nota sin errores es aquella que no ha sido leída con atención.

Las cartas de lectores de los medios impresos, y los comentarios que aparecen en las versiones digitales, sirven como sensores (no absolutos) de la capacitación profesional en sus cuadros. Periodicamente, ésto se evalúa de forma más sistemática. Un estudio sobre 300 notas de cáncer publicadas en un país de alto nivel periodístico como es Canadá mostró que el 55% tenía información errónea u omisiones importantes.

Curiosamente, la postura de los profesionales de la salud suele ser bastante relajada. Una visión de ello la tuve cuando le pregunte a un grupo de médicos brasileños cual era la tolerancia a los errores aceptable . En un formulário con respuestas cerradas, casi la mitad contestó alta, por ser un tema técnico, o igual al de otras secciones (23% y 21,3% respectivamente).

Otro punto mencionado por Kovach y Rosentiel es la función implícita de la prensa en las democracias que es de servir como <u>monitores del poder</u>. Mientras que los cronistas políticos pueden ser feroces a la hora de controlar los gastos de un funcionario, y los de deportes intransigentes frente al doping, los periodistas especializados en salud salimos mal en la foto. Los actos desleales de sus fuentes habituales no suelen entrar en la pauta de los periodistas médicos. Cuestionar a un médico pareciera ser hoy, como era antiguamente dudar de la integridad del cura o del rey. A tanto llega el poder tácito que prácticas corruptas generalizadas en muchos países – como la comisión que le paga un profesional a otro que le derive un paciente o el amiguismo en las listas de espera para transplantes – pocas veces llegan a los medios. Aún así, cada tanto, aparecen ejemplos interesantes a seguir.

Recuadro
Un pacto quebrado

La historia comienza en las páginas de un pequeño diario norteamericano donde se anunciaba en pocas líneas que un cirujano ortopédico había sido autorizado a continuar con su práctica a pesar de numerosas quejas en su contra. Pero a un periodista inteligente se le ocurrió investigar y vio que no era una mera cuestión local. "La señal de que había una gran historia bajo la superficie surgió rápidamente. Las leyes del estado prohibían la difusión pública de la performance de los médicos... nuestro desafío periodístico era romper este código de silencio", describiría más tarde Stephan Kiernan del The Burlington Free Press.

Lo que siguió fue trabajoso pero productivo: un equipo de personas se dedicó a llenar más y más formularios para lograr un identi-kit profesional del médico cuestionado, y en lugar de una carpeta recibió un catálogo de horrores: cirugías en lugares equivocados, pacientes postrados de por vida, muertes por complicaciones post quirúrgicas. El secreto impuesto por el consejo profesional impedía sin embargo conocer la identidad de los afectados, así como datos que pudieran llevar a ellos. Numerosas puertas oficiales fueron golpeadas en busca de información, y las respuestas podían dividirse entre "no hay", "no podemos darla" y "aquí lo tiene", pero que al abrir el sobre sólo se encontraban páginas y páginas de datos de utilidad nula. Era el reino de la impunidad.

Si fuera una película el desenlace comenzaría el día que alguien les pasó un dato precioso: una víctima del "médico matasanos" habría muerto el mismo día que el consejo había decretado que éste podía continuar llenando su cuaderno de turnos sin inconvenientes. Las escenas se suceden ahora a ritmo frenético, donde cada anuncio necrológico de los diarios de la zona es una puerta a abrir. Así, los periodistas dieron con la historia de Lois Tarczewski, y el relato familiar de 10 años de dolor y sumisión a un tanque de oxígeno, originadas en el hecho de que ella no conocía la incapacidad demostrada previamente por el médico a quien confió su vida. Había sido víctima del código de silencio.

Ese caso, acompañado de una investigación más abarcativa y una entrevista con el cirujano – quien admitió frente a su abogado su pasado de adicción a drogas y alcohol – conformaron la primera nota. Y dieron impulso a una investigación mayor, sobre todos los médicos que habían recibido sanciones. Los psiquiatras, por ejemplo, encabezaban el ranking con 39% de los llamados de atención, casi todos en referencia a relaciones sexuales mantenidas con sus pacientes.

La información comprobable fue creciendo, y llegando al público en nada menos que 90 notas y 15 editoriales. El trabajo no fue en vano, y no apenas por un par de renuncias y pérdidas de registro profesional que se dieron en consecuencia. La investigación periodística condujo a una reforma total en la regulación médica del Estado de Vermont. Hoy, la información referente a mala praxis está disponible para el público. Cuando esto fue anunciado públicamente, la familia Tarczewski tuvo el triste honor de participar de la ceremonia.

La falta de <u>compromiso</u> es otro pecado por omisión que puede darse de distintas maneras. Los medios no son un mero espejo de la sociedad sino agentes de cambios, y como tales pueden definir qué acciones son capaces de promover para mejorar la comunidad a la cual se dirigen. Abuso de drogas, violencia y accidentes son tres temas en los que la prensa suele tener una actitud proactiva. El periódico inglés "The Indepedent on Sunday", ha hecho campañas contra el asma; en Brasil, existe el proyecto "Radialistas contra o Aids". En la Argentina, un grupo de periodistas se ha unido a los cardiólogos en la lucha contra los factores de riesgo cardiovasculares, para citar apenas algunos ejemplos.

El compromiso con el lector debería estar integrado al trabajo cotidiano. Supongamos que un artículo llega a un editor con dos posibles títulos. "La mitad de los enfermos de cáncer muere" o "La mitad de los enfermos de cáncer sobrevive". ¿Cuál debe escoger? Para el periodismo tradicional, son las malas noticias las que venden diarios, aunque esto está siendo cuestionado. Se hace necesaria, sin embargo, una reflexión adicional. El espectro de los que leen las notas de medicina va de los que siguen desinteresadamente el progreso de la ciencia a los que buscan únicamente maneras de conservar o mejorar su salud y la de su familia, y entre ellos muchos tendrán cáncer. Los periodistas deberían pensar un poco más anunciar tragedias con tanta facilidad, al seleccionar el lenguaje, o incluso el tema.

El compromiso debería observarse también en algo que parece sencillo pero no lo es: no olvidarse de los temas. A continuación, una historia de amnesia periodística, cuya esencia es igual a muchas otras.

Recuadro
Silencio cómplice

A principios de 1993, el agua de México inundó la prensa argentina. Muchos diarios, revistas, y programas de radio y televisión dieron espacio a este agua que "curaba todo". Los micrófonos estaban abiertos a la fe, y la desesperación. Filas de desahuciados - o no - pugnaban por obtener bidones de ese líquido tan especial.

Una comisión técnica anunció que el agua ni siquiera era potable. El Estado, en aquel momento, hizo lo contrario a lo que debía hacer. Permitió la distribución de este líquido "mágico" porque, en palabras del presidente de la Nación "No hay que prohibirle a la gente la posibilidad que crea que va a curarse porque, más allá de las cuestiones científicas, la fe mueve montañas". Uno de los titulares del diario fue: "Menem defiende el agua milagrosa". Otra: "Ganó la fe de los enfermos: liberan el agua milagrosa".

Muchos medios, sobre todo los más populares, se encolumnaron detrás de los vendedores de esperanzas. Una falsa igualdad de derechos fomentó la formación de debates entre partes que no tenían el mismo peso. La verdad era la postura del más convincente. La ilusión de objetividad y seriedad de los medios era engañosa.

Años después, la investigadora de la Universidad Nacional de Entre Ríos Carina Cortassa analizó el fenómeno y criticó el silencio posterior "sobre cuáles fueron los efectos del agua, sobre la suerte de los enfermos que abandonaron los otros tratamientos, sobre la vida y la muerte de la gente que creyó, sobre la responsabilidad de todas las partes, incluidos los medios, en la propagación de un engaño. Cuyas consecuencias reales, debidas al silencio, nadie conoció".

Hacer <u>interesante y relevante lo significativo</u> es quizás lo que exige mayor esfuerzo intelectual y en lo que más se destacan los periodistas científicos, aunque hay mucho terreno en el que introducir mejoras.

"Cuando un perro muerde un hombre, no es noticia. Cuando un hombre muerde a un perro, sí lo es", enseñan los viejos manuales de periodismo. Cuando el humano muerde al animal, es un acontecimiento, una ruptura que se destaca sobre un fondo uniforme y se convierte en noticia. Pero no es anticuado ponerse a pensar en la función social de la prensa y la necesidad de difundir lo que no hasta lo que no nos parezca sorprendente.. Porque todos los días, los hospitales reciben niños o adultos mordidos por perros, y no al revés . "Los problemas cotidianos enfrentados por gran parte de la población sólo tiene lugar en la prensa cuando alcanzan la dimensión de tragedia", resalta la socióloga brasileña Janine Miranda Cardoso.

Quien profundice en esta cuestión y pretenda descubrir porqué esta premisa de destacar lo importante no siempre se cumple, se sorprenderá al saber que puede deberse más a una cuestión de hábito, que a criterio periodístico. He aquí una prueba. Hace unos años, la Sociedad Norteamericana de Editores de Diarios (ASNE) hizo a sus socios la siguiente pregunta:

Suponga que hubiese un tema que realmente significa bastante para la salud y seguridad de las personas en su comunidad, pero esas personas no estuvieran muy interesadas en él. ¿Debería el diario tentar que esas personas se interesaran? ¿O debería esperar que el interés fuera despertado de alguna otra manera?

No hubo controversia. El 99% pensaba que el diario tenía el deber de interesar a esas personas. Una cifra tan cercana a la unanimidad que difícilmente se encuentre en otras cuestiones periodísticas.

Hacer relevante lo significativo puede tener otros matices, algunos de ellos controvertidos. Philip Meyer, autor de "La ética en el periodismo", sostiene que el relato periodístico de una muerte debería incluir todas las causas relevantes, especialmente las evitables. Por ejemplo, si una víctima de accidente de tránsito hubiera bebido antes de conducir e estuviera sin cinturón de

seguridad, habría que mencionarlo siempre en la noticia, para ayudar a las personas a modificar su comportamiento y evitar un destino semejante. Los críticos aducen que, aún si se probara la utilidad de este enfoque, sería difícil trazar los límites. Porque si se menciona el papel del consumo excesivo de alcohol en la tragedia, ¿porqué no informar también que una persona que murió por un infarto fumaba, tenía una vida sedentaria, o salaba excesivamente la comida? Se culpabilizaría al individuo y se estaría cruzando un peligroso umbral en lo que respecta a la privacidad, sin duda alguna.

El último punto propuesto por Kovach y Rosenthiel se refiere a la conciencia personal de los periodistas. Los principios morales, de la sociedad en su conjunto y del comunicador en particular, se ponen en evidencia en cada decisión. Si un periodista está en contra del aborto, sería más que inadecuado obligarlo a firmar una nota a favor de su legalización. Pero es contraproducente también que la conciencia personal desdibuje las funciones del informador.

La necesidad de informar se realiza todos los días en un terreno minado. Es necesaria mucha reflexión antes de poner las manos en el teclado. "Actualmente, los periodistas están éticamente confusos. Sus actitudes en relación con las implicancias morales de su trabajo varían de la humildad a la arrogancia, de la insensibilidad total a la hipersensibilidad", señala Meyer. Humanos al fin, a veces, "esas actitudes son mantenidas simultáneamente por los mismos individuos."

6.4. Quién toma las decisiones y cómo

Internet es tierra de nadie. Para algunos, eso es excelente. Para otros, pésimo. Ya en los medios tradicionales, hay una pregunta que continúa siendo pertinente: ¿Dónde se apoya la ética de las decisiones periodísticas? La respuesta a esa pregunta es en la actualidad eje de debates. Hay quienes apuestan por el individualismo, convencidos que la conciencia colectiva no existe sino como la suma de los valores morales individuales y de las conciencias personales de la comunidad. Este enfoque, para algunos es el más respetable. Para otros, es totalmente utópico porque tiene al menos una falla práctica: el periodista suele ser un asalariado, y - aún con el beneficio de una cláusula de conciencia- los editores y/o directores de los medios son los únicos legitimados para las últimas decisiones.

Hay grupos editoriales que creen que las reglas éticas deben ser definidas para cada medio, y la solución pasa por adherir a uno u otro código pre-existente redactados por terceros. La variedad de problemas posibles exige un manual de muchas páginas y los críticos de este método aseguran que por más detallados que sean, no alcanzan para tomar las decisiones requeridas día a día.

Hay criterios más rígidos, que adoptan algunas empresas periodísticas cuyo principio se podría resumir en "prohibir cualquier cosa que tenga apariencia de conflicto, aunque pueda no serlo". No aceptar un viaje financiado por una empresa, aunque sea la única manera de conocer un centro de investigaciones de difícil acceso, sería un ejemplo. Otro sistema es analizar y discutir en comité cada situación. Una estrategia ciento por ciento democrática, pero de practicidad nula.

Se ha sugerido también la creación de auditorías éticas, que funcionen hacia afuera como indicadores de una postura ética global y, puertas adentro, inventariasen conflictos de intereses, y observasen las actitudes de los implicados frente a temas éticamente conflictivos. Algunos gobiernos, por otra parte, no confían que sus ciudadanos sepan hacer buen uso de la libertad de prensa y pretenden resolver ese problema generando normas de conducta y sanciones comunes a todos los medios, a través de consejos profesionales (no siempre representativos) o estatales. **119**

Recuadro
¿Médico o Periodista?

¿Qué se es primero? ¿Médico o periodista? Esta pregunta que muchos le hacen a los que ejercen las dos profesiones es tan vieja como la guerra. Sólo que ahora, cuando crece la importancia del periodismo en tiempo real, la respuesta es más urgente. Veamos un ejemplo.

En el terremoto de Tahití, una de las primeras personas que la CNN mandó a Port au Prince fue un periodista médico. En un primer momento, Sanday Gupta fue más periodista que médico: hizo notas sobre el grado de la catástrofe y el problema de la falta de recursos, profundizó en la naturaleza de las enfermedades y la mala respuesta médica a la crisis, y detectó la falta de antibióticos y analgésicos apropiados, e hizo con eso un case.

Al tercer día, cuando Gupta estaba haciendo una nota en un hospital de campaña, el personal sanitario recibió órdenes de salir, abandonando así 25 pacientes, 8 de ellos críticos. Gupta y su equipo, entrenados en primeros auxilios, dejaron entonces de lado su rol profesional original y empezaron a cuidar a los pacientes. Por seguridad, una cámara -sin camarógrafo – quedó prendida y conectada a la central de Atlanta. El conflicto ético para él estaba resuelto: siendo médico lo primero era cuidar. Además, no debía ejercer su rol de periodista con esas mismas personas, porque eran sus pacientes.

Las opciones no siempre son blanco o negro. En otra ocasión le pidieron que hiciera una cirugía de emergencia y tres semanas después hizo la nota sobre la dificultad que tuvo esa paciente en recibir cuidados pos quirúrgicos. Otra vez atendió personas en la calle, mientras era filmado con la debida autorización de los familiares. Compasión e inteligencia, es lo que se pide de los dos, médicos y periodistas. Aunque a veces sean sólo uno.

6.4.1 El periodista como juez

El periodista, en su día a día, actúa como juez. Y no siempre es imparcial, ni objetivo. Aunque se lo proponga.

Entre aquellos medios que opinan al punto de no informar, y los que pretenden mostrar datos desprovistos de valoración y se niegan a aceptar que en realidad siempre se toma partido, hay una variabilidad intermedia enorme. Una lectura atenta permite, sin embargo, encontrar un padrón de conducta común a la mayoría, una homogeneidad de enfoques que no se limita a la consonancia temática sino que alcanza una visión única de los temas.

"Hay una asociación permanente de la salud con el consumo privado e individual de servicios, tecnologías y medicamentos. Este trabajo, que tienen en los medios un agente y locus privilegiado de acción, no solo obscurece los vínculos entre la salud y las condiciones sociales de existencia, como estimula la demanda creciente por técnicas modernas de diagnóstico e intervención, favoreciendo los intereses de las industrias y servicios hospitalarios", resalta la investigadora brasileña Janine Miranda Cardoso. Además, en el caso concreto de Brasil, predomina en la cobertura periodística una tendencia a la polarización, donde los servicios públicos son presentados como sinónimo de ineficiencia, desperdicio, corrupción e incompetencia, personificadas en las filas y muertes por falta de atención. Las excepciones, como las denuncias de acción ilegal de los planes privados y laboratorios farmacéuticos o las materias episódicas sobre islas de excelencia mantenidas por el poder público, parecen confirmar la regla."

Otros periodistas van contra la corriente. Pero pueden cometer otro error: dar la falsa idea de que todo es opinable. Esto ocurre incluso cuando caen en el equívoco de cubrir la información de una manera que pretende ser justa para todas las partes, pero no es sino una patina de igualdad de oportunidades. "Cuando existe una controversia entre los expertos, el criterio objetivista de recoger todas las opiniones hace que se metan en el mismo saco las insustanciales y las que tienen un fundamento sólido, sin dar al lector los medios para valorarlas. Se hurtan los aspectos sustantivos, y se convierte en noticia la polémica misma" alerta el español Gabriel Galdón López en su libro "Desinformación. Métodos, aspectos y soluciones".

Hay situaciones en las que el equilibrio de opiniones no es una utopía sino un imposible. Gabriel Galdón López señala que buscar una solución neutral entre dos extremos, sólo significa desplazar un problema, no resolverlo. "La postura neutral sólo es neutral si se la considera desde tal o cual ángulo, mientras que desde otra puede parecer tendenciosa.". Con frecuencia es preciso que los periodistas tomen una posición definida. Y aunque lo acepten como principio, cuando el tema es muy difícil o de repercusión amplia, pueden no animarse.

Los periodistas – jueces, humanos al fin, cometen con frecuencia otro error: retener una información, simplemente porque se contradice con lo que ellos piensan. La siguiente, es la descripción de una escena que ocurre todos los días.

El editor de salud de un diario muy influyente abre su correo electrónico, lee el título de un nuevo informe científico que le parece interesante, y toma una primera decisión: lo abre, o no. Supongamos que no lo descarta.

Nuestro periodista no tiene mucho tiempo, así que va directo a leer las conclusiones: el informe dice que tomar suplementos de vitamina C es peligroso, porque aumenta el riesgo de desarrollar cálculos renales. De forma automática, realiza tres controles básicos. ¿La fuente? Es confiable. ¿Las dosis utilizadas en el estudio? Son las mismas que se venden en las farmacias. ¿El número de individuos que participaron en el estudio? Son muchos, tiene valor estadístico. Conclusión: Es una noticia, importante, atractiva. La lógica diría que va a difundirla, pero tal vez no lo haga.

¿Qué razones pueden llevarlo a no publicar los resultados del estudio? Hay muchas, menciono sólo dos.

a) No querer quedar mal con los laboratorios que venden suplementos vitamínicos.
b) No aceptar los resultados, porque desde pequeño la madre le dijo que había que tomar vitaminas todas las mañanas.

Puede parecer infantil, pero no lo es. Cuando un ser humano toma una decisión, la posición elegida puede obedecer a motivaciones comerciales, falta de información o simplemente creencias personales o culturales arraigadas.

Fue noticia: "Yo quiero tener sida"

En febrero del 2003, la revista Rolling Stone ofreció una noticia bomba: el 25% de los gays infectados de forma reciente con el HIV habían buscado contraer el virus. La nota estaba destacada en tapa como un informe especial, "Cazadores de gérmenes: los hombres que anhelan ser HIV+".

La mayor parte de la nota se centraba en la historia de un homosexual neoyorkino para quien buscar personas infectadas para tener sexo sin protección era una aventura erótica. La nota lo mostraba minimizando la enfermedad, a la que comparaba con la diabetes. "Tomás unas pastillas y ya está".

El fenómeno de los que "buscan" la infección es conocido desde hace tiempo, pero la revista Rolling Stone lo mostraba como una tendencia entre los homosexuales. El médico Bob Cabaj, director de los servicios de salud de San Francisco, era citado estimando que al menos uno de cada cuatro gays infectados de forma reciente, habían buscado la enfermedad en forma más o menos consciente.

De forma inmediata, la versión digital de la revista Newsweek lanzó una nota que investigaba la anterior. "Is Rolling Stone's HIV Story Wildly Exaggerated?" (Es la nota de HIV de la Rolling Stone salvajemente exagerada?). En ella, Cabaj no sólo negaba haber dicho eso, sino que aseguraba incluso que había negado esa cifra ante un chequeador de datos de la revista Rolling Stone que lo había llamado unos días antes. "No hay manera de conocerla", adujo. Otro médico mencionado en la nota original, director de salud mental de una clínica de Boston, también negaba haber afirmado que el fenómeno estaba en crecimiento. La guerra de las revistas estaba declarada. ¿Qué sucedió después de esa primera batalla?. Lo que pasa siempre. Cada periodista defendió su nota, y cada editor defendió a su periodista. Pero el punto es otro.

No es común que los medios se investiguen unos a otros de esta manera, y no es común tampoco que los medios reconozcan sus errores (por eso, cada vez que ocurre hay un gran revuelo). Pero sí es común que informaciones difundidas por unos sean negada por otros. Pero lo que quiero analizar aquí son los caminos que pueden llevar a esta disparidad de la información. Hay varios.

1. La primera información es falsa. El medio A miente para tener impacto periodístico, pero el medio B no lo hace.
2. La primera información es verdadera. El medio A la publica, pero dado el impacto de la noticia, sus fuentes se arrepienten y niegan haberlo dicho al ser entrevistados posteriormente por el medio B.
3. La primera información es verdadera, pero mientras que el medio A resiste las presiones de los que no quieren ver esa realidad difundida (en el ejemplo: activistas gay que amenazan con un boicot publicitario o acciones legales), el medio B hace el juego.
4. La primera información es verdadera, pero mientras el medio A difunde el hecho sólo porque es verdadero, el B no lo hace porque quiere evitar las posibles consecuencias sociales (en el ejemplo: considera que la nota puede generar más adeptos a esta práctica y/o va a estimular una mayor discriminación de los homosexuales)

El objetivo aquí no es abrir juicio sobre este caso concreto, es más abarcativo. Es mostrarle a quien nunca haya estado en la cocina de una redacción de en cuántas ocasiones, y por qué motivos, la verdad no siempre llega a sus oídos.

Coleccionar historias de horror sobre los delitos periodísticos es fácil. Avanzar en dirección a una cura racional para los problemas de la profesión es mucho más difícil. Algunos desvíos son más difíciles de percibir, pero no por eso tienen menor influencia. En la prensa norteamericana, por ejemplo, está bien documentado que en las notas de cáncer de mama hay tendencia a favorecer los métodos masivos de detección y menos entusiasmo sobre las terapias preventivas.

Las notas periodísticas, en general, ni mencionan la tasa de falsos positivos de los estudios en los que se basan lo que recomiendan. De manera concreta, los investigadores que analizaron cómo los diarios y la televisión cubrían este tipo de historias concluyeron que a las mujeres se les aconsejaba hacerse mamografías, pero que en cambio, la decisión de tomar o no una droga que reducía el riesgo de desarrollar el tumor (tamoxifeno) se dejaba por su cuenta.*[2] Es probable sin embargo que los periodistas involucrados no hayan notado esta desigualdad. La explicación más probable, para Lisa Schwartz uno de las autores del estudio, es psicológica: en las primeras notas, había que justificar por qué dejar de recomendar una práctica establecida en la práctica médica; en las segundas, había que difundir una droga nueva y por lo tanto desconocida.

Aún con las mejores intenciones y una honestidad a prueba de dulces, los periodistas están sujetos a ciertos mecanismos sutiles de selección de la información. Muchas veces son imperceptibles, pero actúan como filtros ideológicos. Entre esos filtros están, además de los anteriores, la imagen pública de las fuentes, el origen social de los periodistas y los prejuicios. La frase "blanco que corre es un atleta, negro que corre es un ladrón" tiene otras acepciones en el periodismo de salud, igualmente equivocadas.

Cuando quien comunica al público es también un médico en ejercicio, se plantean cuestiones accesorias, porque su lealtad está dividida. Como menciona la médica y periodista Perri Klass, "mi indentidad no siempre está clara, ni mis lealtades, ni siquiera mi trabajo.. Las mejores historias las veo en el mundo médico, y accedo a ellas porque soy doctora.. pero cuando la gente cuenta su vida, no se les puede decir.. 'ah, quería decirle, también soy periodista. Puedo hacer una nota con lo que me contó?

6.5 Cuando la ética es el nudo de la noticia biomédica

Hay eventos en los que la valoración ética es el nudo de la noticia: el aborto en algunas sociedades, la eutanasia en todas. Las tecnologías de punta han ampliado con creces los ejemplos. Tómese un área de gran crecimiento en las últimas dos décadas: la fertilización asistida. Cada novedad -y hay muchas - llega con preguntas que la humanidad jamás se hizo.

2 En enero de 1997, un comité de los Institutos Nacionales de Salud informó que no había evidencias suficientes para recomendar el screening mamario en mujeres de 40, ya que el número de muertes por cáncer de mama no cambiaba entre las que se hacían el test a esa edad y las que no lo hacían. Dos meses después, bajo sospecha de presiones, el Instituto Nacional del Cáncer recomendó el estudio. Las notas sobre tamoxifeno comenzaron a aparecer en la prensa el año siguiente. Un estudio en el que se comparaba el uso de tamoxifeno con el de placebo en mujeres de alto riesgo de cáncer se detuvo antes de finalizar, porque los resultados preliminares eran totalmente favorables al uso de la droga y no se consideraba ético seguir dándole a la mitad de ellas sólo una pastilla falsa. Como se vió más tarde, la cobertura no fue igual en los dos casos. Las notas sobre mamografía incluían fuentes oficiales, médicas, políticas e incluso abogados de pacientes. Las de tamoxifeno sólo tenía fuentes académicas y de pacientes participantes del estudio. Pero la diferencia fundamental fue que los medios no resaltaron los riesgos de falsos positivos de la mamografía, pero sí los derivados del uso del medicamento.

Si un matrimonio fallece dejando embriones congelados en una clínica ¿de quién son los embriones? ¿Se heredan como una propiedad? Los herederos materiales, ¿tienen alguna responsabilidad por esos seres vivos?. ¿Durante cuánto tiempo? Las preguntas ético-legales surgen de a decenas, las opiniones multiplican esa cifra, y en la mayoría de los casos no hay una única respuesta posible. En parte por eso, no pierden actualidad.

También la medicina predictiva, neologismo que designa la capacidad de predecir la aparición de las enfermedades a lo largo de la vida, es un área llena de incógnitas. Desde el crecientemente popular diagnóstico prenatal hasta el ya establecido análisis de factores de riesgo que señalan la susceptibilidad a padecer distintas enfermedades, cada nueva posibilidad técnica inaugura una nueva serie de cuestiones. El bioeticista José Mainetti comparó esta medicina vaticinadora con el oráculo de Apolo, que anunció a Layos y Yocasta el nacimiento del hijo que mataría a su padre y desposaría a su madre. "A modo de Tiresias, que aconsejó a Edipo la renuncia a saber sobre sí mismo, nuestra medicina se enfrenta a un dilema ético oracular-' To test or not to test´". La respuesta no es unánime.

Los temas en los que los medios de comunicación deberían mostrar mayor disposición para liderar la discusión ciudadana de sus aspectos éticos son abundantes. La gente debería ser invitada a pensar, a propósito de la difusión de una u otra noticia. No hay temas "de los otros", que no nos importen "a nosotros". La cobertura de la neumonía asiática se limita a enunciar el número de casos del otro lado del mundo? Una oportunidad perdida Su diseminación enfrenta al hombre a preguntas universales, como los límites entre los derechos individuales y colectivos.

La economía de la salud es otra área apropiada para las preguntas incómodas. ¿Deben los alcohólicos pagar para recibir un transplante de hígado, ya que ellos mismos se ocuparon de destruirlo? ¿Es justo que las terapias más caras sean financiadas por toda la población, incluso la más pobre? ¿Qué restricciones aceptar, si los recursos son limitados y las posibilidades de la medicina cada vez más amplias? En general, esas difíciles y dolorosas cuestiones se discuten entre pocos, y a puertas cerradas. Situación, cuanto menos, peligrosa.

Conocer los fundamentos de la bioética podría bien ser un requisito para ejercer periodismo de salud Porque ayuda a hacer preguntas a veces tan inconvenientes para algunos como necesarias para otros, y ventilar asuntos que hoy son inexplorados. Las cuestiones que se plantea son diversas, pero se resumen a preguntarse sobre las responsabilidades y obligaciones que se tienen las personas unas con otras.

Pocas profesiones han sufrido una transformación tan violenta como la medicina. En pocos años en términos históricos, pasó de ser un arte individual a una tecnología industrial. La tradición hipocrática cuyo gran principio es que el médico debe actuar en función de los mejores intereses de sus pacientes tuvo una vigencia histórica extraordinaria, durante 2400 años. Pero el siglo pasado, demostró que era insuficiente. Fue entonces cuando surgió la bioética, que consiste en la reflexión sistemática, cuestionadora y crítica sobre los problemas morales que surgen en el campo de las ciencias biológicas y de la medicina.

La nueva moral se apoya en tres principios fundamentales que son los de autonomía, beneficio y justicia. El principio de autonomía es el derecho de toda persona lúcida a decidir acerca de lo que le conviene a sí misma, es decir la autodeterminación. El principio de beneficencia se refiere al deber del médico de hacer el bien, o al menos no hacer el mal. El de justicia considera de modo equitativo el derecho de todos los seres humanos a la salud, independientemente de su raza, nacionalidad, sexo, color, creencia, opción política, condición social e cualquier otro factor de diferenciación.

Los atropellos a sus principios son frecuentes, por acción u omisión, y el silencio de la prensa, en ocasiones, cómplice.

Para entenderlo en un contexto histórico, la bioética "nació" tras la Segunda Guerra, cuando se conocieron las prácticas de eliminación en masa administradas científicamente, y las experiencias realizadas en los campos de concentración nazis por médicos y científicos. El Código de Nuremberg en consecuencia se ocupó de poner reglas a la investigación en humanos. Estipuló el consentimiento libre del sujeto de investigación, la reducción de los riesgos, la posibilidad del individuo de revocar en cualquier momento su adhesión a un ensayo, la proporcionalidad que debe haber entre riesgos y beneficios, y la obligatoriedad de una fase anterior en animales, entre otras cuestiones. Posteriormente, en 1964, la Asamblea Médica Mundial adoptó la Declaración de Helsinki, reformada posteriormente en varias ocasiones. Se diferenció por primera vez la investigación terapéutica, aquello cuyo fin es esencialmente diagnóstico y terapéutico para el paciente, de la no terapéutica. Aunque siempre la preocupación por el individuo deba prevalecer por sobre los intereses de la ciencia y la sociedad. Posteriormente se redactó otro documento, la "Propuesta de normas internacionales para las investigaciones biomédicas en sujetos humanos" cuyo objetivo era complementar los anteriores en situaciones especiales, y cubrir las necesidades de los países en desarrollo.

Cada tiempo, y cada sociedad, tiene sus problemas. Una cuestión que en los últimos años llegó a las tapas de los diarios de todo el mundo, generando discusiones parlamentarias y plebiscitos populares, fue el tema de las posibilidades y conflictos potenciales que genera el desarrollo de terapias a partir de células madre embrionarias. Se pueden decir muchas cosas, pero para algunos el punto se resume a una única pregunta. Un embrión con unas horas de vida ¿es ya una persona? Hay dos respuestas posibles, que dependen a quién se le haga la pregunta. Las afirmaciones definitivas, en bioética, son difíciles de obtener.

6.6. La medicalización de la vida y el marketing del temor

> "Doctor, por Dios, dígame la verdad,
> si ser un ser humano es tener una enfermedad incurable".
> Quino (humorista argentino)

Voltaire decía que el trabajo de un médico era entretener al paciente mientras actuaba la naturaleza. Aunque para muchos nada ha cambiado desde entonces, la mayoría acepta que la medicina sirve par curar. La frase de Ivan Illich de que "el establishment médico se ha convertido en una gran amenaza para la salud" tiene pocos seguidores. Pero sin llegar a los extremos del crítico más radical de la medicina moderna, es innegable que llevada a un extremo la medicina produce daños. Y en algunos casos, la prensa es partícipe necesaria.

Cada vez se gastan más recursos en la guerra a la muerte, el dolor y el sufrimiento. Haciendo eso, decía Illich, se destruye la propia humanidad. Su argumento: la muerte, el dolor, la enfermedad son parte de la naturaleza humana y, mientras todas las culturas desarrollaron medios de ayudar a las personas a convivir con ellas, la medicina moderna destruyó esas capacidades culturales e individuales.

Se comulgue o no con esas ideas, lo cierto es que hay estudios que muestran que cuanto más depende la sociedad de cuidados de la salud, mayor es la tendencia de sus miembros a verse a **125** sí mismos como enfermos. La enfermedad es un concepto móvil. Históricamente, los males se definían por los síntomas. Así, la esquizofrenia y los trastornos mentales causados por la sífilis fueron alguna vez la misma enfermedad. Después, la definición pasó a hacerse por las causas. Parecía que se había encontrado un orden.

Con los avances de la terapéutica que permitieron cronificar males que antes eran mortales, la enfermedad dejó de ser algo que ocurre para pasar a ser algo que siempre está. La genética, por otra parte, abrió la posibilidad de definir a casi toda la humanidad como enferma, diagnosticando genes deficientes que predisponen contra enfermedades que algún día se pueden sufrir. "Hay un paciente para cada remedio", sería la realidad dada vuelta (o no). En palabras del bioeticista argentino José Alberto Mainetti: "Hoy podríamos decir que sano es un sujeto insuficientemente explorado. Todos somos virtualmente enfermos y por lo tanto se han adueñado un poco de nuestra existencia. La salud se transformó en un bien de consumo. El consumo de la salud se ha transformó en prácticamente una religión. Nuestras sociedades, por lo menos en países avanzados, son sociedades terapéuticas, de la calidad de vida, del bienestar".

En este sentido, se puede avanzar hacia otro punto. ¿Qué rol ocupa la prensa? El ex presidente de la Association of Health Care Journalist, y durante diez años periodista médico de la CNN Andrew Holz tiene, en base a su experiencia, una opinión al respecto: "La política oficial de la CNN es proteger las decisiones editoriales de la presión de los anunciantes. Sin embargo, se desincentivan las historias que desafíen el paradigma de que la llave para una mejor salud es más medicina."

Holz no está solo en su forma transgresora de ver las cosas. En un artículo publicado bajo el sugestivo título: "Se necesita actuar para detener el tráfico de enfermedades", un periodista, una médica, y un profesor universitario se unieron para efectuar la siguiente acusación: "Se puede hacer mucho dinero diciéndole a las personas sanas que están enfermas". Ray Moynihan, Iona Heath y David Henry denunciaron el tráfico de enfermedades, como definieron la práctica de extender los límites de enfermedades tratables para expandir el mercado para nuevos productos. Este concepto puede incluir desde convertir procesos normales en problemas médicos, a transformar síntomas leves en preocupantes.

Para fomentar la aversión a la calvicie, según estos autores, al periodismo le basta escribir sobre el trauma emocional asociado a la pérdida de cabello; dándole un tono exagerado a las notas de fobia social, hasta el más tímido se animará a hablar con el farmacéutico para pedirle el remedio correspondiente. Otro punto señalado es la definición y promoción de nuevas enfermedades por actores interesados como pueden ser las empresas que lucran con el diagnóstico o el tratamiento. El objetivo de abrir o ensanchar los caminos sería sencillamente modificar la percepción pública de la salud, para aumentar el número de recetas.

Desde las páginas del British Medical Journal que dirigía, Richard Smith destacaba el interés de la industria en situar la línea que separa lo normal de lo patológico lo más próxima a la normalidad. Un pequeño desplazamiento significa millones de pacientes adicionales. "Hay una tendencia creciente a considerar los problemas de la vida como problemas médicos. Y esto no es sano. La salud no es un estado de completo bienestar físico, mental y social (la definición de la OMS que algunos aseguran sólo se lograría en el orgasmo simultáneo), sino la capacidad de adaptarse a las dificultades de la vida." Su opinión es que la industria no puede ser culpada, pues su obligación es maximizar las inversiones. Los gobiernos, en cambio, tendrían que ocuparse más de estimular el desarrollo de tratamientos para las enfermedades olvidadas y desincentivar la medicalización de dolencias menores.

Richard Smith es de los que creen que el mundo se mueve a fuerza de buenas preguntas. En cierta ocasión, este ex profesor de periodismo médico en la Universidad de Nottingham -que renunció cuando la universidad aceptó dinero de una compañía tabacalera para crear un centro para el estudio de la responsabilidad corporativa - organizó a través de la revista médica que dirigía un debate que parece una prueba infantil. Preguntaba qué era una enfermedad, y qué no lo era. La respuesta de los facultativos no fue tan clara como se podría esperar.

Catalogar a alguien como enfermo tiene implicancias individuales, sociales y financieras enormes. La infelicidad, la sexualidad, el nacimiento, la vejez, todo está en manos de los médicos, y a nuevas enfermedades, nuevas terapias. La polémica alienta discusiones acaloradas. El danés Peter Gøtzsche, director del Nordic Cochrane Centre, cree que lo que hace que los profesionales de la salud estén tan ansiosos por intervenir en la vida de personas sanas y en sus propias perspectivas de riesgo es un paternalismo mal guiado. Quizás, piensa él, es momento de repensar la vida y recordar que la mayoría de la gente desea correr ciertos riesgos.

¿A quién le trae beneficios medicalizar la vida? A muchos. A los profesionales y empresarios de la medicina, y a los medios, para atraer audiencias. Pero los que pierden, son muchos más. Fomentar la eterna necesidad de una receta manipulando el miedo a la muerte significa promover gastos innecesarios, ser co-responsable de las enfermedades derivadas del uso de drogas y contribuir a una insana obsesión por la salud.

El descontento existe, pero no está articulado en acciones importantes. Algunos alertan sobre la posibilidad de que la sociedad algún día puede cansarse de ese régimen eterno de pruebas y tratamientos. Hay otra voz que sostiene lo contrario: el verdadero problema es que la medicina no está llegando donde debe, ni siquiera en las sociedades más ricas. El periodista de salud tiene el desafío de encontrar su lugar bajo una de estas banderas. O, mejor aún, en el gran abanico de posibilidades intermedias.

A saúde como problema jurídico: a questão da privacidade

Escreve: Guilherme D. da Cunha Pereira

Professor de Direito da Comunicação no Master em Jornalismo para Editores da Universidade de Navarra em São Paulo. Diretor da Rede Paranaense de Comunicação

Embora a decantação do significado axiológico da intimidade já tenha em parte se produzido, isto é, embora já haja um certo consenso entre os estudiosos de que a privacidade[3] é um bem de imenso valor enquanto manifestação e salvaguarda da dignidade, da autonomia, da possibilidade de desenvolvimento verdadeiramente humano e, por que não, do bem estar físico e psicológico das pessoas, incertezas e inseguranças ainda cercam a identificação e delimitação de quais experiências concretas da vida devem ou não estar enquadradas como pertencentes ao âmbito da privacidade/intimidade. Como diz um autor, "a consciência da relatividade, elasticidade e insegurança (...) continua a marcar o conteúdo e alcance da privacidade/intimidade" [4]. E essa consciência atinge a doutrina e a jurisprudência de todos os países que já protegem autonomamente o bem em questão, o que, portanto, muito provavelmente deve ser levado à conta da própria natureza fluida e cambiante desse bem.

Apenas para dar um exemplo paradigmático das vacilações a que o tema conduz, é de se referir a polêmica que se registrou no STF quando do julgamento de um mandado de segurança em caso que envolvia a quebra de sigilo bancário. A vida econômica das pessoas, seus ganhos, suas reservas, suas despesas, devem ou não ser agasalhados dentro da esfera da privacidade? A essa questão, que, de resto, recebe respostas diferentes conforme estejamos nos movendo na área da "common law" (principalmente Inglaterra e Estados Unidos), ou na área do direito continental europeu, nossos ministros deram diferentes soluções, que não interessa neste texto recensear.

As dúvidas práticas, portanto, sobre quais singulares e dispersas facetas da vida compõem o âmbito do privado são muito grandes e persistentes. Isso não quer dizer, no entanto, que não se possa falar em certos consensos. E um deles envolve a experiência da doença, em várias das suas dimensões.

Com efeito, a jurisprudência de diversos países registra em seus anais como cenas da vida caracteristicamente privadas várias situações em que algum problema de saúde estava em jogo. E a doutrina desses mesmos países não cessa de referir esses casos como exemplificações emblemáticas do campo do privado.

Assim, por exemplo, empresas jornalísticas ou editoras já foram condenadas por publicarem notícias sobre a enfermidade grave e terminal de um famoso ator (Jacques Brel. França), fotos de uma mulher portadora de uma doença exótica e embaraçosa, com a narração de detalhes de seu sofrimento, tudo sem consentimento (Barber v. Time, Inc. 1942. EUA), fotos de um famoso político agonizando no leito de seu quarto (Bismarck. Alemanha) ou de um hospital (Ponzetti de Balbín. 1985, Argentina), para citar apenas alguns casos mais conhecidos. No Brasil, para mencionar alguma decisão de maior repercussão, vale lembrar que a revista Amiga foi obrigada a pagar uma indenização de mil e quinhentos salários mínimos para vários artistas em razão de uma reportagem sobre a

---

3 Utilizo aqui indistintamente privacidade e intimidade, muito embora a melhor doutrina prefira distingui-las, reconhecendo a esta última uma proteção mais segura e plena.

4 Manuel da Costa Andrade, Liberdade de imprensa e tutela penal da privacidade – a experiência portuguesa, in Revista Brasileira de Ciências Criminais, n. 20, p. 39.

AIDS intitulada "Como os artistas se defendem da doença" [5].

Problemática, portanto, não é a conclusão de que o dado acerca da saúde de uma pessoa quer se trate do diagnóstico de alguma doença, do tratamento a que essa pessoa esteja se submetendo ou do desenvolvimento ou prognóstico de uma enfermidade, sejam todos dados atinentes, em princípio, à vida privada. O que sim apresenta complexidade é a identificação das circunstâncias em que a divulgação dessas mesmas informações passa a ser tolerada ou mesmo justificada, em vista de um interesse maior.

Poder-se-ia pensar, por exemplo, que os meios de comunicação estariam autorizados a difundir uma notícia envolvendo dados sobre saúde sempre que a pessoa objeto da notícia fosse um homem público, isto é, alguém envolvido de alguma forma, atual ou não, na gestão da coisa pública. A conclusão seria precipitada, pelo menos se se pretendesse que qualquer informação estaria autorizada. Não parece que a jurisprudência internacional se encaminhe nesse sentido. No caso argentino já citado (Ponzetti de Balbín, Indalia c. Editorial Atlántida AS), por exemplo, malgrado a relevância política do homem que estava agonizando, o entendimento da Corte Suprema foi o de que a notícia da doença e da morte sim era de interesse público, mas as fotos obtidas sem consentimento mostrando os momentos finais do moribundo compunham um conjunto de informações de relevo exclusivamente íntimo, que não poderiam ser impunemente difundidas.

O que é decisivo, também em nosso país, é o relevo efetivo que cada "pedaço" da informação tenha em face do interesse público. Assim, como regra geral, é óbvio que o conhecimento em si da doença de um governante, doença que o incapacita, temporária ou definitivamente, para o cargo, é de interesse público, mas os detalhes de suas lutas interiores, dos seus eventuais delírios em situações de inconsciência, etc., não (também em princípio).

Por essa mesma razão, as publicações devem prestar especial atenção às informações sobre a saúde de pessoas notórias, como sejam os artistas, os esportistas, os músicos, etc. É doutrina comum a de que a sua vida privada, em princípio, ao contrário do que ocorre com a dos homens com funções públicas, carece de interesse público, ainda quando possa ser "interessante" para um vasto público, sedento de notícias de seus ídolos. Nesse sentido, publicar essas informações caracteriza abuso, passível de sujeitar o infrator ao pagamento de uma indenização pelo dano moral ocasionado. Obviamente, a publicação pode ser feita sem receio quando há o consentimento das pessoas referidas.

Ainda a respeito dos limites, um *case* particularmente interessante foi decidido pela Suprema Corte americana em 1969 (Commonwealth v. Wiseman). O que deu origem ao processo foi um importante e sério documentário sobre as condições de internação no Bridgewater State Hospital, um sanatório para doentes mentais de conduta potencialmente perigosa. O filme incluía cenas de pacientes nus, perambulando pelo hospital ou sendo alimentados à força ou em atividade sexual. A maioria dos juízes entendeu que as imagens violavam a privacidade dos internos. Como conseqüência, o documentário foi proibido. Alguns anos depois, concedeu-se autorização para que profissionais da saúde tivessem acesso a ele. Em 1989, a exibição pública do filme foi liberada, desde que as faces dos pacientes fossem tornadas irreconhecíveis, esbatidas. Em 1991, a proibição foi revogada, sob a condição de que o nome e o endereço dos doentes mentais fossem mantidos em sigilo. Houve, portanto, claramente uma mudança no entendimento da Suprema Corte sobre o alcance da proteção a ser dada à intimidade. Mas o que nos importa observar aqui é que também no direito brasileiro o interesse científico, de cunho médico ou não, bem como outros interesses relevantes (o artístico ou o histórico, por exemplo), podem justificar uma "compressão", uma redução da privacidade, mas sempre e apenas no limite do que seja

---

5 Neste caso em particular, as informações divulgadas não tinham consistência e o tribunal entendeu que ficou também caracterizada ofensa à honra.

realmente necessário para a consecução de tal interesse relevante e desde que não seja atingido aquele núcleo absolutamente íntimo, salvaguarda da própria personalidade humana.

Uma última observação. É sempre interessante lembrar que a agressão à privacidade pode se dar tanto no momento da difusão da informação, quanto no momento prévio, em que se coleta ou se busca ou se obtém a informação. Por outro lado, a violação da intimidade pode ser perpetrada não só pelos meios de comunicação, como por qualquer indivíduo, inclusive pelo corpo médico que, indevidamente, divulgue relatórios sobre o estado dos pacientes sob seus cuidados.

Aliás, um problema que vem suscitando uma especial preocupação dos juristas em todo o mundo é o do tratamento automatizado de dados pessoais referentes a dados sensíveis, entre os quais se incluem os dados sobre a saúde. É com freqüência de arquivos informatizados de hospitais ou institutos de saúde que jornalistas obtêm informações de caráter eminentemente privado. A responsabilidade por eventual abuso poderá ser, nesses casos, também da instituição que mantém os dados; mas esse é um tema que mereceria um ulterior desenvolvimento.

Capítulo 7

Los puntos difíciles

Algunos conceptos útiles para que la información de alto contenido técnico no sea peligrosa para la salud de quienes la consumen. Estadística y biología para principiantes.

Hay situaciones en las que por discursar en vez de dialogar, los médicos les transmiten a los periodistas conceptos para los que el comunicador no tiene marco de pensamiento adecuado. Así se prepara el terreno para que los datos se malinterpreten y allí, por deformación profesional, cualquier error por parte de la prensa es en dirección al exceso. En las próximas páginas se dan algunas pautas para subsanar esta deficiencia.

Los números son el talón de Aquiles de la prensa. Las preguntas que debe hacer el periodista varían con los temas, pero lo primero que se debe entender es que la ciencia médica casi siempre es incierta. La mayoría de la información es de naturaleza probable, y por lo tanto los más estrictos sólo se referirán a ella en términos de probabilidades. En este mismo sentido, las personas sin formación científica son susceptibles a equivocarse al confiar en lo que se llaman pruebas anecdóticas. Generalizar a partir de '"un '" caso interesante contradice la ley que reza que en la medida en el que el número de casos aumenta, aumenta la posible verdad de las conclusiones. Pero con estadísticas impresionantes, como se verá aquí, no siempre alcanza.

Otro punto débil es el lenguaje. La precisión en la terminología es absolutamente necesaria en la comunicación médica. Cada palabra tiene un único significado y un diccionario que pretenda ser completo estaría en constante crecimiento. Incluso intentar redactar un mero glosario que abarque los términos que necesita conocer un periodista de salud, estaría predestinado al fracaso.

Los periodistas que no se salteen este capítulo asustadoramente titulado Puntos Difíciles, darán también un vistazo al entrenamiento cerebral diario al que se someten quienes en su trabajo cotidiano se sumergen en el apasionante mundo de la ciencia médica. El día a día no son burbujeantes frascos de laboratorios radioactivos, órganos humanos en formol ni dispositivos de alta tecnología con señales luminosas que fabrican clones de Bill Gates y Giselle Bundchen. La mayor parte del tiempo, y la más productiva, es la que los investigadores pasan entre números y conceptos, o desarrollando estrategias de observación o experimentación.

Aquí se mencionan en forma sucinta los modelos de estudio que tienen aceptación académica. Cualquiera sea el tema, este conocimiento le es imprescindible al periodista para saber qué evidencias puede exigirle a sus fuentes para cada afirmación que haga. Sólo así podrá reconocer a los que verdaderamente hacen avanzar la ciencia médica, de los sinceramente equivocados y los claramente mentirosos. Todos pueden ser igual de convincentes.

7.1 Números tramposos

A los investigadores médicos les encantan las cifras. Las recogen, las transforman, las analizan, las colocan en complejas fórmulas, las manipulan, preparan gráficos coloridos y después se quejan de que los periodistas hacen con ellas lo que se les da la gana.

La información numérica es la que concentra la mayor cantidad de errores y los médicos, cuando colaboran, deben prestar máxima atención. No se trata solo de confusiones, en las que ligeros cambios producen diferencias considerables. También hay situaciones en las que se divulgan conceptos para los que el público no tiene marco de pensamiento adecuado, como los de riesgo relativo o costo-beneficio de una terapia. En ocasiones, por desconocimiento, los medios y su público son además víctimas de aquellos individuos que definen la estadística como "el arte de mentir con números". Esto no es algo nuevo. Ya en 1954 a alguien se le ocurrió escribir un libro titulado "Cómo mentir con estadísticas"(How to lie with statistics" de Darrell Huff).

Mentir no es el único delito que se puede cometer con la información. Inducir a pensar de determinada manera es otro. Mi profesor de gimnasia prefiere decirnos que corramos 15 minutos más, que pedirnos que hagamos un 50% más de esfuerzo, aunque en realidad sea lo mismo. Qué pasa con las noticias médicas? Lo mismo. Supongamos que se divulgan los resultados de una investigación realizada con pacientes que padecen fragilidad ósea (osteoporosis). El grupo que no recibe ninguna medicación tiene un 2% de chance de fracturarse la cadera; de los que toman el medicamento, un 1% se quiebra la cadera. En términos absolutos, el riesgo de fractura se reduce en apenas un 1%. En términos relativos, en cambio, la amenaza se reduce a la mitad. Ambas cifras están correctas, y serán usadas por los médicos pero sólo la segunda tiene apelo emocional. Es la que elegirá la prensa, y la que le conviene a los laboratorios farmacéuticos. No siempre, es la más apropiada para el paciente que tiene que decidir si gasta su dinero en ese remedio.

Es con datos así de difíciles de interpretar que se le invita a la población a optar "libremente" por un tratamiento u otro. "Decidir si hacer o no una terapia hormonal puede ser complicado. Pero elegir el diario que se lee puede ser una cuestión igual de peligrosa", definió Kamram Abassi, editor del British Medical Journal. Abassi escribió eso tras leer un análisis de los titulares de la prensa británica a consecuencia de un trabajo científico publicado en su revista. Todos los periodistas se habían basado en la misma investigación, pero el *Daily Mirror* había titulado: "La píldora cuadriplica el riesgo de infarto cerebral", mientras que *The Times* había impreso: "El riesgo de infarto cerebral ligeramente mayor en mujeres que toman la píldora." Lo más complicado del caso, es que ninguno de los dos mentía. ¿Qué había sucedido?

Se trataba de un estudio que buscaba analizar la influencia de los anticonceptivos orales en el riesgo de isquemia cerebral en mujeres en edad fértil. Los autores de la investigación habían encontrado que las mujeres que ingerían la droga tenían un riesgo 2,9 veces mayor que las que no lo tomaban, y cuatro veces superior, cuando se trataba de las píldoras de primera generación. Pero esa cifra, tan preocupante a simple vista, no lo era tanto. El riesgo absoluto continuaba siendo muy bajo, porque este trastorno continuaba siendo muy poco frecuente (lo que técnicamente se denomina baja incidencia) en las mujeres jóvenes, que son las que toman anticonceptivos. Los científicos calcularon que al cabo de un año, en un grupo de 100.000 mujeres, el uso de la píldora produciría tres casos de infarto cerebral. Y esta tasa de riesgo podía incluso disminuirse con un control riguroso de los factores de riesgo cardiovasculares. En resumen, aún con los nuevos datos, tomar la píldora seguía teniendo más beneficios que riesgos.

Evaluar u ofrecer una noticia exige entender bien estas cuestiones. Cuando los periodistas malinterpretan datos, generalmente exageran: es una deformación profesional. ¿Y los médicos? No todos están habituados a manejar las estadísticas. "Vengo recetando esta droga desde que gradué y ningún paciente mío tuvo jamás problemas", se escucha decir. Si ese profesional hiciera un cálculo aproximado, podría concluir tal vez que la droga fue segura en 100, 300 o tal vez 500 pacientes. "Los estudios pequeños no permiten llegar a conclusiones fuertes, los estudios aislados, que no se repiten, pocas veces pueden demostrar nada. El azar- la variabilidad azarosa- puede hacerle cosas extrañas a los resultados de un estudio", sintetiza Víctor Cohn en su Guía para entender el lenguaje de las estadísticas.

La experiencia personal no es el mejor criterio ni para que los médicos decidan lo que van a prescribir, ni para que los periodistas decidan lo que van a difundir. Si uno pretende tener una prueba, por ejemplo para hablar de la seguridad de un medicamento, debe buscar investigaciones realizadas a gran escala, es decir en decenas de miles de pacientes. El aspecto técnico no debe ser pretexto para difundir errores y los periodistas necesitan saber analizar números a la hora de tomar posiciones editoriales.

En cierta ocasión, la revista Time le dedicó su tapa a una investigación "científica" sobre cómo se sentían los hombres y mujeres en la cama. El estudio había detectado que el 84% de las mujeres estaban insatisfechas con sus relaciones íntimas, y que el 70% de las que se había casado hace más de cinco años habían tenido aventuras. Pero los que más engañaron a los lectores hombres no fueron sus parejas sino sus comunicadores: nadie mencionó que en la investigación se habían distribuido 100.000 cuestionarios pero habían recibido menos de 5000 respuestas. Y de esas sacaron las conclusiones.

Detectando esta deficiencia, y con el orgullo herido, un equipo del Washington Post- ABC News decidió rehacer el estudio. Interrogó a 767 mujeres y los porcentajes cambiaron de manera significativa: el 93% de las norteamericanas estaban satisfechas con el tratamiento amoroso que recibían en casa, y las que referían deslices conyugales se redujo al 7%. Los científicos dirían que el primero es un caso clásico de <u>error de muestreo</u>, en la que el grupo estudiado es grande pero probablemente no representativo. Es decir, se pueden extraer conclusiones para el grupo de mujeres que contestaron el cuestionario, pero no inferir que esos resultados se repetirían en una población mayor, como el de las esposas de los lectores de la revista Time.

Saber leer las cifras es esencial para el periodista de salud. Si el folleto publicitario de un tratamiento médico-estético asegura que al cabo de tres meses hay un 34% menos de celulitis puede ser que sea cierto, pero puede ser que la "investigación" que se haya hecho apenas con tres personas que además hayan hecho dieta, tomado mucho agua, realizado masajes diarios y pasado horas en el sauna. Es decir, que tenga errores metodológicos que invaliden sus conclusiones. Otra forma más trabajosa que se tiene para engañar a los consumidores es hacer muchas pruebas hasta que una, de pura casualidad (o aleatoriamente como dicen los técnicos) dé las cifras que se pretenden publicitar.

Hay manipulaciones que son muy difíciles de detectar. Se ha comprobado que muchos de los llamados "'aumentos de supervivencia'" que generan titulares periodísticos son meras ilusiones logradas descartando en los estudios a los pacientes más graves, o incluyendo a personas en estadios iniciales de la enfermedad. Otras veces se ha descubierto que los gráficos incluían un alto índice de falsos positivos, es decir personas sanas a las que les habían dado una mala noticia equivocada. A veces el parámetro divulgado con bombos y platillos es obsoleto. Un concepto actual es dejar de analizar la vida únicamente bajo unidades de tiempo, sean años, meses o días sino utilizar otros índices como el QALY (quality adjusted life year),que toma no sólo el tiempo que va a vivir sino cuán valiosos son para el paciente en condiciones que no son de salud completa. O el HYE (Healthy years equivalent) que incorpora la probabilidad de que el paciente mejore o empeore su estado de salud.

Las matemáticas no son la matéria preferida de muchos médicos, mucho menos de los periodistas. Pero ambos deben ser concientes que no se puede huir de los números. Unas notas muy valoradas por el público son las que ofrecen información comparada de dos técnicas distintas para solucionar un mismo problema, por ejemplo una cirugía láser con una tradicional, de tijera y bisturí. Existen complejas técnicas analíticas donde además de la cura o control de la enfermedad se tiene en cuenta el costo de obtenerlo y los gastos derivados de no tenerlo: es el costo-beneficio. Además de los honorarios médicos, gastos hospitalarios, medicamentos e insumos se valoran otras variables como el cálculo días perdidos de trabajo por el paciente y su grupo familiar causado por la pérdida transitoria de independencia. Eso, además de la mejoría clínica y de calidad de vida que se obtiene tras un resultado exitoso y, por supuesto, la chance de que esto ocurra en cada uno de los casos.

¿Por qué la prensa entender estas cuestiones? Un aspecto no menor es el bolsillo de las personas, directa o indirectamente a través de sistemas de asistencia, prepagas o gobiernos. Si el periodista pretende ser un agente de salud pública y no el miembro más barato de la fuerza de ventas de sus fuentes, debe tener las herramientas necesarias para entender cómo tomarles examen. Estar atento es siempre un hábito saludable.

El mayor reproche que se le puede hacer al método numérico es que exige más trabajo y tiempo que el que la mayoría está dispuesto a darle. Pero el periodista tiene una responsabilidad ineludible: si va a usar cifras, estas deben tener sentido para su público. Si no, en un bello día de primavera encerraremos a nuestros lectores en sus casas por miedo a morir por un ataque de abeja. Por no haberles dicho antes que es cierto que el desenlace fatal es posible, pero ocurre en menos de una de cada cinco millones de picaduras.

7.2 La jerga de los científicos

El diálogo del periodista con el investigador médico requiere de un esfuerzo extra, de ambas partes. A pesar de lo que muestran los filmes, entrar al mundo del saber hiper- especializado no requiere usar anteojos, tener cara de genio y una masa cerebral superior a la media. La característica principal es otra. La precisión en el habla es para los científicos como la puntualidad para los suizos o alemanes. Le adjudican un valor superior a casi todo. Y no pueden desprenderse de esa regla de vida ni aún en las ocasiones en las que no es importante o incluso llega a ser contraproducente.

Cuando habla con un científico, sobre todo si está alejado de la atención clínica, el periodista debe persuadirlo de que se exprese con la voz del pueblo. Pero no es menos cierto que el comunicador debe también hacer esfuerzos para ponerse en la cabeza del hombre o la mujer de ciencia. Entre otros motivos, porque es la única manera de tener el comando de la información.

La ciencia no es más que un tanteo de la verdad. Para decirlo en otros términos, es un sistema de conocimientos, resultado de la aplicación de un conjunto de procedimientos racionales y críticos -esto es, no dogmáticos, no opinativos, no arbitrarios - que caen bajo la denominación genérica de método científico. En consecuencia, lo que esencialmente caracteriza a la ciencia es

el método a través del cual se construye el conocimiento.

Seis términos definen el conocimiento científico: fáctico, racional, verificable, objetivo, sistemático y explicativo.

* Es fáctico, porque trata sobre los fenómenos y hechos de la realidad
* Es racional, por estar fundado en la razón, esto es, en un conjunto de ideas y razonamientos y no en sensaciones, opiniones, pareceres o dogmas;
* Es verificable, o comprobable empíricamente, porque sus afirmaciones deben someterse al tribunal de la experiencia;
* Es objetivo, por cuanto sus afirmaciones pretenden ser concordantes con los objetos de la realidad;
* Es sistemático, porque no es un cúmulo de proposiciones inconexas sino un cuerpo de ideas lógicamente entrelazadas
* Es explicativo, porque no se conforma con describir cómo es el mundo sino que intenta dar cuenta de las razones por las cuales el mundo es como es.

Una investigación científica debe comenzar con una idea previa o **hipótesis** que se busca comprobar. La experimentación o las mediciones generan datos (**resultados**) de los que se deducen las **conclusiones**. Los trabajos deben informarse a los pares para su evaluación, (ver capítulo 2) con lujo de detalles. El informe o "'paper" debe contener esa idea previa, y los experimentos que se hicieron para buscar la confirmación de esa idea. La descripción de la metodología no puede faltar porque sirve para que otros puedan repetir la experiencia y comprobar que haciendo todo igual se llega a los mismos resultados. Esto diferencia un registro científico, destinado a la humanidad, de una patente industrial, donde gran parte de la información es omitida.

En un informe científico, la inclusión de los datos crudos permite a otros evaluar si las conclusiones no son equivocadas. Un ejemplo ficticio desnuda la importancia de esta metodología de trabajo. Dicen que una vez un científico, no muy brillante, quería saber para qué servían las patas de la cucaracha. Ideó un experimento: iba a extraerle las patas una a una, e iba a decirle a decirle al animal que se moviera. Al comienzo de la prueba, con una o dos patas menos, la cucaracha todavía podía andar cuando él decía "Muévete"; cuando el investigador avanzó más en su macabra experiencia, el pobre bicho dejó de avanzar sobre el papel milimetrado en el que el hombre medía su desplazamiento. El científico anotó en su informe: "El animal no se mueve ante mi orden. Conclusión: Al perder las patas, se vuelve sordo". En otros términos, y con mayor complejidad, historias así – pero verídicas- se publican todos los días. La ciencia médica no avanza sacándole las patas a las cucarachas, sino administrándole drogas o aplicando rayos a seres humanos, pero eso no impide a los científicos equivocarse.

Los descubrimientos que mudan la vida de las personas se obtienen básicamente de la observación, realizada con posterioridad a experimentos (como la de las cucarachas) o no. La estrategia observacional puede consistir en estudiar factores específicos en grupos de personas bien definidos, y su relación con algún aspecto de su salud o su enfermedad. Un estudio clásico de este tipo es el análisis del peso corporal de las mujeres de 50 a 60 años y su relación con la presión arterial. Si se evidencia que, a mayor peso, mayor presión, la conclusión será una **asociación** o correlación. Gran cantidad de estudios epidemiológicos con repercusión mediática, como la asociación entre consumo de vino y menor tasa de infartos, son de este tipo. En los hospitales circulaba hace un tiempo un informe que, con gran cantidad de datos y su correspondiente tratamiento estadístico, sugería que manejar un Cadillac estaba asociado a un mayor riesgo cardiovascular. Era evidente, se trataba de una broma, pero no era mera coincidencia. Los propietarios de este auto de lujo son generalmente hombres y mayores de 45 años, es decir ya tienen dos conocidos factores de riesgo cardiovascular. Correlación, como se verá más adelante, no necesariamente indica causa-efecto.

Experimento no es un término que se refiere sólo a tubos de ensayo. Un ejemplo de investigación <u>experimental</u> en humanos que recibe mucha prensa es la evaluación de los efectos de drogas. En primer lugar, debe entenderse que droga no es sólo crack o marihuana. <u>Droga</u> es cualquier sustancia que intente ser usada para prevención, diagnóstico o tratamiento (puede ser cura, control o alivio) de una enfermedad. Las drogas pueden no tener fin estrictamente médico en sentido clásico, sino simplemente alterar el funcionamiento del cuerpo como lo hacen la cocaína, o los anticonceptivos.

Para que una droga sea investigada en humanos, sanos o enfermos, deben cumplirse varios requisitos. En primer término, hay una secuencia pre-definida que no puede ser alterada. Un nuevo medicamento, por ejemplo, sólo puede administrarse a las personas después de haber sido estudiado *in vitro* (en tubos de ensayo, placas de vidrio, etc.) e *in vivo* (cultivos de tejidos, animales de experimentación). Como el hombre no es una rata sin pelos, las verdaderas conclusiones útiles se alcanzar recién por medio de <u>investigaciones clínicas</u>, que son las que se realizan con seres humanos una vez concluidas las anteriores.

En las investigaciones clínicas hay una gran cantidad de requisitos éticos (ver capítulo 6). Pero además existen cuestiones metodológicas que deben cumplirse, entre ellas la secuencia.

* En la fase 1, se prueban distintas dosis en grupos pequeños de personas sanas para evaluar el grado de toxicidad en humanos.
* En la fase II, el grupo de voluntarios es mayor y son pacientes que podrían beneficiarse con el tratamiento: se busca establecer cuál de las dosis seguras es la que da mejores resultados.
* La fase III, incluye la comparación con otros tratamientos, y abarca más pacientes. Finalizadas estas, la droga puede ser autorizada por las autoridades sanitarias para ser comercializada, pero aún así siguen estudiándose sus efectos – en parte mediante el registro de reacciones adversas – en lo que se llama fase IV.

Hay factores que afectan todas las fases de investigación, como por ejemplo las diferencias en la respuesta de cada persona o las recuperaciones espontáneas. Está también el efecto placebo por el cual hasta un 30% de los pacientes experimenta mejoría sólo por creer que está tomando un medicamento que lo va a curar, aunque en realidad esté recibiendo una pastilla de aspecto similar pero sin el principio activo.

Si la nota no es sobre un tratamiento sino un método diagnóstico, los controles que la fuente médica debe disponer para la prensa son otros . Un buen examen debería detectar tanto la salud como la enfermedad. ¿Qué quiere decir esto? La capacidad de eludir falsos negativos y falsos positivos, o – en otros términos- la sensibilidad y la especificidad. La <u>sensibilidad</u> es la forma en que un examen identifica la afección en quienes la tienen, o sea es alta si tiene pocos casos no detectados. La <u>especificidad</u> indica hasta qué punto la prueba identifica a aquellos que no tienen la afección, es decir es alta si hace pocas identificaciones erradas. En resumen, la sensibilidad habla de la presencia de la enfermedad, y la especificidad de su ausencia.

Hay otros aspectos más a tener en cuenta, y que son fácilmente confundibles. El método tiene que ser válido y confiable. <u>Validez</u> significa precisión. Medir los latidos del corazón en el pulso no sería válido en aquellos que tienen el pulso débil. La <u>confiabilidad</u> indica cuán reproducible es una prueba. A veces por la variabilidad que tienen, es necesario repetir una prueba varias veces (como hacer cinco mediciones sucesivas de la presión arterial) para obtener una media y un resultado más confiable.

Hay veces en las que no alcanza sin embargo que un examen sea sensible, específico, válido y confiable. También debe ser predictivo. El valor <u>predictivo</u> es la proporción de todos los exámenes positivos que se han obtenido de los verdaderamente enfermos o los que estarán enfermos en el futuro. Atención, aquí también hay una trampa potencial! La palabra normal. Algunos la usan como sinónimo de sano o deseable; otros, para aludir a un valor estadísticamente típico. El nivel de colesterol de una persona puede ser normal para la segunda definición, pero no para la primera, porque cuanto más bajo sea este lípido en sangre, menor el riesgo de un infarto. Por eso, Víctor Cohn recomienda preguntar cada vez que se oye la palabra normal, "¿Qué quiere decir con eso?"

Habiendo aprendido estos conceptos básicos, sólo un periodista que conozca las distintas metodologías, sus puntos débiles y sus limitaciones, sabrá qué evidencias exigirle a sus fuentes. La metodología empleada es la que le da el verdadero valor a una investigación científica. Los **estudios retrospectivos**, por ejemplo, tienen la desventaja de que mirar hacia atrás puede llevar a errores: personas que no recuerdan enfermedades, registros mal hechos, etc. Los **estudios prospectivos** miran hacia adelante, permiten comparar con mayor precisión ya que se centran en estudios realizados con las mismas técnicas, a veces con los mismos operadores, pero son más caros y difíciles de hacer, y en consecuencia la muestra suele ser más pequeña. Entre estos últimos, se destaca el llamado **estudio de cohorte** que es como una película en la cual un grupo de personas (a menudo dividido en subgrupos) es seguido durante años. Uno de los más ambiciosos es el estudio de Framingham que sigue, desde el año 1948, el desarrollo de enfermedades de corazón y sus factores de riesgo en varias generaciones de habitantes de esa ciudad del estado de Massachussets.

Una de las noticias que más mobiliza a los periodistas especializados es el lanzamiento de un remedio. Cuando se quieren ver los efectos de un medicamento, el llamado *gold standard* de la investigación clínica es el **estudio controlado a doble ciego**. Se seleccionan los individuos de acuerdo a alguna característica relevante al estudio y luego se les asigna, al azar, pertenecer al grupo control que recibe el placebo o al experimental al que se le administra la droga. La selección al azar asegura que las variables que puedan existir afecten a ambos grupos por igual, y de esa manera los resultados obtenidos puedan atribuirse al tratamiento. A ciegas significa mantener a las personas en la ignorancia de si pertenecen al grupo experimental o al de control, para equilibrar en los dos el efecto placebo. Doble ciego es también cuando los investigadores que analizan los datos desconocen quién está en cada grupo.

Un tema que nunca pierde actualidad, porque lo activa el bolsillo, es el de los medicamentos genéricos. Cuando se autoriza uno nuevo, si se pretende ir más allá y decir que es tan bueno como el producto original, los estudios a evaluar son las pruebas de bioequivalencia y biodisponibilidad. El concepto de biodisponibilidad se refiere a la velocidad y magnitud en que un principio activo se absorbe a partir de una forma farmacéutica y queda disponible en el lugar de acción (aunque se aceptan las concentraciones sanguíneas como representativas). Dos medicamentos son considerados bioequivalentes cuando contienen la misma cantidad del mismo principio activo y si su biodisponibilidad (en magnitud y velocidad) después de su administración a dosis iguales son similares. Si son bioequivalentes, se supone que en términos de eficacia y seguridad, serán esencialmente iguales. Es realmente útil esta información para la prensa? Estos controles nos aproximan a la verdad únicamente en un mundo ideal, donde nadie esconde o manipula datos. No garantizan calidad en el mundo real, donde se publican investigaciones en las que se asegura que el blanco es negro. Pero la existencia innegable de una mala ciencia no puede ser excusa para practicar un mal periodismo.

Buscar y divulgar datos técnicos, y ofrecerlos en perspectiva requiere tiempo, esfuerzo y mucha voluntad. Un conocimiento científico básico ofrece armas para ganarle algunas batallas a la mentira, aunque los pesimistas dicen que ésta siempre se las arreglará para avanzar con sus patas cortas. Otros sospechan que la principal consecuencia que tiene entender bien lo que se pretende divulgar es que atenta contra la mayor pasión de un periodista que sería – hay numerosas pruebas de ello - tergiversar a sus fuentes. Sin embargo, hacer las cosas bien, es algo extremadamente estimulante. Sobre todo, si se encuentran aquellos errores que los periodistas de la competencia se han pasado por alto.

Algunos conceptos útiles

Correlación: el nivel hasta el cual dos o más variables de una asociación están vinculadas, es decir, cómo cambia una cuando se modifica la otra. Atención! La correlación o asociación no es causalidad.

Desvío: problemas en el diseño de una investigación que puede llevar a efectos no relacionados con la variable que se está estudiando. Por ejemplo, si la elección de los individuos a ser analizados no es representativa puede llevar a establecer una asociación que no sea real.

Entrevista: conversación cara a cara, sin cuestionario fijo.

Especificidad: capacidad de excluir a la mayor cantidad de falsos positivos. En un test diagnóstico, las personas que no tienen una enfermedad que se busca.

Falso negativo: resultado no significativo, a pesar de que existe la causa.

Falso positivo: resultado estadísticamente significativo, sin que haya causa.

Focus group:entrevistas grupales donde la interacción entre los individuos también genera datos.

Incidencia: número de casos nuevos, durante un período de tiempo dado, en una población definida.

Factor de riesgo: variable que mostró tener relación con la incidencia de una enfermedad. No significa necesariamente que haya una relación causa – efecto.

Observación pasiva: observación sistemática en el ambiente natural del individuo.

Observación participativa: observación en la que el investigador ocupa un rol que puede alterar los resultados.

Odds ratio: cifra que se obtiene al dividir la proporción de los casos por el de los controles. O sea si el odds ratio es 1:2, significa que se enferma uno de cada tres (uno se enferma y dos no).

Placebo: agente supuestamente ineficaz usado en un grupo denominado control para verificar los efectos de un tratamiento concreto en otro grupo, al que se le administra el principio activo.

Precisión: proporción de test que dan el resultado correcto (positivos y negativos verdaderos)

Regresión logística: método estadístico. Se emplea cuando hay una variedad de factores de riesgo contribuyendo para que ocurra una enfermedad, y se quiere calcular cuánto contribuye un factor de riesgo individual.

Riesgo atribuible: Compara la frecuencia de una enfermedad o una complicación con y sin el factor que se analiza.

Riesgo relativo: Define cuántas veces aumenta el riesgo respecto a lo esperado de quienes están expuestos a un determinado factor patogénico.

Sensibilidad: capacidad de un método diagnóstico de detectar el mayor número de casos que tienen la enfermedad.

Tasa de morbilidad: número de enfermos por unidad de tiempo (por lo general un año).

Tasa de mortalidad: número de muertes por unidad de tiempo (por lo general un año)

Tasa de prevalencia: número de casos totales de una enfermedad por una unidad de tiempo.

Valor predictivo: capacidad de indicar si la enfermedad está presente.

Variable: cualquier característica que puede variar en los sujetos en estudio, como sexo, edad, peso, dieta, comportamiento, actitud u otro atributo.

7.3. El ABC del periodista médico

La mujer biónica y el hombre nuclear son términos del pasado. Al escribirse estas líneas, la ficción científica se concentra en los clones, habiendo pasado ya la moda de los mutantes. Nada de eso refleja el mundo real, claro, y con el periodismo médico a veces pasa lo mismo. En la cobertura de las investigaciones médicas, algunos temas prometieron más de lo que dieron hasta ahora, como la terapia génica; otros dieron más de lo que prometieron, como los anticuerpos monoclonales.

Este es uno de los motivos por los que cualquier intento de definir los temas y confeccionar un glosario que abarque todas los términos que necesitará conocer un periodista de salud en los próximos años está predestinado al fracaso. Actualizarlo de manera periódica sería un requisito imprescindible.

Esta corta lista incluye, por el contrario, palabras generales de amplio uso en el periodismo de salud. Muchos de los conceptos no son necesariamente nuevos y, por supuesto no están todos los que son. Pero sí son todos los que están.

Anomalías genéticas: alteraciones de la estructura normal de uno o más genes, heredadas o generadas como resultado de una mutación.

Antibiótico: sustancia natural o sintética que inhibe o mata bacterias.

Anticuerpo: proteína producida por el sistema inmune en respuesta a una sustancia extraña (antígeno) a la que intenta neutralizar o destruir.

Antígeno: sustancia que introducida en el cuerpo estimula la producción de anticuerpos.

Asintomático: persona enferma sin síntomas evidentes.

Blastocisto: embrión no implantado de cerca de 150 células. Tiene tres capas, y la interior es la que va a dar origen al feto. Esta es la utilizada para obtener células tronco embrionarias.

Bioinformática : disciplina científica en la intersección entre biología y ciencias de la computación. Busca desarrollar nuevos métodos para la obtención, análisis, almacenamiento y recuperación de información biológica. A veces referida como biología computacional, se emplea para el procesamiento de gran cantidad de datos asociados a la genómica, proteómica y medicina molecular.

Brote: ocurrencia de un gran número de casos de una enfermedad en un periodo corto de tiempo.

Células madre o tronco (o Stem cells): células que contienen toda la información y el potencial de desarrollarse en cualquier órgano de un ser adulto. Se llaman también toti-potenciales (potencial total de desarrollo). Su uso actual es el tratamiento de enfermedades de la sangre. Sus posibilidades terapéuticas potenciales son la obtención de tejidos y órganos de repuesto, para poder realizar trasplantes sin problemas de rechazo, o la cura de enfermedades degenerativas como Parkinson, Alzheimer y enfermedades musculares entre otras.

Células tronco adultas: Células indiferenciadas localizadas dentro de tejidos diferenciados. Pueden renovarse a sí mismas o (con limitaciones) generar células diferenciadas como las que se encuentran en el tejido que les dio origen.

Clon: réplica genéticamente idéntica de un conjunto de células o de un individuo. La oveja Dolly fue un hito porque por primera vez se había conseguido hacer la copia genética a partir de una célula obtenida de un animal adulto. Hasta ese momento, se pensaba que era imposible.

Desarrollo: proceso por el cual las células inmaduras se van diferenciando, perdiendo su toti potencialidad, y desarrollando finalidad específica (neuronas, músculo, hueso).

Embrión: el organismo que se origina en la concepción. En humanos, recibe este nombre hasta la octava semana de gestación, donde pasa a llamarse feto.

Endemia: enfermedad que está presente en mayor o menor grado en las personas de una cierta localización geográfica.

Epidemia: aumento marcado de la incidencia de una enfermedad.

Feto: en humanos, el individuo en gestación desde la octava semana hasta el nacimiento.

Infección aguda: infección relativamente breve, de unos pocos días a unas pocas semanas, después de la cual el virus es usualmente eliminado completamente del cuerpo por el sistema inmune.

Infección crónica: Prolongación de una infección aguda, en la que el agente persiste en el cuerpo.

Infección oportunista: En una persona con defensas bajas (inmuno-comprometida), es la infección causada por un organismo que no suele causar enfermedad en personas saludables. Muchos de estos organismos están en estado latente en casi toda la población, y sólo causan enfermedad cuando el sistema inmune está afectado.

Infección persistente: infección en la que hay replicación del virus, pero este ajusta su crecimiento y patogenicidad para no matar al huésped. Se diferencia de las infecciones crónicas, en que en ese caso, a largo plazo el virus desaparece o mata a la persona, en cambio en la infección persistente, el virus puede permanecer a lo largo de toda su vida.

Inmunomodulador: cualquier sustancia que afecte el sistema inmune.

Inmunosupresión: daño al sistema inmune inducido por drogas o enfermedades.

Medicina reparadora o regenerativa: tratamiento en el cual las células son inducidas a reparar o reponer tejido faltante o enfermo.

Oncogenes: formas anormales de genes que regulan el crecimiento celular. Generalmente permanecen inactivos, pero cuando se activan pueden dar origen a un cáncer. La activación se produce por razones aún no del todo conocidas que van desde la exposición a sustancias químicas o virus a propios movimientos del ADN. Hay otros genes relacionados con el desarrollo del cáncer, como los genes supresores de tumores que en condiciones normales protegen, pero cuando mutan permiten que el tumor florezca.

Pandemia: epidemia que afecta múltiples áreas geográficas al mismo tiempo.

Patógeno: agente productor de enfermedades.

Plásmido: molécula de ADN circular, extra cromosómica, con capacidad de autorreplicación. Los plásmidos artificiales se usan mucho en investigación, para transportar genes de un organismo a otro.

Priones: grupo de proteínas complejas con capacidad infectiva. Se estima que son la causa de males como la enfermedad de Creutzfeldt – Jacob y la de la vaca loca (encefalopatía espongiforme bovina).

Retrovirus: grupo de virus que lleva su información genética en el ARN, y no en el ADN.

Transmisión por aerosoles: nube de partículas sólidas o líquidas conteniendo microorganismos patógenos liberadas por tos o estornudo.

Vacuna: substancia que contiene componentes antigénicos de un organismo infeccioso, pero al estar atenuados, muertos o ser sintéticos permiten generar inmunidad sin enfermar.

Zoonosis: enfermedad de animales que puede transmitirse a humanos.

7.4 ¿Será verdad?

Médicos y periodistas están del mismo lado del mostrador. Del otro lado, hay mucha gente tratando de venderles algo. La primera pregunta a hacerse es: será verdad? Los distintos estudios científicos no representan el mismo nivel de evidencia y por eso, el Centro Oxford para la medicina basada en la evidencia desarrolló un ranking. Existen cuatro niveles decrecientes de grado de recomendación, que van de A (el mejor) a D (el peor). Cada uno de ellos está subdividido a su vez en distintos niveles. El tope (A- 1A) lo ocupa la Revisión sistemática de ensayos clínicos controlados y randomizados; el último (D5) la opinión de especialistas sin evaluación crítica.

La opinión de especialistas es el recurso más usado por la prensa. El mundo está lleno de galenos creyentes, muchos de ellos con realidades que les son propias, que tratan de difundir SU verdad. También está poblado de personas inteligentes y estudiosas que saben mucho. Todos ellos, pueden vestir guardapolvo blanco, y ser llamados de doctor. "En nuestro carácter de científicos poco preparados podemos confundir un análisis que simplemente sugiere una hipótesis que debería ser investigada, con un estudio que presenta fuertes pruebas concluyentes", alerta Victor Cohn, quien hizo un relevamiento de los puntos débiles de la prensa médica a pedido de la escuela de Salud Pública de la Universidad de Harvard.

Más de una vez, en los primeros años de profesión de periodista, me ha pasado ir al escritorio de mis editores con una noticia muy importante derivada de un estudio muy serio y ellos, insensibles a mi emoción, me preguntaban: "¿Y eso que decís vos, lo puede decir Favaloro?" (nota de la A. El médico más prestigioso y famoso de la Argentina, hoy fallecido). En esa época, comentarios así me ponían furiosa. Pero con los años, hasta el más cartesiano aprende que en la difusión de la medicina intentar trasladar a rajatabla la frialdad del método científico es no sólo imposible sino también contraproducente. El médico también cura, tranquiliza, o moviliza, con su sola presencia.

El periodista, que según las ocasiones cree en todo o no cree en nada divide su alma. Como el médico, que ejerce de manera simultánea el arte y la ciencia de curar. El público, probablemente ejercite únicamente la fe. Si en la antigüedad los hombres creían que la magia era medicina, hoy se cree que medicina es magia. El comunicador de temas de salud no puede permitirse divulgar creencias. Cohn propone ser escéptico y recibir cada anuncio diciendo, verbal o mentalmente, "demuéstremelo".

Cohn sugiere un centenar de preguntas padrón, de las cuales aquí se transcribe una decena.

1) ¿Cómo lo sabe?
2) ¿Cuáles son las pruebas?
3) ¿Cuál fue el método de estudio?
4) ¿Por qué lo hicieron de esa forma?
5) ¿Cuántos casos tiene?
6) ¿A qué población se aplican los resultados?
7) ¿Cuál es la proporción de no respuestas?
8) ¿Durante cuánto tiempo se siguió el estudio?
9) ¿Sus pacientes fueron seguidos lo suficientes como para realmente conocer los resultados buenos y malos?.
10) ¿Dónde lo publicó?

En un elocuente artículo titulado "Medical reporting in a highly commercialized environment", John Abramsom de la Universidad de Harvard propone a los periodistas médicos ocho principios que van desde dudar de los informes que sólo reporten riesgos relativos, a sospechar de todos aquellos donde no sea explicitado la relación de los autores con la industria. "Se necesita trabajar en un terreno medio que se sitúa entre simplemente pasar versiones sensacionalistas generadas por intereses comerciales a efectuar un periodismo de investigación que requiere mucho tiempo. Sin este terreno intermedio, no se puede cumplir con el público..... Cuando no sea posible, los periodistas tienen la obligación de hacer saber las limitaciones que han tenido." Aunque líneas más tarde concluye: "Si esto es un objetivo posible dentro de las practicas del periodismo de hoy, es otra cuestión".

Tomarle examen a las fuentes, puede dar una cierta tranquilidad, pero hay veces en las que nada parece ser suficiente. El miedo a ser engañado sólo se equipara al temor de excederse en el celo o juzgar de forma equivocada y cerrarle las puertas de la fama a un avance genial, o ser el único en no dar la noticia del siglo. En otras ocasiones, el temor es a impedir que una tragedia sea anunciada y en consecuencia dejar de salvar vidas por no haber "creído". Es el mismo temor que tienen los médicos de fracasar en detectar una enfermedad. O, en otros términos, de descreer de la verdad.

¿Cuándo puede ocurrir esto? Cada día. Imaginemos que para quedarse tranquilo el periodista descarta toda noticia que se base en una muestra pequeña. Error de principiante. Cuando en 1981 se informó por primera vez sobre lo que después se convertiría en la epidemia de sida, se hacía referencia apenas a cinco hombres. El tamaño de la muestra necesario para que un estudio tenga peso o no, no es una cifra fija que el periodista pueda establecer. La cantidad de casos a veces dice mucho, y otras no significa nada.

Un riesgo que corren los escépticos es el de intentar saber tanto, que al final terminan sin una noticia clara. Si medio centenar de papers dicen que la vitamina E alarga la vida, y otro tanto concluyen que la acorta, qué debe hacer? Sin duda buscar si existe un meta-análisis, que es un método estadístico que combina los resultados de estudios separados y saca una conclusión común a ellos. El meta- análisis fue desarrollado justamente para conciliar diferencias entre estudios con diferente poder estadístico o para combinar hallazgos independientes. No es perfecto, porque algunos de los datos evaluados pueden provenir de investigaciones con fallas metodológicas, pero es lo mejor que existe. El inconveniente mayor es que no existen estudios así de todos los temas.

La medicina, por otra parte, está llena de controversias. La ciencia es siempre una historia en desarrollo y doctrinas médicas aceptadas, perpetuadas a través de libros de texto, a veces "se caen" porque un curioso preguntó y todos se dieron cuenta que el dogma estaba apoyado en pruebas débiles. Un ejemplo: durante décadas los cirujanos juraron que el único tratamiento adecuado para el cáncer de pecho era la extirpación total de la mama ... hasta que algunos lo pusieron en duda y demostraron mediante pruebas clínicas que esto no es así. La historia médica es una sucesión de tratamientos que no eran cuestionados... hasta que se los descartó.

Encontrar la verdad nunca fue fácil. ¿Cómo no caer en engaños? Una anécdota da la pista de donde puede estar el secreto. Un periodista, con mucha experiencia, fue llamado para crear la redacción de un diario nuevo. Tenía presupuesto para contratar 100 periodistas, pero a la convocatoria se presentaron mil. Eligió a los 50 mejores, y con el resto de los sobres hizo una pila, los mezcló, y contrató a los 50 que estaban arriba. "Necesitamos gente que sepa, pero también gente con suerte", justificó.

Capítulo 8

El futuro (que ya llegó)

En temas de salud, el interés está asegurado. Pero la competencia por la atención será acérrima. Qué exigirá el público. Cómo se están preparando los medios y los médicos para la mass-mediatización multi media del cuidado de la salud en un mundo potencialmente más sano, pero con cada vez más enfermos.

La conservación de la salud es una de las preocupaciones que más ha crecido entre la población, y el médico ya está abierto a que el paciente llegue con información obtenida en los medios masivos de comunicación. Para los profesionales de la salud de prestigio, el perfil bajo ya no existe, la comunicación es cada vez más valiosa. Los medios, a su vez, dan lugar central a las preocupaciones más íntimas de su público. Y las empresas, no se quedan atrás y apuestan fuerte en la comunicación directa con sus clientes. Como será el panorama en el futuro? Es posible, de aquí en adelante, considerar la relación entre médicos y periodistas como una alianza estratégica.

La tendencia a la convergencia de intereses tendrá ciertas particularidades. En primer lugar, el tiempo del destinatario (lector, oyente, televidente, internauta, usuario de dispositivos móviles) será limitado y la competencia por su atención acérrima.

Internet continuará a ser una base de datos común para todos los individuos. Así, la necesidad más importante no será encontrar información, sino seleccionarla y valorarla. Pero uno de los cambios más importantes del mundo digital es el surgimiento de plataformas semi-cerradas que usan la internet sólo como medio de transporte de la información. El modelo iPhone, al que ya le siguen otros, con sus aplicativos, representa una gran transformación: no es el consumidor que busca, sino "'alguien'" que le envía, lo que mejor se ajusta a su perfil. Se supone que cuanto mucho para el 2015 ya habrá más personas accediendo a la red de sus dispositivos móviles que de la PC,. Esto no significa sólo que la información pasa del escritorio al bolsillo, sino que estará cada vez más dirigida. Una oportunidad de oro para proveedores de información de salud.

8.1 Panorama sanitario general

La medicina, como ciencia, seguirá un ritmo exponencial de acumulación de conocimiento. Se notará aún más por la globalización de la información. Surgirán nuevas soluciones y se difundirán más rápido, de la mano de sistemas de evaluación clínica altamente eficientes. Habrá nuevas posibilidades diagnósticas y terapéuticas. Eso es lo bueno. Aspectos discutibles? Más personas serán catalogadas como enfermas. Los avances alargarán algunas vidas, mejorarán la calidad de muchas más, pero probablemente tengan poco impacto en la longevidad global.

Nuevos desafíos sanitarios se sumarán a los ya conocidos. Cuando las infecciones parecían cosa del pasado, sólo en los últimos 20 años se identificaron al menos 30 enfermedades infecciosas nuevas, incluyendo sida, y Ebola. La resistencia a antibióticos, los desplazamientos humanos causados por el turismo y la inmigración, los cambios ecológicos y la transición demográfica provocarán cambios en las causas de muerte e incapacidad. No hay que esperar sin embargo sorpresas. Las simulaciones muestran que el tabaco matará más gente que cualquier otra enfermedad aislada, y más que la suma de HIV, tuberculosis, mortalidad materna, accidentes, suicidios y homicidios.

Será un período de paradojas. Un tercio de la población del planeta no tendrá acceso a los medicamentos básicos, pero la atención sanitaria será uno de los principales sectores de la economía mundial. Habrá mayor oferta y demanda de bienes y servicios, con el consecuente aumento del gasto del sector. Lo malo?. Es necesario mucho esfuerzo para modificar la atención fragmentada y parcializada que han tornado habitual el empleo incorrecto y abusivo de los recursos técnicos, encarecido la atención, convertido a los hospitales en lugares donde se practica el encarnizamiento terapéutico, y se malgastan recursos. Y este dinero probablemente saldrá cada vez más del bolsillo del ciudadano (que lo tenga).

Según el investigador en economía de la salud Federico Tobar, las empresas de salud también van a cambiar. Si hoy las prepagas asumen sólo la misión de brindar acceso a bienes y servicios, en el futuro pretenderán asegurar el nivel de salud. "Para ello, la empresa aseguradora no se limitará a garantizar el servicio en caso de enfermedad. Asumirá un rol más activo en la promoción y prevención de la salud. A su vez, el asegurado asumirá formalmente parte de la responsabilidad. El contrato lo comprometerá a cumplir con un estricto programa de atención primaria, detección precoz de enfermedades y a evitar determinadas conductas que pongan en riesgo su vida. Ajustarán sus precios por la técnica del scooring, de modo que las personas que voluntariamente asuman conductas nocivas para la salud pagarán primas mayores". En este escenario en el que incentivos y sanciones serán moduladores de la vida del ciudadano, la información se tornará imprescindible.

El ciudadano gastará en salud, quitando dinero del presupuesto que antes dedicaba a otros gastos tradicionalmente privados, como la comida. Pero he aquí que hasta los alimentos se ofrecerán en forma creciente para prevenir y hasta tratar enfermedades. La industria espera un boom de nutracéuticos, o nutrientes con poderes sobre la salud humana que invadieron la canasta familiar de las clases sociales menos favorecidas. Los alimentos bajos en grasas, y azúcar son los que primero llegan. Los alimentos funcionales, como las margarinas que bajan el colesterol, los yogures que normalizan la función intestinal, y los productos agrícolas transgénicos como arroces vitaminados contra la ceguera u otros inventos semejantes, son el segundo escalón.

En resumen, las camadas menos favorecidas seguirán sufriendo por causa de enfermedades prevenibles. Los habitantes de los países desarrollados, y los bolsones de riqueza de los países en desarrollo, harán cierta la máxima de que cuanto más sana está la población, más asistencia médica demanda y consume. Distribuir información de salud de calidad es una estrategia para reducir estas injusticias.

8.2 El fin del "paciente"

No fueron médicos sino pacientes los que al recibir una droga para mejorar el aporte de sangre al corazón, notaron que la circulación mejoraba también en otro órgano y se lo comunicaron a sus médicos. Así se "descubrió" el Viagra.

Sería una falacia decir por eso que los lectores de estas líneas presenciarán el fin de los médicos como los conocemos hoy. Pero es innegable que ingresamos a una era en la que el punto de vista de la población va a tener gran influencia en el sector sanitario. ¿Qué significa ésto?

El siglo XX ya había incluido un cambio de paradigma. Hasta entonces, el eje pasaba por el médico, quien tenía el deber de beneficiar al paciente. El peso de las decisiones fue movido primero por el desarrollo de la bioética (ver capítulo 6), gracias a la cual el paciente adquirió más autonomía. Esto le permitió entre otras novedades entrar en la fase de paciente-consumidor y, coincidió con otro cambio, apoyado éste en una mudanza tecnológica: conectados a sus computadoras, los pacientes se transformaron. "Ya no quedan pacientes en el sentido usual, de un inválido, sufriente o víctima que soporta el dolor y la desgracia con calma y fortaleza bajo el cuidado de un único doctor", escribió el investigador norteamericano Tom Ferguson en el British Medical Journal.

Ya en el 2002, el Harris Interactive Survey alertó que mientras el 90 % de los individuos encuestados quería comunicarse con sus médicos a través de internet, atención! más de la mitad (56%) afirmaba que esta posibilidad influiría en la elección de su médico. Cuando muchas personas quieren algo, el sistema (o el mercado) acaba proporcionándolo. Pero el nuevo "'paciente-impaciente'", conectado, hace mucho más que consultas por correo electrónico a su médico tratante.

Hay médicos que ven al fenómeno de usar Internet con fines médicos con preocupación y lo consideran patología: la ciber-condría. Para Ferguson, en cambio, el paciente electrónico (e-patient) es el protagonista de la revolución médica- tecno- cultural más importante del siglo. Este consultor en e-health (apodado Doc Tom, aunque sería más apropiado doc.com) postula que el paciente está siendo reemplazado por el usuario final de la medicina, que usa distintos buscadores para encontrar información en Internet, la contrasta con la que recibe de su médico y, si tiene dificultades científicas, hasta puede encontrar on line redes sociales que le ayudan a interpretar la información compleja.

El e-patient tiene características propias. En primer lugar el concepto es amplio: no se limita al que padece el problema de salud, sino que engloba a los que lo rodean y buscan información para él. "Los e-patient son un recurso renovable, que se ocupan en gran medida de su propio cuidado y hasta colaboran con otros, pacientes y profesionales, para mejorar la calidad de los servicios", define. A los críticos que creen que este escenario no es posible les dice: "Cuando se habla de recursos on line para pacientes, muchos sobreestiman los riesgos y subestiman sus beneficios. Pero mientras que hay pocos registros de los primeros, hay muchos testimonios de aquellos que consiguieron un mejor cuidado médico, o incluso evitaron errores, por la información que encontraron en la red." Él imagina el futuro con sistemas de guía on line, que le permitirán a los usuarios dirigir y controlar el cuidado de su salud en forma creciente. "El siglo XXI será la era del 'net empowered medical end user" (usuario final de la medicina fortalecido por la red), afirma.

Las primeras imágenes del futuro observaron en Inglaterra, por una iniciativa bautizada "Patient power" (poder de los pacientes). Cuando los servicios británicos de salud colocaron acceso a internet en las camas hospitalarias, fue tal el papel que le atribuyeron para la recuperación, que al poco tiempo se comenzó a criticar que el usuario debiera pagar por este servicio de su bolsillo. Un paciente que se pasó tecleando una computadora cinco de las 48 horas de su internación para una cirugía escribió una carta a la revista médica británica (British Medical Journal) en la que decía: "Muchas de las cosas que busqué se las podría haber preguntado a mi médico, pero no quería que pareciera una crítica a la cirugía. Buscar en Internet me ayudó a ganar un cierto sentido de control en esta situación." Otro ángulo lo muestra en las mismas páginas la pediatra escocesa Una MacFadyen. "En nuestra experiencia, los pacientes mejoran la búsqueda de información que hacen los profesionales. De esa manera, no sólo se sienten más importantes en lo que hace a su propio cuidado, sino también como participantes de un equipo que cuida a otros con los mismos problemas."

En las redes sociales, el poder de cambio de la tecnología es inimaginable. Una única e interesante escena ofrece una buena imagen del panorama. Hay un grupo que se llama Club Avonec, y lo componen pacientes domiciliarios que se inyectan la misma droga (Avonec). Lo interesante es que tras una primera fase, de intercambio de experiencia e información, pasaron a una segunda en la que decidieron administrarse el medicamento de forma simultánea mientras están logueados a la sala de chateo, para ayudarse unos a otros, antes, durante y después de la inyección. La comunidad virtual tiene otra función muy importante en salud: adiciona un nuevo espacio de interacción, donde pueden crearse también nuevos lazos solidarios. Un territorio cada vez más importante, en una sociedad cada vez más fragmentada.

Finalmente, hay quienes piensan que hablar hoy en día del poder de los pacientes, es una mera prueba de inocencia. Si la información es poder, está fragmentada y a la vista de todos. El costo de la diseminación de datos es alto: las nuevas tecnologías no consiguen mantener el secreto profesional que garantizaba el viejo médico de la familia.

8.3 Los nuevos profesionales de la comunicación: ¿especialistas multimedia globalizados?

Internet fue una revolución. La entrega digital de información profunda y personalizada, incluyendo texto, audio, y video en dispositivos electrónicos portátiles se masificó antes de lo que se esperaba. Y el ciberespacio nos seguirá dando sorpresas por bastante tiempo.

Desde el punto de vista económico, el caos de sus inicios gratuitos hoy es visto como una fase infantil y adolescente, en vías de superación por la gestión ordenada y tarifada de los aplicativos. Los grupos de comunicación apuestan en los smartphones (celulares con funcionalidad avanzada) y tablets (computadoras personales más leves) la oportunidad de conseguir lo que la Internet les negó: dinero. Hay evidencias de que por ganar facilidad en el uso, los usuarios estarían dispuestos a pagar en los aplicativos lo que no desembolsan para los sites. Y el dinero, una vez más, moverá el mundo.

Por otra parte, al tiempo que la información pasará del escritorio a los dispositivos móviles, los productores se contenido se confundirán cada vez más con los usuarios, al punto que no se sabrá dónde terminan unos y comienzan los otros. Y entre los profesionales de la comunicación, una posibilidad en experimentación es la gestión integrada. De ser así, en lugar de redacciones de diarios, revistas, radios o sites, los periodistas trabajarán en refinerías informativas multimedia. Dicho de otra manera, la especialización será por tema, no por medio. Esto es lo que dicen los futurólogos aunque los periodistas con experiencia aseguran que es imposible hacer periodismo de calidad como si se tuvieran ocho manos. Pero los medios de comunicación también van a cambiar, sin duda, desafiando la imaginación.

Por eso, no pierde vigencia lo que dijo Arthur Sulzberger Jr. Cuando un alto ejecutivo de Microsoft afirmó que el último ejemplar en papel del The New York Times estaría fechado algún **147** día del año 2018, Arthur Sulzberger Jr, presidente del consejo retrucó: "No me importa cuándo vamos a imprimir nuestra última edición. Los diarios no pueden ser definidos como algo hecho en papel. Deben ser definidos por el contenido".

El fin de la prensa diaria en papel ya ha sido anunciado muchas veces, pero muchos piensan que los diarios, que ya tuvieron miedo de sucumbir por culpa del desarrollo de la radio primero y la televisión después, probablemente no desaparecerán por su reconocida capacidad de adaptación. ¿Qué buscan para el futuro los medios? Algunos pocos cambiar el mundo, la mayoría lucro. Para las empresas periodísticas, como señala el profesor Carlos Alberto Di Franco, de la consultora Mediacción de la Universidad de Navarra, "ganar dinero con la información es un deber ético. Pero eso no significa preservar lo inmediato comprometiendo el futuro." Por eso seguramente habrá cambios, porque el mandato no es sólo tener gerenciamiento riguroso sino, al mismo tiempo, ofrecer un periodismo de calidad. Y eso obligará a crear nuevos modelos de cobertura.

Para obtener lucros y excelencia informativa en tiempos de restricciones presupuestarias algunos optarán por invertir en cerebros, y otros se limitarán - en la jerga periodística- a refritar platos ajenos. A pesar de aquella máxima que dice "Quien persigue, no lidera".

Nadie cuenta con una hoja de ruta infalíble, pero se están dando pasos en los siguientes caminos:

* Aumento de la comunicación dirigida. Distinta de la comunicación de masas, se dirige a nichos de mercado, o concretamente a grupos de personas, con sus intereses y necesidades específicas.
* Ediciones personalizadas. Este escalón se va a subir de la mano de los tablets. El desarrollo de ediciones personalizadas va a generar una reestructuración total de la estructura informativa. El público muy interesado en un tema, suele saber mucho de él.
* Productos más interactivos. El objetivo no es lúdico, sino una expansión de los servicios y mayor integración del contenido editorial con el mensaje de los anunciantes. A los periodistas se les pedirá menos primicias, y más creatividad.
* Tercerización. Los equipos trabajarán fuera de los medios, aumentando el servicio de los free lancers, no solo en contenido, sino para la producción de todo un área (incluyendo diagramación, publicidad, etcétera) que pasará a transformarse en un costo fijo, más flexible. Empresas pequeñas producirán productos informativos de marca blanca para vendérselos a quienes tengan una imagen de marca consolidada.
* Venta de contenidos. Los grandes medios venderán parte de los productos editoriales propios para que se impriman simultáneamente como contenido de otros medios importantes. Se intenta aprovechar la economía de escala: a mayor distribución de una información, menos costo unitario.
* Gestión integrada de contenidos. Se buscará reducir costos, a expensas de la exigencia multimedia para contenidos especializados. El mismo periodista tendrá que escribir 60 líneas, 40 palabras y ocho palabras del mismo tema, para ser difundidas en papel, la web y el celular.

Varios de estos modelos son muy criticados en ámbitos académicos ya que reducen las voces editoriales. En una misma reunión se decidirá qué es importante para todas las formas posibles de difusión. Una forma de pensar colectiva, nacida de unas pocas cabezas. La advertencia es válida, aunque tal vez no sea tenida en cuenta en el mundo real de los grandes conglomerados periodísticos y de entretenimiento. La reacción, probablemente se origine de a brotes simultáneos sin control alguno, como ocurre todo el tiempo en el mundo digital.

El nuevo escenario podría exigir una mayor preparación y especialización de los periodistas, y hay varios motivos para pensar en ello. En primer lugar, porque se espera que el diario del futuro tenga más investigación, y más análisis. Con el creciente uso de internet como plataforma de contenido, la prensa escrita perderá su liderazgo en breaking news (noticias calientes) a ser productos diarios pero similares a lo que hoy son las revistas semanales (daily news magazine) No se esperará de ellos que den las noticias (newsmagazine), sino que las expliquen y señalen las tendencias (viewsmagazine). Se ocuparán de menos temas que hoy, pero darán más jerarquía para los temas elegidos.

Otro cambio, de gran importancia para los lectores de este libro, es que se puede esperar que los medios busquen los servicios de periodistas más profesionalizados. Porque la frase "los hechos son sagrados, las opiniones son libres", cambió por "los hechos son caros, las opiniones baratas": las empresas periodísticas van a usar y abusar de periodistas capaces de emitir opinión, o de obtenerla rápidamente. Nunca se esperará que el periodista tenga que saber todas las respuestas, pero tendrá la obligación de tener todas las preguntas.

Dentro del periodismo especializado, se espera que el de salud adquiera importancia creciente. "Ya hoy, la salud está alcanzando en las redacciones de los diarios la categoría de área estratégica, es decir se está acercado al status del que tradicionalmente goza la economía, la política y el deporte", reflexiona Héctor D'amico, secretario general de redacción de La Nación, de Argentina. "El tema no solo interesa a audiencias crecientes, y de lectores jóvenes lo cual es doblemente interesante, sino que atrae a los gerentes de publicidad y marketing de los medios. En las economías más avanzadas, este fenómeno se produce en mayor cantidad de publicaciones, programas de TV y radio dedicados al tema, suplementos más vigorosos (tanto en el aspecto editorial como en anuncios) y productos hechos a medida de audiencias específicas, como por ejemplo madres con hijos adolescentes. En economías más modestas, seguirá padrones tradicionales", refiere.

Otra cuestión que podría aumentar la importancia de la prensa de salud, es demográfica. La población de más de 50 años va a aumentar, pero eso no significa que se vayan a hacer productos específicos para la tercera edad: muchas empresas ya perdieron bastante dinero con intentos fallidos en ese sentido. "Eso nunca funcionó", confirma el directivo de Editora Abril de Brasil Thomas Souto Correa. "Pero lo que sí debemos, es hacer notas que les interesen a los mayores de 50". En algunos países, como Brasil, se espera también un avance económico y social de las clases más populares, lo que indiscutiblemente obliga también a la regionalización de la información. A diferencia de lo que ocurre con los productos periodísticos destinados a las clases privilegiadas, para las camadas más pobres es inviable "traducir" lo que se produce en el primer mundo.

¿Qué temas y enfoques interesarán en el futuro? "Una lectura atenta de los medios muestra que las noticias médicas duras son editadas en espacios cada vez más cercanos al mundo del fitness, o new age. Una posición editorial que reabre el debate polémico del casamiento de la noticia con la necesidad de entretener", dice D'amico. Frente al sano cuestionamiento de los periodistas, hay un hecho innegable: la sociedad hoy es individualista, es probable que lo siga siendo por un tiempo, y no es esperable que los medios pretendan ganar dinero en contra de la corriente.

Los nuevos medios posibilitarán la circulación de crecientes flujos de información. Los servicios de prensa de empresas, profesionales, sociedades médicas, centros universitarios y hospitalarios públicos y privados, ya se disputan la atención del público (ver capítulo 2). Si siguen proliferando en forma exponencial como se espera, el desafío vendrá por la evaluación del material **149** que generan. Si la prensa consigue ayudar a que la sociedad esté conformada por ciudadanos bien informados, y como tales, preparados para tomar decisiones, se tenderá a una sociedad del conocimiento. Si no, si los pueblos serán apenas inundados por la información. Será la era de la ignorancia.

8.4 La massmediatización de la práctica del cuidado de la salud

Cuando la Agencia de noticias de los derechos de la infancia (ANDI) hizo un trabajo de sensibilización con los editores de los suplementos de diarios y revistas para adolescentes de Brasil, el porcentaje de los que aprovechaban las consultas de estos jóvenes para pasar mensajes de prevención de enfermedades transmisibles por sexo subió de 57 a 88% en apenas un año.

Cuando en una pequeña localidad a 100 km de Buenos Aires, médicos y periodistas decidieron trabajar juntos, en solo nueve meses se bajaron un 18% los índices de sedentarismo y tabaquismo, mientras que el número de personas que controlaban sus niveles de colesterol subió un 20%.

La promoción de la salud tiene mucho para ganar de su asociación con los medios. El investigador José Marques de Melo, titular de la cátedra UNESCO en la Universidad Metodista de San Pablo y director responsable de las Jornadas sobre Medios y Salud que se hacen anualmente en Brasil, entiende que la comunicación es un insumo de los sistemas de salud y sostiene que como tal, debería ser remunerado por sus responsables. "La información de salud es aún mas importante en nuestros países que en los centrales, porque el 40% de las enfermedades son transmisibles", ejemplifica. Según Marques de Melo, considerarlo un insumo como pueden ser vacunas o medicamentos, permitiría a las autoridades sanitarias inmiscuirse en el contenido. Para él, los países en desarrollo deberían dejar de seguir al primer mundo, y dar más información sobre las enfermedades con alto costo social. Menos Botox, y más dengue, propone.

Las intervenciones culturales son efectivas para modificar los estilos y hábitos en pro del cuidado de la vida, pero esto tiene un costo: la ansiedad. Llama la atención que sólo uno de cada cuatro médicos encuestados en un hospital top de Brasil catalogaron como exagerada la idea de que los medios están volviendo hipocondríaca a la gente. El 60 por ciento contestó que la hipótesis era apropiada, y aplicable a Brasil. Otro efecto secundaria de nuestra labor es estimular la demanda exagerada de diagnósticos e intervenciones. Es poco probable que desaparezca la actual asociación de salud con el consumo privado e individual de servicios, tecnologías y productos, fundamentalmente medicamentos. Aún así, los medios le pueden hacer un gran bien a la población. En palabras de José Maximiliano Henriquez Sandoval, de la Universidad Estadual do Sudoeste da Bahia, Brasil, "las prácticas de comunicación en salud son verdaderas estrategias fundamentales para la construcción de una nueva cultura de la salud".

Otra cara de esta moneda es que los médicos serán contratados en forma creciente como voceros para que ideas, marcas y proyectos lleguen a la opinión pública con una mayor credibilidad. Sería deseable que ésta venga asociada a la verdad. La integridad de la profesión depende de la confianza que tenga el público en su juicio, su independencia y sus valores.

Los medios seguirán difundiendo novedades científicas, algunas importantes, otras olvidables, pero si nada cambia ayudarán a mantener el sentimiento mágico hacia la ciencia. Al hacerlo, estarán posicionándose como aliados con quienes tienen como objetivo mantener la base del

conocimiento médico que es el sistema de investigación clínica (ver capítulo 7). El desarrollo de un número creciente de medicamentos, cirugías y aparatos, hace que se necesiten cada vez más voluntarios para probar la eficacia real de los tratamientos antes de su comercialización. La prensa deberá trabajar mucho para revertir la imagen de conejillos de indias humanos, y destruir mitos de quienes consideran que sus médicos pueden recetarles fármacos en experimentación sin su permiso ni consentimiento. Al mismo tiempo, debe bregar por la transparencia del sistema, para que esta aversión no tenga sustento.

Es de esperar también que los medios lleven su luz también a la atención médica, y la ayuden a corregir sus errores. Para eso, sería fructífero aumentar el debate en torno a decisiones que parecen técnicas pero que, aún así, deberían movilizar a toda la sociedad. "El periodismo de salud tiene que madurar", evalúa la periodista argentina Nora Bär". Tiene que ponerse en una posición menos complaciente y más crítica con respecto a sus fuentes, y desarrollar una independencia mayor de los grandes capitales del mundo de la salud. Una de las materias pendientes que tienen los periodistas de salud es contar sus historias desde una óptica más social: la salud no se juega sólo en el consultorio."

Otra mudanza beneficiosa sería que de la divulgación de los temas de salud desaparecieran los predicadores y contadores de fábulas. Se debería entrar en otra fase, más adulta, más responsable.

La medicina no es, o al menos no debe ser, un tema periodístico como otro. No es lo mismo presentar un tratamiento oncológico que hacer la crónica del robo a un banco. La certeza de la muerte, ya que de eso se trata, vuelve al destinatario de las notas de salud más vulnerable. En muchas personas, esa vulnerabilidad le da un poder inmenso al otro. Poder para ayudar, poder para dañar.

8.5 Médicos y periodistas: hasta que la muerte los separe

"En los 90, los medios hicieron sondeos, y descubrieron que el lector quería más notas de salud. Pero no había tradición periodística, los equipos no estaban preparados, y las notas salían mal" señala el periodista brasileño Alberto Dines, quien de manera pionera fundó una maestría en Comunicación en salud en la Universidad de Campinas, Brasil. Dos décadas después, médicos y periodistas aún tienen un largo camino para recorrer juntos. Si quieren mantener este matrimonio de conveniencia fruto de la necesidad, en el que la sociedad toda exige que la familia de frutos, los dos deben hacer esfuerzos. Nacidos en un mundo que se dividía en dos culturas, la científica y la humanística, ahora son responsables de crear y mantener en casa una tercera cultura, que los abrace.

Ya son muchos, y en varios puntos del globo, los que se sumaron a esta ola. Para citar un ejemplo, cuando en el año 2003 el hospital Albert Einstein de San Pablo, Brasil, inició sus cursos de periodismo de salud el coordinador, Carlos Alberto Moreira Filho lo justificó así: "Nosotros creemos que el periodista complementa nuestra tarea, tiene un papel educativo muy importante, pero debemos ayudarlos a hacer su propio trabajo. En temas complejos, es habitual que los periodistas no puedan investigar por falta de conocimientos técnicos, y es por eso que se limitan a reproducir fuentes que prometen para lo mismo el paraíso en algunos casos y el infierno en otras sin poder valorarlas. Somos nosotros quienes debemos señalarle los problemas de salud pública más importantes para compartir con ellos la educación para la salud. Porque el objetivo es que la prensa aumente nuestra acción, principalmente en prevención."

Si el formador de opinión médica quiere llegar más allá del ámbito académico, necesita saber básicamente cómo operan los medios, conocer las peculiaridades y el valor de cada uno, identificar su público y saber cómo comunicarse con él. Debe, al mismo tiempo reconocer sus limitaciones personales para trabajar sobre ellas. El periodista también tiene mucho que aprender. Debe vencer el miedo a los tecnicismos y preguntar todo lo que necesite, y no sólo lo que los que saben quieren que pregunte. Para ello, también debe reconocer sus limitaciones personales para trabajar sobre ellas. Es preciso que médicos y periodistas se conozcan, y se entiendan. La falta de comprensión mutua era el principal motivo de quejas en los primeros años de convivencia de periodistas con médicos. Y todavía lo es (ver capítulo 3).

A medida que avance en su madurez, es de esperar que este matrimonio desarrolle - como lo hacen todos- un lenguaje común. Y hasta llegue a extremos poco saludables. Sirva como ejemplo de lo que puede ocurrir, el esfuerzo de comunicación de los fabricantes del Viagra. "Primero lo presentamos a la prensa como un medicamento para la impotencia, después comenzamos a hablar de disfunción eréctil, en una tercera fase pasamos a mencionar los diferentes grados de disfunción eréctil, y en la actualidad hacemos referencia al desempeño sexual", resumió el presidente de Pfizer Brasil a mediados del 2004. Timoneando estas viradas comunicacionales Cesar Preti, aumentó la popularidad de su producto.

A lo largo del camino habrá discrepancias, malentendidos, peleas. Habrá noches de amor, y días en los que uno no querrá ver al otro. No faltarán las amenazas de divorcio. Pero el sueño de irse a vivir a una isla desierta, y olvidarse de todo y de todos es imposible de realizar: la gente quiere saber más sobre cómo mejorar su salud y la cobertura periodística no es algo que se pueda impedir. Simplemente sucede, a consecuencia de un hecho positivo, o no. Cuando un experto británico pretendió hacer una reunión de medicina reproductiva a puertas cerradas, porque decía que no quería desayunar el día siguiente de su conferencia leyendo en el diario un titular del estilo: "Anuncian el embarazo de una virgen" o alguna bestialidad semejante, la periodista Vivienne Parry le advirtió. "Si una reunión en la cual los mayores especialistas mundiales discuten la reproducción fuera a puertas cerradas, será aún más difícil asegurarle a un público desconfiado que tales cosas no están ocurriendo. La confianza es conquistada por la transparencia, y no por el sigilo."

Si las personas, no sólo están preparadas para hacerle frente a esas pequeñas crisis, sino también aprenden a aprovechar esa oportunidad para, como se dice en las aulas, "transformar un limón, en una limonada", el matrimonio podrá durar. Hasta que la muerte los separe.

referencias

Capítulo 1

Berkow, R. (1999, julio-set) De medicina basada en la evidencia, a información basada en la evidencia. Mesa redonda: Impacto de la información sobre salud en la relación médico/paciente y en la salud pública *Quark, ciencia, medicina, comunicación y cultura. núm 16.*

da Costa Bueno W (2001). A cobertura de saúde na mídia brasileira: os sintomas de una doenca anunciada. Mídia e Saúde, Isaac Epstein et al Adamantina UNESCO/UMESP/FAI

Epstein, I.. (organizador)et al. (2001) Mídia e saúde UNESCO.UMESP.FAI Adamantina.

Fox, S. Jones, S. (2009, june) The social life of Health Information. Pew Internet & American Life Project www. pewinternet.org

Impact study. Readership Institute, Media Management Center, Northwerstern University. www.Readership.org

Informe Quiral, Observatorio de la comunicación Científica y Médica e la Universidad Pompeu Fabra, Fundación Vila Casas.

Moreira Filho. Comunicación personal.

Mc. Cartney, M.(2010) Selling Health to the public. BMJ 341:c6639

Nogueira, N. (1999) Media Training. Melhorando as relações da empresa com os jornalistas, de olho no fim da *comunicação social. Cultura Editores Asociados*

Nelkin, D. (1996) An uneasy relationship, the tensions between medicine and the media. Lancet 347 9015 1600-03

Oliveira, Eliane. Comunicación personal.

Omlitz, L.J. Brezism, M. (2008) Misrepresentation of health risks by mass media. *Journal of Public Health 3008:30 (2).*

Sallum, E. O (2002, 11 de set) O médico das multidões. Veja São Paulo.

Sirvén, Pablo. Comunicación personal.

Soares, M. C., Milanez, I A. P. "A temática de saúde nos meios massivos" www.projetoradix.org

Spadaro, Rosario (2003) EUROBAROMETER 58.0 European Union citizens and sources of information about health...

Tabakman, R. (2000) Encuesta de formulario cerrado a 60 médicos del Hospital Israelita Albert Einstein y 58 periodistas contactados por correo electrónico. Porcentaje de respuestas: 90% y 85% respectivamente. Brasil.

Wolf, M. (2001) Teorías da comunicação. Textos de apoio num 21, Ed. Presenca, Lisboa.

Capítulo 2

Alsina, M.(1996) La construcción de la noticia, Paidós Comunicación, Barcelona

Armstrong L y Jenkins S, (2010) Mi vuelta a la vida. Del Nuevo Extremo/RBA Libros, Buenos Aires.

Baker, L., Wagner, T.; Singer,S. M. (2003) Use of the Internet and E-mail for Health Care Information: Results From a National Survey JAMA. 2003;289(18):2400-2406.

Butcher, J. (2008) Hype versus hope. *The Lancet Neurology,* Vol 7, Issue 3, 203

Castro Beiras, A.(1999 julio-setiembre) Las sociedades científicas como fuente de información. Quark, ciencia, Medicina, comunicación y cultura. núm 16

Eysenbach,G.; Powell,J.; Kuss,O; Sa, E.R. (2002);Review Empirical Studies Assessing the Quality of Health Information for Consumers on the World Wide Web: A Systematic Review JAMA. 2002;287(20):2691-2700.

Fugh-Berman, A.J. (2010) The haunting of medical journals: how ghostwriting sold "HRT".PloS Med 7(9): e1000335 september2010.

Lo, B. (2010) Serving Two Masters — Conflicts of Interest in Academic MedicineN Engl J Med 2010; 362:669-671

Purcell, G. (2002) "The quality of health information on the internet" BMJ 2002;324:557-558

Riesch, H (2010.). Changing news: re-adjusting science studies to online newspapers. http://pus.sagepub.com 26/8/2010

Schwartz, L., Woloshin, S.Baczek, L (2002) "Media coverage of scientific meetings. Too much, too soon?. JAMA 2002;287:2859-63

Sobreira, G. (2002) Como lidar com os jornalistas So Paulo Geração Editorial.

The Lancet (2009) Incomplete reporting of research in academic press releases 373, 9679: 1920,

Wilson, P.(2002) "How to find the good and avoid the bad or ugly: a short guide to tools for rating quality of health information on the internet" BMJ 324:598-602

Woloshin, St. (2002) "Medical Information Given to The Media Often Misleading" JAMA 2002;287:2856-2863.

Capítulo 3

ANDI, UNICET, Coordenacão de DST&AIDS (Ministerio da Saúde) Central de Projetos, A mídia como consultório http://www.crmariocovas.sp.gov.br/pdf/pol/midia_consultorio.pdf

Arruda, A.(2002) Além de ser sintoma, dor pode gerar doença. Folha equilíbrio 15/ago/2002 6-8.

Bock, L, y Tarantino, M.(2002) Entrada proibida. Istoé

Bonalume Neto, R.(2002) Grupo revela essência das células tronco. Folha de São Paulo A10 13 /9/2002

Burkett, W.(1990) Jornalismo Científico Forense Universitaria.

Deary et al.(1998) Medical research and popular media. Lancet 351 9117 1726-7.

Dias Lopes, A (2004). Remédio pode causar problema odontológico. O Estado de São Paulo A14, 4/07/ 2004.

Escobar, H (2004). Camundongo fêmea nasce da fusão de 2 ovulos. O Estado de São Paulo A9 22/04/2004.

Galdón López, G. (1999) Desinformación, Método, aspectos y soluciones. EUNSA

Guimaraes, E (org.) (2001) Produção e circulação do conhecimento. Pontes Editores.

Gómez, L. Comunicación personal.

Goorney, C.(2002) I'd give a knee to figure it all out. Washington Post B01 21/7/2002

Knoploch, C. y Gallo, R.(2003) "Saúde da Ibope" Supl Telejornal, O Estado de São Paulo, 7/12/2003 pág 8

Lewis, R. (1998) The craft of the science news release: How to write and use ir. Facsnet reporting tools. (1998) www. facsnet.org (17 april)

López Hidalgo A. (2009) Géneros Periodísticos Complementarios. Una aproximación crítica a los formatos del periodismo visual. Alfaomega Grupo Editor: México DF)

Nelkin. Dorothy (1990). La ciencia en el escaparate. FUNDESCO, Madrid, 1990.

Oliveira, L.H. Comunicación personal.

Reuters.(2002) Invisible condom may block aids Feb 11, 2002

Rogers, C.(1999) Listening to audience for science information. En Communicating uncertainty: media coverage of new and controversial science, Mahwah,N.J.: Lawrence Erlbaum Associates.

Sanches, C. A. (1999) Viagra: da bula à banca Tesis de maestría UMESP. São Bernardo do Campo.

Sanchez, J.F.(1996) ¿Para quién escribimos?. Estudios de Periodística IV, pp. 27-46, Pontevedra 1996.

Sanchez, J.F. (2002) Conferencia en Máster em Jornalismo para Editores. Universidad de Navarra en São Paulo.

Siqueira, M.(2004) Lesões do plexo braquial em acidentes com motocicletas. Icaro Brasil jun 2004 pág 2004

Sin autor.(2003) Morre a 3a vitima de leishmaniose visceral O estado de São Paulo, A13 30/enero/2003

Science (1998) Science news, stock prices and book deals. Science 280:996 1

Sontag, S. (1996) La enfermedad y sus metáforas y El sida y sus metáforas. Aguilar, Altea, Taurus, Alfaguara. Buenos Aires

Urabayen, M. (2001) Lenguaje escrito y lenguaje visual. Chasqui (Revista Latina de Comunicación Social)

Capítulo 4

ANDI-UNICEF-Coord. Nac de DST e Aids, Min.Saúde Brasil (2003) A mídia como consultório? Uma análise técnica e jornalistica das perguntas e respostas sobre saúde e comportamento veiculadas pela mídia impressa e eletronica. -.

Association of Health care Journalist (2002). Covering the quality of health care: a resource guide for journalists (2002). www.ahjc.umn.edu

Association of Health care Journalist (2002). Why it matters: a burgeoning área of medicine needs scrutiny. www. ahjc.umn.edu

Berger, A. (1998) The rise and fall of Viagra. BMJ 1998;317:824

Castellón Aguayo, L., y Araos Uribe, C. (2001) Cobertura de los temas sobre salud en los medios de comunicación chilenos Mídia e saúde. Isaac Epstein et al. Adamantina: UNESCO/UMESP/FAI 2001, 107-136.

Castro Maurenza de Oliveira, E. (2001) Proyecto COMSALUD- Cobertura de saúde nos meios de comunicação. En Mídia e saúde. Isaac Epstein et al. Adamantina: UNESCO/UMESP/FAI 2001, 247-265.

Dines, A. Comunicación personal

Eichenwald, K. y Kolata, G.(1999) Drug Trials hide Conflicts for Doctors. The New Yorl Times, 16/05/ 19 99.

Ernst, E, Weihmayr, T (2000) UK and German media differ over complementary medicine BMJ 2000;321:707

Gehner, M. (1999 jul/set) Comunicación para una mejor salud global. Quark, ciencia, medicina, comunicación y cultura. núm 16

Jackson, T.(2001) How the media report medical errors Blunders will never cease. BMJ 2001;322:562

Lesa, T.S., Briceland, L.L, Delcoure, K, Parmalee, J.C, Mastagornic, V, y Pohl H. (1990) Medication Prescribing errors in a teaching hospital JAMA. 263 2329-2334.

McBride, G. (1994) America goes crazy for "the happy pill" BMJ 1994;308:665

Millenson, M y Shatowitz, M. (2002) How the US news media made patient safety a priority. BMJ 2002 324: 1044

Moreno Aguilar, J. (2001) La investigación ecuatoriana: cobertura Del tema salud en los médios En Mídia e saúde. Isaac Epstein et al. Adamantina: UNESCO/UMESP/FAI 2001, 153-163.

Sanches, C. A. (1999) Viagra: da bula à banca. Tesis de maestría Programa de UMESP São Bernardo do Campo, 1999

Schroeder Buitoni, D. H. (2003) A construção da AIDS pelas revistas masculinas e femininas. ScienceNet 2003 - Ano VII - nº 44 -

Schwitzer G (2008) How Do US Journalists Cover Treatments, Tests, Products, and Procedures? An Evaluation of 500 Stories. PLoS Med 5(5): e95. doi:10.1371/journal.pmed.0050095Published: May 27, 2008

St. John, P. (2000) Drug Pump's Deadly Trail. Tallahassee Democrat, May 28, 2000.

Stark, K. Smith, F., Simms, P. Hagland, M. Freyer, F.J. y Voss, M. (2002) Covering the quality of health care. A resource guide for journalist. The Association of health care journalist 2002 www. ahcj.umn.edu

Taylor, D. (2003) Fewer new drugs from the pharmaceutical industry. A better understanding of the economic challenges facing research based companies is needed. BMJ 2003;326:408-409

Thompson, M y Freedman, S. (2000) Why it matters: A burgeoning area of medicine needs scrutiny www.chrp.org

Encuesta (2003): A mídia está conseguindo infomar que a Aids pode levar a morte? Urna eletronica. Observatoriodaimprensa, com.br09/12/03

Greater transparency for clinical trials (2003). Launch of the first international clinical trial numbering scheme. Eurekalert Public release date: 16-May-2003

Capítulo 5

Alauzis, A. (2002) El pensamiento científico frente al rumor. Ciencia Hoy en línea (2002) vol 12 núm 70 (ago/sep) www.ciencia-hoy.retina.ar

Ali, N., Lo, T. Y S, Auvache, V. L, White, P. D.(2001) Bad press for doctors: 21 year survey of three national newspapers. BMJ 2001;323:782-783

Bär, N. Comunicación personal

Belardi, C.. Comunicación personal.

Benarde, M.A. (2002) You've been had! How the media and environmentalist turned América into a nation of hypocondriacs. Rutgers University Press.

Birchard, K. (2000) Irish media revelations prompt revised post mortem guidelines. Lancet 355, 9204.

Borras Andrés, J. M. (1999) Repercusiones de la información en la relación médico/paciente y en la salud pública. Quark, Num 16(1999) Barcelona jul-set

Brown,J. Y Walsh-Childers, K (1998). Efectos de los media sobre la salud personal y pública. Los efectos de los médios de comunicacion. Investigación y teorias. Bryant,J. Y Zillmann, D (comp). Paidós. Barcelona.

Dines, A. Vogt, C. Marques de Melo, J (organizadores)(1997) A imprensa em questão Campinas, Editora da Unicamp.

Enriquez, H. (2010). Analisis de Sociabilidad. Webbmedia Group Report http>//www.webbmediagroup.com 02.25.09

Gillian K. SteelFisher, Ph.D., Robert J. Blendon, Sc.D., Mark M. Bekheit, J.D., and Keri Lubell, Ph.D. (2010) The Public's Response to the 2009 H1N1 Influenza PandemicN Engl J Med 2010; 362:e65

Huvon, M.,Lehoux,P.,Denis, J,L.Rock,M.(2010) Marginal voices in the media coverage of controversial health interventions: how do they contribute to the public understanding of science? Public Understanding of Science, January 2010; vol. 19, 1: pp. 34-51

Holtz, A. (2003) Frustrations on the frontlines of the health beat. Nyeman Report: reporting on health. Vol 57 Num 1 Spring 2003.

Hopkins Tanne, J. (2002) Mixed messages on breast câncer: green light on mammography, amber on tamoxifen. BMJ 2002;324:1530

Jackson,T. (2002) Both sides now. BMJ 2002;325:603

Jurberg, C. Verjovsky, M. Oliveira Cardoso Machado, G. Affonso Mitidieri, O. (2009) Embrionic Stem Cell A Climax in the reign of the Brazilian Media. PUS 2009 18: 719 (29/5/2009)

Kaiser Family Foundation. (2002) Survey of E.R.Viewers,. http://www.kff.org -{The Kaiser / Harvard Scool of public health "Health News Index" july/august 2002 vol 7 núm 4.(650)

OMS (2001) Mental Health Policy and Service Provision | Promoting mental health Role of the mass media

Kiernan, S. (2003) Breaking the medical malpractice code of secrecy. Niemans report: medical reporting. Vol 57 Num 2

Lipcovich, P. (2004)El negocio de inflar la psicosis y Estudiando el caso argentino. Página 12, 06/6/2004.

Lopez, H. Comunicación personal.

Macedo, M Maranini,N., Camargo,S, Paz,D., Correa Fonseca, W. e da Costa Bueno, W. Divulgação de saúde na imprensa brasileira: expectativas e ações concretas. http://www.jornalismocientifico.com.br/jornalismocientifico/artigos/jornalismo_saude/artigo5.php

Mc Pherson, A (1999). The problem of medical advice columns. BMJ 1999;319:928

Moynihan, R. et al. (2000) Coverage by the news media of the benefits and risks of medication. NEJM vol 342:22; 1645-1650

Morant, H.(2000) BMA demands more responsible media attitudes on body images. BMJ 320: 1495

Nattinger, A.B. et al. (1998) Effect of Nancy Reagan's mastectomy on choice of surgery for breast câncer by US women. JAMA 1998; 279 (10) 762-766.

Nelkin, D. (1990)La ciencia en el escaparate. Fundesco - colección Impactos Madrid-

OMS (2001). Role of the mass media The World Health Report 2001: Mental Health: new understanding, new hope.

Passalacqua, R. et al. (1999) Patients opinions, feelings and attitudes after a campaign to promote Di Bella's therapy. The Lancet 353, 9161

Paunero, A. Comunicación personal.

Pentz, R. et al.(2002) Study of the media's potential influence on prospective research participants´understanding of and motivations for participation in a high profile Phase I trial. Journal of clinical oncology vol 20; 3785-3791.

Sanchez, J.F.(1996) "¿Para quién escribimos?", en Estudios de Periodística IV, pp. 27-46, Pontevedra 1996.

Santos, M.(2003/26/3) Ele e o astro, da TV a sala de parto. Veja São Paulo.

Salaverria, Ramón Comunicación personal.

The Lancet (editorial) (1997) Assessing the odds. The Lancet 350, 9091

Schavelzon, J. Comunicación personal.

Sontag, S. (1996) La enfermedad y sus metáforas y El sida y sus metáforas. Ed Taurus, 1996

Tartaglione, J. Comunicación personal.

Torres Argüello, G. Comunicación personal.

Tabakman, R. (2000) Encuesta

Tiné, F. (2001) Pois não, doutor! Bastidores do maior hospital do Brasil. A ética dos médicos e dos jornalistas. A morte de Tancredo e a vida de Pinotti, en Mídia e Saúde. Epstein et al. Adamantina: UNESCO/UMESP/FAI2001, 637-670.

White, C. (2002) Doctors under fire How can they answer back? BMJ 2002;324:55

Capítulo 6

Abbasi, K (2000). The flu news epidemic. BMJ 2000, 320:258

Boseley, S (2002/7/2/). Scandal of scientist who take money for papaers ghostwritten by drug companies. The Guardian, Londres, 7/2/2002.

British Medical Journal (2002) Editorial Too much medicine? Almost certainly. BMJ 2002;324:859-860

British Medical Jounal (1998) Medicine and the media: Death on câmera. BMJ 1998; 316: 1100

Committee of Concerned Journalists (CCJ) and the Pew Research Center for the People and the Press (1999). Striking the Balance: Audience Interests, Business Pressures and Journalists'Values. (March 1999), 79.

Cortassa, C. (2001) Ciencia, seudociencia y creencias populares en medicina, en Mídia e saúde, Epstein et al. Adamantina, UNESCO/UMESP/FAI 2001, 691-701.

Cunha, Ary.(2004/14//6) Viagra e Zeus na festa popular. O Globo (6.Esportes)

Da Costa Bueno, W. (2002) O sigilo ameca a informação científica. Como comunicar o que não se pode saber? www.comciemcia.com.br

De Semir, V. (2001 enero-junio) Noticia médica: ¿impacto científico o impacto mediático? En Información y Genes. Quark ciência, medicina, comunicación y cultura. num.20.

Dines, A. (2003/9/12) Doença, doentes e informação. Observatório da imprensa,. www.observatoriodaimprensa.com.br

García Marquez, G. (1996) El major oficio del mundo, conferencia en la 52 asamblea de SIP, Los Angeles, 7/10/1996

Goodwin, E. H.(1994) Groping for ethics in journalism Ames, I.A. Iowa State University Press.

Griffiths, R. (2010) Medical Journalist of the Highest standard. Electronic News 4 (2) 2010 4:65 SAGE http://enx.sagepub.com/content/4/2/65.citation

Hopkins Tanne, J (2002). Mixed messages on breast cancer Green light on mammography, amber on tamoxifen BMJ 2002;324:1530

Illich I. (1976) Limits to medicine. London: Marion Boyars, 1976.

Jackson,T..(2002) Both sides now BMJ 2002;325:603

King, E. (2000) Study: news media often ignores drug risks, side effects. Medscape Health (2000) 31/5. www.medscape.com.

Kovach, B. Y Rosenstiel, T. (2001) The Elements of Journalism : What Newspeople Should Know and the Public Should Expect. Three Rivers Press

Kucinski, B. (2001) A ética na informaçao de saúde. Mídia e Saúde. Isaac Epstein et al. Adamantina UNESCO UMESP FAI 2001

Lage, N (2002). A macumba da dengue. Observatório da imprensa www.observatoriodaimprensa.com.br

Levyman, C. (2004) Quem enruga é a ética. Observatório da Imprensa. www.observatóriodaimprensa.com.br

Levyman, C. (2004) Vale ter um medico nas redações. Observatório da Imprensa. www.observatóriodaimprensa.com.br

Loewy, M. (2003/6/9) Television en emergencia Noticias 72-76.

López Mañero, C.(1998) Información y Dolor, una perspectiva ética. EUNSA,.

Luna, F. Salles, A. (1998) Bioética. Investigación, muerte, procreación y otros temas de ética aplicada. Editorial Sudamericana.

Mainetti, J. A. (1994) Bioética ilustrada. Ed. Quirón,.

Meeroff, M. et al. (1994) Curso de Etica en Medicina.. Ed. Universidad Maimónides, Buenos Aires.

Meyer, P. (1989) A ética no jornalismo. Um guia para estudantes, profissionais e leitores. Editora Forense Universitatria.

Mezquita Neto, F. (2002) Conferencia en el Máster para Editores, Universidad de Navarra en São Paulo).

Mnookin, S. (2003/23/1) Is Rolling Stone HIV story wildly exagerated? Newsweek web. www.newsweek.com.

Moynihan,R. Heath,i. Henry,D. (2002) Action needed to stop 'disease mongering'. Selling sickness: the pharmaceutical industry and disease mongering. BMJ 2002;324:886-891

Moynihan, R. et al. (2000) Coverage by the news media of the benefits and risks of medication. NEJM 342:22; 1645-1650..

Moynihan, R. (2003) The making of a disease: female sexual dysfunction. BMJ 2003; 326: 45-47

MacDonald, MM; Hoffman-Goetz, L.(2002) A retrospective study of the accuracy of cancer information in Ontario daily newspapers. Can j Public Health 2002 - Mar-Apr 93: 142-5

Nassif, L. (2003) O jornalismo dos anos 90. Ed. Futura

Olveira. F. et al (2002) Olhar sobre a mídia. Belo Horizonte: Mazza Edições.

Palácios, A(2004/17/8). Da clínica, Maradona saúda o presidente. O Estado de São Paulo, A13

Reuters. (2002/29/2) Networks Crack Down on Paid Celebrity Drug Pitches

Rosen, J. (2004) Story of their lives. American Journalism Review. Feb/march 2004.

Schwartz, L. Woloshin, S. Baczek, L.(2002) Media coverage of scientific meetings. Tôo much? Too soon? JAMA 2002, 287: 2859-2863.

Sin autor. Intensive caring: shooting reality television in a pediatric ICU Medicalnewsreport.com Mayo 2001.

Sin autor. Public duped by media over vaccine, says report. Eurekalert Public Release, 19-5-2003.

Temple,L.K.F, McLeod,R.S,, Gallinger,S. Wright, J.G. Essays on science and society: "Defining Disease in the Genomics Era" Science 3 August 2001: Vol. 293 no. 5531 pp. 807-808

Vaitsman, H. Saúde na mídia: Precisamos é de ética. Observatório da Imprensa, São Paulo. 23/12/2003 www.observatoriodaimprensa.com.br

Entrevista a George Lundberg, Publicada en HMS Beagle, num 51, www.biomednet.com/hmsbeagle

Illich I. Limits to medicine. London: Marion Boyars, 1976. BMJ-British Medical Journal

"Action needed to stop 'disease mongering' Selling sickness: the pharmaceutical industry and disease mongering" BMJ 2002;324:886-891

"Intensive caring: shooting reality television in a pediatric ICU" Medicalnewsreport.com Mayo 2001.

Committee of Concerned Journalists (CCJ) and the Pew Research Center for the People and the Press, (March 1999) Striking the Balance: Audience Interests, Business Pressures and Journalists' Values. 79.

Reuters (2002/29/8) Networks Crack Down on Paid Celebrity Drug Pitches

Kovach, B. and Rosenstiel, T (2001) The Elements of Journalism : What Newspeople Should Know and the Public Should Expect" Three rivers press NY.

MacDonald, MM; Hoffman-Goetz, L. (2002 - Mar-Apr) A retrospective study of the accuracy of cancer information in Ontario daily newspapers Can j Public Health 93: 142-5

Capítulo 7

Abbasi, K. Medicine and the media: Headlines: more perilous than pills?. BMJ 1998;316:82

Abramsom,J. Medical reporting in a highly commercialized environment. Niemans Reports (2003) Summer, 54-57.

Block, T. The science of cloning. FACSnet reporting tools., 2002.

Cohn, V. Ciencia, periodismo y público: Una guía para entender el lenguaje de las estadísticas. Grupo editor Latinoamericano 1993 Buenos Aires

Greenhalgh, T. How to read a paper: papers that tell you what things cost. BMJ 1997; 315:596-599

Greenhalgh,T. How to read a paper: Papers that report drug trials BMJ 1997;315:480-483

Greenhalgh,T. How to read a paper: Papers that summarise other papers (systematic reviews and meta-analyses) BMJ 1997;315:672-675

Wartemberg, D (1996/23/4). Epidemiology for Journalists FACSNET www.facsnet.org

Capítulo 8

Arnold, F. (2003) Patient power? BMJ 2003;326:1042

Bowman, S. Willis, C. (2003) Nosotros, el medio. Cómo las audiencias están moelando el future de las notícias y la información. The Media Center at the American Press Institute

Corbie-Smith, G. et al. (2002) Distrust, race and research. Archives of internal medicine 162:21; 2458-2463.

D'Amico, H. Comunicación personal.

De Semir, V.(2010,may) Science communication and Science Journalism Meta Review. Media for science Forum,. www.mediaforscience.com

Ferguson, T. (2002) From patients to end users. BMJ 2002;324:555-556

Ferguson, T Frydman, G (2004). The first generation of e-patients. BMJ 2004, 328 1148-1149 15/may

Fox, S. (2009/jun) The social life of health information, Pew Internet and American Life Project Report..

Fuchs, V.R. (2010) New Priorities for Future Biomedical Innovations N Engl J Med 2010; 363:704-706August 19, 2010

Gates, D. (2002) Esqueça a morte dos jornais, eles vão sobreviver na era digital. O Estado de São Paulo 5 de mayo 2002.

Kunkel,T. Y Roberts, G. (2001) Leaving readers behind: the age of corporate journalism American Journalism review) Mayo. www.ajr.org

Márquez de Melo, J. Comunicación personal.

Milanese, D. (2010/10/9) Jornais querem ganhar com mobilidade na web. O Estado de São Paulo

Moreira Filho, C.A. Comunicación personal

Parry, V. (2004/25/6) A ciencia reproductiva humana e a imprensa. O Estado de São Paulo A11, 25-6-2004.

Purcell, K. Ranie, L.,Mitchell, A., Rossenstiel, T., Olmstead, K.,(2010/1/3) Understanding the participatory News Consumer. Project for Excellence in Journalism, Pew Research CenterPreti, César. Comunicación personal.

Souto Correa, T (2002). Máster em Jornalismo para Editores (2002). Universidad de Navarra en San Pablo

Spadaro, R.(2003/mar) European union citizens and sources of information about health. Eurobarometer 58.0 The European opinion Research Group European Union, Brussels, Belgium.

Títulos recientes de iMedPub:
Internet Medical Publishing

- *Cerebro, Mente y Conciencia,* por Alejandro Melo Florián
- *Redaccion cientifica en ciencias de la salud,* por Diego Camps
- *Cómo escribir reportes de casos,* por Diego Camps
- *Casos Clínicos. Semiología y Publicación,* por Ricardo Correa y Christian Ortega
- *Legítimo Cibrocemento,* por Roberto José Sánchez Sánchez

www.ingramcontent.com/pod-product-compliance
Lightning Source LLC
Chambersburg PA
CBHW081123170526
45165CB00008B/2530